Esther Marco

Octubre 00

FUNDAMENTOS Y TÉCNICAS DE ANÁLISIS BIOQUÍMICO

PRINCIPIOS DE ANÁLISIS INSTRUMENTAL

Mª Carmen D´Ocon Navaza
Mª José García García-Saavedra
José Carlos Vicente García

ciencias de la
SALUD

FUNDAMENTOS Y TÉCNICAS DE ANÁLISIS BIOQUÍMICO

PRINCIPIOS DE ANÁLISIS INSTRUMENTAL

PARANINFO

ITP An International Thomson Publishing company
Magallanes, 25; 28015 Madrid ESPAÑA
Teléfono: 91 4463350 Fax: 91 4456218
(itesparaninfo.pedidos@mad.servicom.es)

Para más información:

ITE/LATIN AMERICA
Séneca, 53
Colonia Polanco
11560 México D.F. México
Tel: 525-281-2906 Fax: 525-281-2656
e-mail: clientes@mail.internet.com.mx

Puerto Rico/Caribbean
Hato Rey, PR
Tel: 787 758 7580 Fax: 787 758 7573
e-mail: 102154.1127@compuserve.com

América del Sur
Tel/Fax (562)5244688
e-mail: ldevore@ibm.net
Santiago, CHILE
Tel/Fax (541)777-0960
e-mail: sdeluque@ba.net
Buenos Aires, ARGENTINA

INTERNATIONAL THOMSON PUBLISHING
One Main Street, 6th Floor
Cambridge, MA 02142
Tel: 617 528 3104 Fax: 617 423 43 25

Directora Editorial: Mª Teresa Gómez-Mascaraque Pérez
Editora de Producción: Consuelo García Asensio
Producción Industrial: Susana Pavón Sánchez

Impreso en España
Printed in Spain

ISBN: 84-283-2501-4

Depósito Legal: M-42.343-1998

Preimpresión: Artes Gráficas Cuesta, S.A. (112/57/95)

Unigraf, S.L. - Móstoles - Madrid

ÍNDICE DE MATERIAS

FUNDAMENTOS Y TÉCNICAS DE ANÁLISIS BIOQUÍMICO.
PRINCIPIOS DE ANÁLISIS FUNDAMENTAL
TOMO I

FUNDAMENTOS Y TÉCNICAS DE ANÁLISIS BIOQUÍMICO. ANÁLISIS DE MUESTRAS BIOLÓGICAS
TOMO II

AGRADECIMIENTOS

Deseamos expresar nuestro más sincero agradecimiento a las siguientes personas:

D. Fernando Arteaga Hernández, del laboratorio de Bioquímica del Hospital Clínico Universitario de Valencia, por el soporte fotográfico y asesoramiento en algunas unidades didácticas.

Doctoras Rosaura Farré Rovira y Mª Jesús Lagarda Blanch, de la Facultad de Farmacia de la Universidad de Valencia, por el soporte fotográfico en algunas unidades de análisis instrumental.

Dª Pilar Herrero Bernal, especialista en Análisis Clínicos del Hospital Gran Vía de Castellón, por la realización del Prólogo de esta obra y su asesoramiento.

Dª Ana Rosa Molina Morales, del Hospital San Juan de Dios de Zaragoza, por su colaboración en lo relativo al análisis de muestras biológicas.

Dª Matilde Pérez Nuévalos, Adjunta de Docencia del Hospital Clínico Universitario de Valencia, por su constante cooperación.

D. Emilio Ponz Marquina, Licenciado en Medicina, por el soporte bibliográfico relativo a algunas unidades didácticas de análisis instrumental.

Dª Mª del Carmen Sarasa Monge, especialista en Análisis Clínicos, de la Diputación General de Aragón, por la información facilitada en algunas unidades didácticas de análisis de muestras biológicas.

PRÓLOGO

El análisis bioquímico es complejo en cuanto a terminología, teorías y conceptos; por otra parte, son varias las disciplinas que, junto a la Bioquímica, se solapan y forman parte del laboratorio clínico, su contenido es tan extenso que resulta difícil determinar qué nivel de conocimientos básicos deben adquirir los nuevos profesionales.

Un objetivo importante de este texto es proporcionar una guía a estudiantes y profesores sobre la amplitud de conocimientos que deben ser adquiridos para empezar a trabajar en un laboratorio, siendo muy útil su lectura a los profesionales que quieren conocer en profundidad los principios de las técnicas que son habituales en el laboratorio.

Los avances en tecnología aplicados al laboratorio clínico han dado lugar a un profundo cambio. El desarrollo progresivo de la instrumentación analítica, posteriormente el de la automatización y el de la expansión de la informática ha provocado la mecanización creciente de las diferentes etapas del proceso del análisis bioquímico. Los procedimientos manuales han disminuido y, en breve, se aplicará la inteligencia artificial a la solicitud, información e interpretación de las distintas magnitudes que se realizan en los laboratorios clínicos.

Los profesionales del laboratorio, cada uno con sus conocimientos, deben ser los artífices de los procesos que soportan estas nuevas actividades. Para poder participar en este cambio es necesario conocer los fundamentos teóricos y principios de los instrumentos que se utilizan, la significación fisiopatológica de las magnitudes que se miden, ambos aspectos contemplados en este texto, además de ampliar más conocimientos en nuevas disciplinas como la informática y la inteligencia artificial.

En el libro dedicado a *Análisis Instrumental* se exponen con gran claridad y síntesis los principios generales teóricos y técnicos de las técnicas instrumentales en que se basan los procecimientos que se realizan en los distintos sistemas analíticos, que son habituales en pequeños y grandes laboratorios. Su contenido y profundidad son suficientes para que el lector sea capaz de comprender la teoría que aplica cualquier instrumento con el que trabaja, conocer su sensibilidad, especificidad e interferencias.

Los sistemas automáticos que actualmente se utilizan en el laboratorio clínico emplean uno o más sistemas de medición basados en distintas técnicas instrumentales e incorporan programas informáticos diseñados para controlar cada una de las etapas del proceso analítico.

En el libro de *Análisis de Muestras Biológica* los autores describen los mecanismos fisiopatológicos de los distintos órganos y sistemas. La organización didáctica de cada tema tiene como objetivo ayudar al estudiante en la comprensión de su fisiología, de las pruebas bioquímicas que permiten evaluar su función y de su correlación con diversos estados patológicos.

Resulta gratificante para el estudiante encontrarse con los numerosos esquemas, cuadros y figuras que incorporan las unidades didácticas de *Análisis Instrumental* y *Análisis de Muestras Biológicas*, hechos que facilitan su lectura y comprensión, así como la relación de referencias bibliográficas que permiten encontrar el origen del contenido de este texto.

Pilar Herrero Bernal
Especialista en Análisis Clínicos
del Hospital Gran Vía de Castellón

Unidad didáctica 1

TÉCNICAS Y MÉTODOS INSTRUMENTALES

CONTENIDOS

1. CLASIFICACIÓN DE LAS TÉCNICAS Y MÉTODOS INSTRUMENTALES.
2. PARÁMETROS ESTADÍSTICOS MÁS EMPLEADOS.
   - 2.1. Media de la muestra.
   - 2.2. Desviación estándar de la muestra.
   - 2.3. Desviación estándar relativa.
   - 2.4. Varianza.
3. PARÁMETROS ANALÍTICOS MÁS EMPLEADOS.
   - 3.1. Sensibilidad.
   - 3.2. Límite de detección (LD).
   - 3.3. Límite de cuantificación (LC).
   - 3.4. Límite de linealidad (LL).
   - 3.5. Intervalo de concentración aplicable (ICA).
   - 3.6. Selectividad.
   - 3.7. Precisión.
   - 3.8. Exactitud.
4. SELECCIÓN DEL MÉTODO ANALÍTICO.
5. MÉTODOS USUALES EN EL LABORATORIO DE ANÁLISIS CLÍNICOS (LAC).
   - 5.1. Según el desarrollo de la reacción.
   - 5.2. Según algunas características de la reacción.
   - 5.3. Otros métodos usuales en el LAC.

1. CLASIFICACIÓN DE LAS TÉCNICAS Y MÉTODOS INSTRUMENTALES

Se pueden clasificar atendiendo a múltiples criterios (véase cuadro 1).

Cuadro 1.1

Criterio		Técnica y/o método instrumental
***Señal detectada**		**Técnicas**
Radiación	Emisión	Espectroscopia de emisión:
		Ultravioleta (UV)
		X
		Visible (V)
		Electrónica
		Fluorescencia X, UV y/ó V
		Fosforescencia X, UV y/ó V
	Absorción	Espectroscopía de absorción:
		X
		UV
		V
		Infrarrojo (IR)
		Resonancia magnética nuclear (RMN)
		Resonancia de spin electrón (RES)
	Dispersión	Espectroscopía Raman
		Turbidimetría
		Nefelometría
	Difracción	Difracción de radiación X
	Reflexión	
	Refracción	Interferometría
	Refractometría	
	Rotación óptica	Polarimetría
		Dispersión rotatoria óptica
		Dicroismo circular
Eléctrica	Resistencia	Conductimetría
	Potencial	Potenciometría
		Cronopotenciometría
	Carga	Coulombimetría
	Corriente	Polarografía
		Amperometría
Razón masa a carga		Espectrometría de masas
Radiactividad		Análisis de activación isotópica
		Análisis de dilución isotópica
Velocidad reacción		Cinética de reacciones
Propiedad térmica		Conductividad térmica
		Métodos de entalpía

Cuadro 1.1 (continuación)

Criterio		Técnica y/o método instrumental
***Tipo de medida**		**Métodos**
Única	Medida puntual	A punto final
Dos	Dos medidas	Dos puntos
Varias	Variación/tiempo	Cinético
Directamente el analito		Directos
Compuesto relacionado		Indirectos
Presencia-ausencia		Cualitativos
Concentración	Aproximada	Semicuantitativos
Concentración	Exacta	Cuantitativos
***Tipo de reactivos**		
Enzimas		Enzimáticos
***Tipo de muestra**	Problema	Analítico
	Referencia	Control de calidad
***Otros**	Patrón	Método de adición de patrón interno (recuperación)
	Patrones	Método de las adiciones
	Patrones	Método combinado recuperación -adición de patrón
	Patrones	Método de la recta de calibrado

2. PARÁMETROS ESTADÍSTICOS MÁS EMPLEADOS

2.1. Media de la muestra

Es el promedio de un conjunto finito de datos:

$$\bar{x} = \frac{\sum_{i=1}^{n} x_i}{n}$$

Donde x_i es representa a cada uno de los resultados obtenidos y n es el total de datos (tamaño de la muestra analizada).

2.2. Desviación estándar de la muestra

Expresada como:

$$S = \sqrt{\frac{\sum_{i=1}^{n} (x_i - \bar{x})^2}{n - 1}}$$

El denominador es "n-1" al considerar que la muestra de un laboratorio de análisis clínicos es una muestra finita, no se refiere a toda la población.

2.3. Desviación estándar relativa

Es el valor de la desviación estándar con respecto a la media de la muestra expresado en tanto por cien, por mil, etc.

$$RSD = 10^a \frac{S}{\bar{X}}$$

Si a=2, la desviación estándar relativa se conoce como el coeficiente de variación (CV,%)

2.4. Varianza

Es el cuadrado de la desviación típica, S,

$$Varianza = S^2 = \left(\sqrt{\frac{\sum_{i=1}^{n} (x_i - \bar{x})^2}{n - 1}}\right)$$

3. PARÁMETROS ANALÍTICOS MÁS EMPLEADOS

Describen las características de un método, técnica o equipo instrumental analítico en unas condiciones determinadas. Son los siguientes:

3.1. Sensibilidad

La sensibilidad de un equipo instrumental, técnica y/o método analítico se define como la capacidad de poder diferenciar dos señales muy parecidas del mismo analito, o lo que es lo mismo, entre dos magnitudes (concentraciones, actividades y/o cantidades) similares del mismo.

Si se representa de forma gráfica la variación de la señal que se registre con respecto a la concentración de un analito en diferentes soluciones patrón, el método, técnica o equipo instrumental más sensible es el que dé lugar a una recta de calibrado de mayor pendiente. Esto significa que, con la misma concentración, un aparato, método o técnica de mayor sensibilidad registra una señal de valor superior y también que, con soluciones de concentraciones muy similares, es capaz de registrar una mayor diferencia de señales.

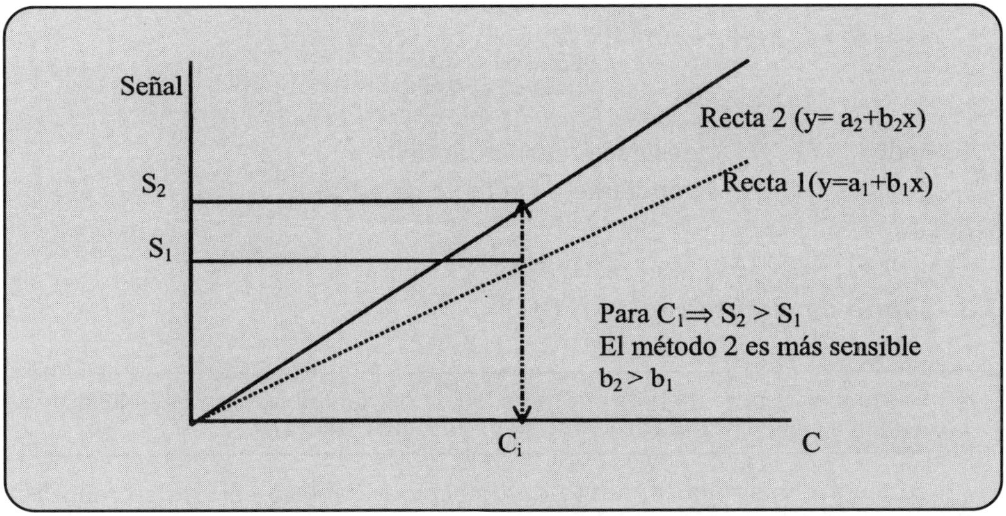

Figura 1.1. *Rectas de adición de soluciones patrón del analito. Cálculo de la sensibilidad*

La sensibilidad depende del analito, del equipo instrumental, de la técnica, del método y de la matriz de la muestra (suero, sangre completa, orina, LCR, etc.). También se define como la mínima cantidad, concentración y/o actividad que es capaz de detectar para unas condiciones determinadas de técnica, método, equipo y muestra.

Existe un término en espectroscopía relacionado con la sensibilidad, la sensitividad, que se define como la concentración de un analito capaz de producir una absorbancia de 0,04.

3.2. Límite de detección (LD)

El límite de detección de una técnica, método y/o instrumental se define como la mínima cantidad o concentración del analito que es capaz de detectar para un nivel de confianza dado.

Esta magnitud depende de la señal analítica y de la señal del blanco. Cuando la concentración del analito en la muestra biológica problema es similar al límite de detección, las señales obtenidas para esta muestra son del mismo orden de las del blanco.

Para su cálculo, se realiza una recta de adición, (y=a+bx), con soluciones patrón del analito en una matriz similar a la muestra biológica (por ejemplo, si se van a analizar sueros, preparar las soluciones en suero fisiológico) y se registran al menos 20 medidas del blanco. La menor concentración de patrón que se distingue del blanco al menos en tres veces el valor de su desviación estándar, se considera como el límite de detección.

$$LD = 3\,\frac{S_{n-1}}{b}$$

Siendo: S_{n-1} = desviación estándar de la muestra
b = pendiente de la recta de adición

3.3. Límite de cuantificación (LC)

Su valor es el de la menor concentración de patrón que se distingue del blanco al menos en diez veces el valor de su desviación estándar.

El concepto es similar al límite de detección. Para su cálculo se realiza la recta de adición y se aplica la ecuación:

$$LD = 10\,\frac{S_{n-1}}{b}$$

3.4. Límite de linealidad (LL)

Es el valor máximo de concentración para el que la señal registrada por el instrumento de medida y la concentración son directamente proporcionales.

Para su cálculo se realiza la recta de adición con concentraciones crecientes del analito en la soluciones patrón hasta que se pierde la linealidad. Al representar gráficamente la señal con respecto a la concentración, se observa el valor de este límite.

3.5. *Intervalo de concentración aplicable*

El intervalo de concentración aplicable (ICA) de un método y/o técnica es el comprendido entre el límite de cuantificación y el límite de linealidad.

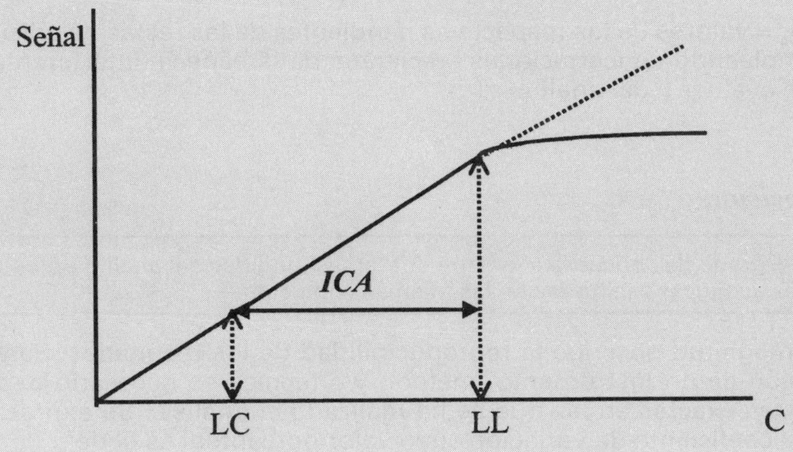

Figura 1.2. *Límite de linealidad.*

3.6. *Selectividad*

Es la capacidad de discriminación entre el analito y otras especies de la muestra.

Cuanto mayor es la selectividad de un método y/o técnica analítica, menos se ve afectado por las interferencias que darían lugar a una lectura errónea del parámetro que se esté analizando. Cuando se optimiza una técnica analítica, se van adaptando las condiciones de medida con la finalidad de aumentar su selectividad.

Esta magnitud suele expresarse en términos relativos, como coeficientes de selectividad (CS) de la(s) especie(s) interferentes (I) con respecto al analito (A) y su valor es el que indica la ecuación:

$$CS_{I,A} = \frac{b_1}{b_A}$$

Siendo:

$CS_{I,A}$ = coeficiente de selectividad de la especie interferente I con respecto al analito A.

Si su valor es cero, se dice que no hay interferencias en la muestra para ese parámetro o analito A. Si su valor es negativo, se interpreta como que la especie interferente ocasiona una reducción de la señal con respecto a la que se obtendría si esta especie no estuviera en la muestra, con lo que la concentración obtenida sería errónea por defecto. Si es positivo indica lo contrario, la señal obtenida es superior y la concentración es errónea por exceso.

b_I y b_A = valores de las respectivas pendientes de las rectas de adición obtenidas empleando concetraciones crecientes de la especie interferente que se pretende evaluar y del analito

3.7. Precisión

Es el grado de concordancia entre diferentes medidas del analito obtenidas en pruebas analíticas realizadas en las mismas condiciones.

Esta magnitud describe la reproducibilidad de los resultados. Para indicar la precisión de un instrumento, método y/o técnica es necesario explicar las condiciones exactas en las que se ha realizado el análisis. Se expresa en términos de coeficiente de variación cuyo valor porcentual es el de:

$$CV\,(\%) = 100\ \frac{S_{n-1}}{\bar{x}}$$

La precisión es mayor cuanto menor es el valor del coeficiente de variación. Para que una técnica y/o método se considere fiable, se establecen unos valores óptimos de este coeficiente. A medida que la técnica y/o método presenta una mayor complicación (elevada cantidad de reactivos, difícil preparación de los mismos, largos tiempos de medida, variación en las condiciones durante el análisis, etc.), o cuando la concentración del analito en la muestra es reducida, se permiten coeficientes de variación superiores.

Un resultado elevado del coeficiente de variación suele indicar la presencia de errores aleatorios, por ejemplo, la contaminación de un reactivo o la desviación del pH por añadir alguna sustancia de forma no intencionada, etc.

Pueden considerarse varios tipos de coeficientes de variación, según las condiciones de medida:

C.V. Instrumental, que hace referencia a la precisión-imprecisión del instrumento de medida. Se calcula realizando el análisis de la misma alícuota un número de veces superior a 20 y detecta posibles irregularidades en el aparataje.

C.V. del método, se calcula preparando unas 20 alícuotas de la muestra y midiendo la señal obtenida en cada una, una sola vez.

C.V. interdía, se calcula midiendo la señal de una alícuota cada día. Nos puede indicar la tendencia de alguna alteración en el aparataje.

3.8. Exactitud

Es el grado de concordancia del valor de concentración o cantidad obtenido por el analista y el valor del analito en la muestra biológica considerado como real.

El valor real de la concentración ***(x + S**$_{n-1}$**)*** del analito es conocido en el material de referencia, de la misma naturaleza que la muestra problema y, analizado en las mismas condiciones que ésta. Hay laboratorios y/o casas comerciales autorizadas que preparan estas muestras para la evaluación del control de calidad en el laboratorio de análisis clínicos.

Un resultado inexacto al analizar el material de referencia suele indicar la presencia de errores sistemáticos en la medida. Estos errores están definidos, tienen una causa determinada y afectan de la misma manera a los resultados si se repite el análisis en las mismas condiciones que cuando aparece el error. Los errores sistemáticos se clasifican en:

- Errores instrumentales (propios del aparataje): Circuito electrónico.
  Fugas y/o pérdidas.
  Alteración del fluido, voltaje.
  Pérdida del calibrado.
- Errores personales (fallos en la destreza y forma de trabajo del operador) y
- Errores del método: Pérdidas del analito.
  Alteraciones del analito.
  Reacciones químicas incompletas o alteradas.
  Inestabilidad de los reactivos.

Para evaluar la exactitud, se establecen unos criterios en los que se indican los límites permitidos y el grado de exactitud que se considera para cada intervalo. Se emplean adjetivos tales como: *adecuado, inadecuado, correcto, incorrecto, excelente, muy bueno, bueno, regular, inexacto, exacto,* etc. Un ejemplo sería considerar los valores incluidos en el intervalo de la media y la primera desviación estándar como correctos, muy buenos o excelentes, los valores comprendidos entre una y dos desviaciones estándar como adecuados o buenos y los valores superiores o inferiores a la media más o menos dos desviaciones estándar como malos, inadecuados o incorrectos. Este intervalo se ampliará a medida que aumenta la dificultad en la técnica analítica.

Para validar los resultados obtenidos en la analítica hay que refrendarlos adjuntando los valores de precisión y exactitud obtenidos al analizar material de referencia.

La exactitud se expresa en términos de error, error que puede ser absoluto (Ea) o relativo (Er). El error absoluto (Ea) se expresa como la diferencia entre el valor obtenido en la analítica, $\bar{x}$ y el considerado como real, x_r. El error relativo (Er) se expresa como porcentaje del absoluto, con respecto al valor real:

$$Ea = \bar{x} - x_r \qquad Er\,(\%) = 100\,\frac{\bar{x} - x_r}{x_r}$$

4. SELECCIÓN DEL MÉTODO ANALÍTICO

Para seleccionar el método analítico correcto de un parámetro en una muestra determinada hay que responder adecuadamente a varias preguntas y ponderar el resultado valorando la relación efectividad/facilidad/riesgo/coste de los medios con los que cada laboratorio dispone.

Cuadro 1.2. *Criterios de selección del método analítico*

Criterio relacionado con...	A tener en cuenta...
Analito	Átomo, molécula Función fisiológica/patológica Intervalo de concentración
Muestra biológica	Tejido y/o fluido Procesado hasta analítica; cantidad/volumen Interferencias posibles; influencias de la matriz Procedencia y número de especímenes
Técnica aplicada	Aparataje; rapidez, facilidad-dificultad analítica Interferencias Precisión instrumental y/o del método
Resultados	Rapidez en su entrega; cálculos (dificultad-facilidad) Precisión-exactitud exigida; necesidad de validación Destino (particular, investigación, exposición...)
Coste	Reactivos, analíticas, funcionamiento del aparataje
Operadores	Destreza Experiencia en la técnica

5. MÉTODOS USUALES EN EL LABORATORIO DE ANÁLISIS CLÍNICO (LAC)

Métodos analíticos más usuales en bioquímica clínica

En el laboratorio de análisis clínicos (LAC) se realizan las determinaciones de los parámetros o analitos en las muestras biológicas que en él se reciben y procesan. Las diferentes casas comerciales preparan reactivos para que, añadidos a las muestras biológicas convenientemente preparadas, en las proporciones adecuadas y establecidas por ellas, permitan la determinación de la *presencia, ausencia, cantidad, concentración y/o actividad de los analitos*, dependiendo de qué sustancia se vaya a analizar.

Al unirse la muestra biológica con los reactivos comerciales, se desencadena una serie de reacciones que dan lugar a un cambio apreciable y mesurable por el equipo instrumental gracias al cual, se puede obtener información sobre la presencia, ausencia, concentración, cantidad y/o actividad del analito.

$$A + B + C \longrightarrow D + E$$

A = Muesta (parámetro)
B, C = Reactivos comerciales

Las técnicas analíticas son los diferentes procedimientos de análisis basados en el comportamiento de la materia ante la energía (eléctrica, radiante, etc.). Esta unidad didáctica se centra en la espectroscopía, técnica que estudia el comportamiento de la materia al incidir sobre ella con energía radiante. En el LAC, los análisis más usuales suelen realizarse con un equipo de espectroscopía cuya fuente de radiación es UV-V, el espectrofotómetro UV-V. La señal que registra el aparato es la absorbancia o, directamente, la concentración.

Los métodos analíticos se consideran aplicaciones de las técnicas en casos determinados, con parámetros y protocolos concretos y suelen recibir nombres que hacen referencia a alguno de los reactivos empleados (método del verde de bromocresol), a la persona que optimizó el método (método de Jaffé, método del Biuret), a alguna característica analítica (método de las adiciones), etc.

A veces se emplean indistintamente los términos método y técnica, sobretodo en análisis de rutina. Pueden clasificarse en varios grupos dependiendo del criterio de clasificación empleado.

5.1. *Según el desarrollo de la reacción*

5.1.1. Métodos a punto final

La reacción entre la muestra y los reactivos se produce hasta el final, se agota A, B y/o C y se forma D y/o E. En las determinaciones con reactivos comerciales, suele haber exceso de reactivos para asegurar que el parámetro reacciona en su totalidad en las condiciones de temperatura, pH, tiempo, etc., indicadas en sus protocolos.

La concentración del parámetro es directamente proporcional a la concentración de alguno de los productos formados en la reacción bien de forma directa, por variación en la estructura del parámetro al unirse con algún reactivo, o bien, de forma indirecta, al aparecer o desaparecer algún compuesto mesurable, por la existencia del parámetro en la muestra biológica.

La ley de Lambert-Beer se cumple, generalmente, en las condiciones establecidas por el protocolo comercial. En caso de no cumplirse, se dan instrucciones adecuadas de dilución de la muestra y el factor de corrección para que se encuentre dentro del rango lineal.

$$A = \varepsilon \cdot b \cdot c$$

Para la determinación de la concentración problema (la del parámetro) se suele emplear una solución acuosa patrón del mismo parámetro, de concentración conocida e indicada por la casa comercial. Si aplicamos la ley de Lambert-Beer para la solución patrón (pt) y para la muestra problema (pr):

$$A_{pt} = \varepsilon \cdot b \cdot C_{pt} \qquad A_{pr} = \varepsilon \cdot b \cdot C_{pr}$$

Como el valor de epsilon, ε, es el mismo y b=1cm en las dos ecuaciones, si se dividen:

$$A_{pt} / A_{pr}$$

Y se despeja el valor de la concentración del parámetro en la muestra, se obtiene que este valor es:

$$\frac{A_{pt}}{A_{pr}} = \frac{C_{pt}}{C_{pr}} \qquad C_{pr} = \frac{A_{pr}}{A_{pt}} \cdot Cpt$$

5.1.2. Métodos cinéticos

Se mide la velocidad de la reacción antes de que ésta concluya. Es muy importante mantener las condiciones de la reacción descritas en los protocolos comerciales sobre temperatura, tiempo de medida, etc., para garantizar la fiabilidad de los resultados.

En estas determinaciones analíticas, la absorbancia no es directamente proporcional a la concentración del parámetro biológico en la muestra problema. *Es la variación de la absorbancia durante una unidad de tiempo establecida, lo que es proporcional a la concentración y/o actividad del parámetro.*

Esto es debido a que la presencia del parámetro en la muestra va a dar lugar a la aparición o desaparición de sustancias capaces de absorber la radiación a la longitud de onda de medida. La presencia de estas sustancias está ocasionada por la existencia del parámetro (incluso a veces es el mismo parámetro biológico el que varía por acción de los reactivos). La ley de Lambert-Beer que se aplicaría en estos casos queda modificada o adaptada como:

$$\Delta \mathbf{A} = \varepsilon \cdot \mathbf{b} \cdot \mathbf{c}$$

Siendo la letra griega, Δ, la que representa la variación de la magnitud que viene a continuación, en este caso, la absorbancia, extinción o densidad óptica, por lo que también se expresa como:

$$\Delta \mathbf{A} = \Delta \mathbf{E} = \Delta \mathbf{DO}$$

Generalmente se toma el minuto como unidad de tiempo de medida de la variación de densidad óptica por lo que se expresa:

$$\Delta \mathbf{DO/min} = \varepsilon \cdot \mathbf{b} \cdot \mathbf{c}$$

Al ser ε y **b,** dos valores constantes, se expresa su producto como un factor numérico que a menudo lo proporcionan las casas comerciales de tal manera que la concentración del parámetro viene expresada como:

$$c = \frac{\Delta DO/min}{\varepsilon \cdot b} \quad \Delta DO/min \cdot F$$

La reacción que da lugar a una variación de la absorbancia se desencadena al añadir los reactivos a la muestra biológica convenientemente preparada y con las condiciones de reacción controladas.

A mayor concentración del parámetro biológico, mayor será la variación de absorbancia en la unidad de tiempo. En el caso de que el parámetro sea una enzima, y que lo que se esté determinando sea su actividad enzimática la variación de absorbancia en la unidad de tiempo será directamente proporcional a su actividad.

5.2. Según algunas características de la reacción

5.2.1. Métodos colorimétricos

Se denominan así a las reacciones analíticas que se miden empleando longitudes de onda dentro del visible. También se pueden llamar así haciendo referencia a un tipo de reactivos, los *cromógenos*, sustancias coloreadas o capaces de formar compuestos coloreados y que por lo tanto, absorben en el visible. Estos compuestos pueden:

a) unirse al parámetro y formar un compuesto coloreado

b) aparecer en el medio como consecuencia de la existencia del mismo

c) desaparecer, a causa del parámetro

En cualquir caso, la intensidad del color o su variación, es directamente proporcional a la concentración del parámetro a determinar. Para determinar la concentración se pueden emplear patrones acuosos y la siguiente expresión:

$$C_{pr} = \frac{A_{pr}}{A_{pt}} \cdot C_{pt}$$

ya que suelen ser, por lo general, reacciones a punto,final pero también pueden ser colorimétricas y cinéticas por lo que se emplaría la expresión siguiente:

$$\Delta DO/min = K \cdot c$$

5.2.2. Métodos enzimáticos

Son aquellos métodos analíticos en las que alguno (s) de los reactivo (s) son enzimas. No tienen por qué ser métodos donde lo que se mida sean actividades enzimáticas. El enzima añadido como parte de los reactivos al unirse al parámetro desencadena una reacción que permite su determinación bien por aparición de un compuesto coloreado (reacción a punto final), bien por variación de la absorbancia por unidad de tiempo, etc.

5.3. Otros métodos usuales en el LAC

5.3.1. Método de la curva o recta de calibración

Se produce *"in vitro"* una reacción química en la que participa el analito, bien puede ser la reacción fisiológica, o bien otra reacción basada en alguna propiedad física o química. Para ello, se dispone de diferentes soluciones patrón de cantidad, concentración o actividad conocida del analito y se desencadena esta reacción con cada uno de los patrones.

Los valores de los estándares son del orden de los que normalmente se encuentran en las muestras biológicas para los parámetros o analitos estudiados. La matriz de las soluciones estándar ha de parecerse lo más posible a la matriz biológica de la muestra, por ejemplo si el analito se encuentra en el suero, se preparan los estándares en solución fisiológica.

Se representa la señal detectada (eje de ordenadas o variable dependiente: y) con respecto a la magnitud conocida de las soluciones patrón (eje de abcisas o variable independiente:x) y, así queda registrado el comportamiento del analito ante la escala de patrones.

Entre la señal y la magnitud existe una relación directamente proporcional cuya representación se aproxima a una recta, aunque también este método se conoce como el de la "curva de calibración" porque no es una relación lineal para todos los rangos de concentración, sino que cuando la magnitud analizada alcanza valores elevados, se pierde la linealidad.

Debido a los errores aleatorios, no sigue exactamente una relación lineal como ocurriría en una representación teórica. La ecuación de la recta de regresión es: $\boldsymbol{y = a + bx}$, siendo a, el origen de coordenadas y b, la pendiente de la recta.

Cuando se analicen las muestras problema, se provoca una reacción idéntica a la realizada con los patrones y se emplean los mismos reactivos. Para calcular la cantidad, concentración o actividad del analito, se interpola la respuesta del parámetro a analizar en la recta gráfica de calibrado o en la ecuación de la recta y así se obtiene la magnitud buscada (x). Siempre que se disponga de los reactivos con los que se ha elaborado la recta, puede emplearse los datos obtenidos en la gráfica o registrados en el ordenador del equipo instrumental.

La preparación de las soluciones estándar es laboriosa por lo que sólo tiene sentido el empleo de este método si el volúmen de trabajo a realizar es elevado, es decir si han de analizarse muchas muestras.

Algunos ejemplos de la aplicación de rectas de calibración en analítica clínica se muestran en el cuadro 1.3.

Cuadro 1.3. *Determinaciones analíticas mediante recta de calibración*

Eje ordenadas (señal)	Eje abcisas	Método
Técnica: espectroscopía		
Turbidez	[Proteinas]*	Turbidimétrico, ATCA**
Absorbancia 546 nm	[Cianmetahemoglobina]	Colorimétrico, Cianmetahemoglobina
Absorbancia 550 nm	[Fenoftaleína]	Colorimétrico, Fosfatasa alcalina
Absorbancia 505 nm	AE*** GOT o GPT[1]	Colorimétrico Reitman-Frankel
% Inhibición reacción coloreada	AE de SOD[2]	Enzimático-colorimétrico RanSOD
Técnica: cromatografía		
Área del pico cromatográfico	Concentración isooctano	Determinación de hidrocarburos

Donde:

[Magnitud]*	Concentración de la magnitud.
** ATCA	Método turbidimétrico del ácido tricloroacético.
***AE	Actividad enzimática.
GOT o GPT[1]	Transaminasa Glutámico oxalacética (GOT) o Glutámico Pirúvica (GPT).
SOD[2]	Superóxido Dismutasa.

En la actualidad, se construyen estas rectas ajustándolas mediante el **método de mínimos cuadrados**, más fiable que la representación gráfica. Muchos equipos instrumentales cuentan con la posibilidad de realización de la recta y de la interpolación de los datos tras el registro de la señal. Para saber el grado de correlación entre la señal y la magnitud, el aparato calcula el coeficiente de correlación "r", de cuya aproximación a la unidad indica la máxima correlación entre ordenadas y abcisas.

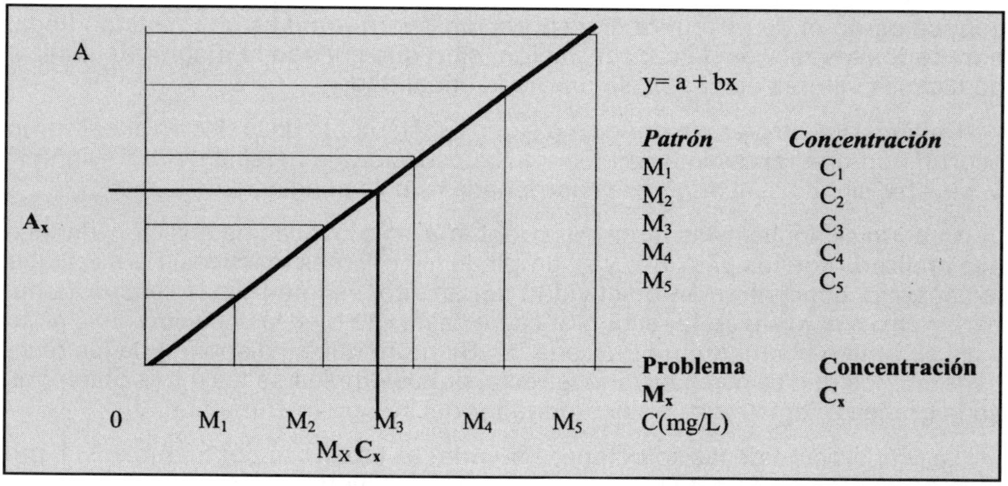

Figura 1.3. *Recta de calibración del parámetro M.*

5.3.2. Método de la adición de patrón

Se emplea cuando existe un gran número de variables que pueden interferir en el análisis y/o para comprobar que en la determinación no existen ni pérdidas del analito ni contaminaciones con otras sustancias distintas a él, que darían lugar a resultados erróneos por defecto o por exceso, respectivamente.

Para ello, se añade tanto a las muestras problema como a las soluciones estándar, una cantidad conocida del analito (una solución patrón). La relación entre la señal obtenida por el analito sin adición y la obtenida tras la adición del patrón interno, se utiliza para el cálculo de la magnitud a analizar.

Para comprobar si existe pérdida o contaminación del analito, se realiza un ***"ensayo de recuperación"*** de la cantidad añadida. Si se conoce, es recomendable añadir una cantidad al menos tres veces superior al intervalo de concentraciones que se espera encontrar en las muestras problema.

Se analiza la muestra adicionada, la muestra sin adicionar y el blanco. Para calcular el porcentaje de patrón añadido se aplica la siguiente expresión:

$$\text{Recuperación (\%)} = 100 \cdot \frac{M_A - M_x}{M_{ad}}$$

Siendo M_A Concentración del analito en la muestra adicionada.
M_x Concentración del analito en la muestra sin adicionar.
M_{ad} Concentración añadida de analito.

5.3.3. Método de las adiciones

Se aplica cuando existen interferencias de matriz (fluido biológico que contiene al analito: suero, orina, sangre completa, etc.) o cuando la concentración del analito es bastante pequeña, tanto como para poder producirse error en la determinación, al ser la señal de analito cercana a la señal del blanco.

Para ello, se añade a varias alícuotas de la muestra problema, una cantidad creciente y conocida de un patrón del analito preparando la muestra sin adicionar añadiendo la misma cantidad de agua que de patrón se añadía en el resto de las muestras. Se registra la señal de cada muestra y se calcula la recta de adiciones cuya expresión será $y = a + bx$, donde: b, es la pendiente de la recta, x, es la concentración del analito, y, es la señal registrada (absorbancia) y a, es el origen de coordenadas. La concentración del analito en la muestra se calcula despejando el valor de x cuando y tiene valor 0 ($x = -a/b$) y corrigiendo, si procede, con el factor de dilución realizado a las muestras con los reactivos.

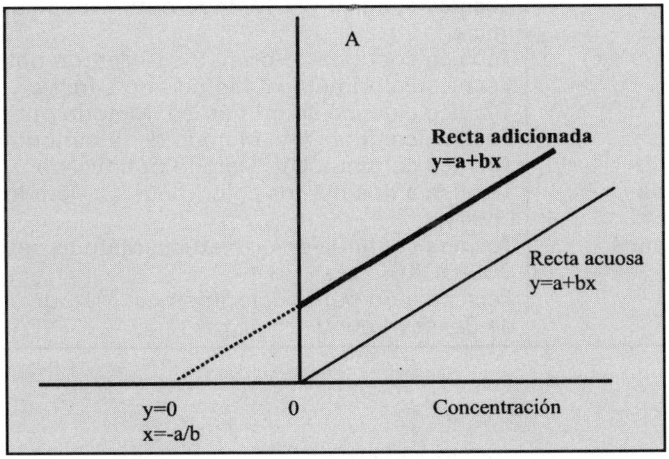

Figura 1.4. *Método de las adiciones.*

Las clasificaciones no son excluyentes sino que permiten la descripción más detallada del método analítico como se muestra en el cuadro 1.4 referido a técnicas espectroscópicas.

Parámetro/analito	Método/técnica
Ácido úrico	Técnica colorimétrica. Método del ácido fosfotungstico.
	Técnica enzimático-colorimétrica. Método de la Uricasa.
Albúmina	Técnica colorimétrica. Método del verde de bromocresol.
Bilirrubina total y directa	Técnica colorimétrica. Método de Jendrassik-Gróf.
	Técnica colorimétrica. Método de Malloy-Evelyn.
Calcio total	Técnica colorimétrica. Método del azul metil-timol.
Colesterol total	Técnica colorimétrica. Método de Liebermann-Burchardt.
	Técnica enzimático-colorimétrica. Método de Allain.
	Técnica enzimático-colorimétrica. Método de Burstein.
Creatinina	Técnica colorimétrica. Método de Taussky.
	Técnica colorimétrico-cinética. Método de Fabiny.
Glucosa	Técnica enzimático-colorimétrica. Método de GOD (Trinder).
	Técnica enzimático-UV. Método de Hexokinasa.
Proteinas totales	Técnica colorimétrica. Método de Gornall.
Hierro	Técnica colorimétrica. Método de Lauber.
	Técnica colorimétrica. Método de TPZP.
Lípidos totales	Técnica colorimétrica. Método de Chabrol-Charonnat.
Triglicéridos	Técnica enzimático-colorimétrica. Método de GPO-FAP.
Urea	Técnica colorimétrica. Método de Coulombe-Favreau.
	Técnica enzimático-colorimétrica. Método de Berthelot-Searcy.
	Técnica enzimático-UV. Método de Talke.
	Técnica enzimático-UV. Método de Ureasa-GIDH.
	Técnica enzimático-potenciométrica. Método de Ureasa.
GPT/GOT	Técnica cinético-UV. Método optimizado.
	Técnica colorimétrica. Método de Reitman-Frankel.
	Técnica cinético-UV. Método optimizado conreactivo iniciador.
α-amilasa	Técnica contínua-colorimétrica. Método optimizado.
	Técnica colorimétrica. Método de Caraway.
Colinesterasa	Técnica cinético-colorimétrico. Método optimizado.
Creatín quinasa	Técnica contínua-UV. Método de la inmunoinhibición.
	Técnica contínua-UV. Método optimizado.
Fosfatasa ácida	Técnica a dos puntos colorimétrica. Método de Bessey-Lowry.
Fosfatasa alcalina	Técnica contínua-colorimétrica. Método optimizado SCE-DGKC.
	Técnica a un punto colorimétrica. Método de Bessey-Lowry.

Unidad didáctica 2

PRINCIPIOS BÁSICOS DE ESPECTROSCOPÍA

CONTENIDOS

Existen una serie de términos relacionados con el fenómeno de interacción de la energía con la materia que se definen a continuación: la espectroscopía, se encarga del estudio de la interacción de energía radiante con la materia (átomos, moléculas, iones); energía en forma de radiación electromagnética (espectrofotometría), iones, (espectroscopía de masas), ondas sónicas (espectroscopía acústica), electrones (espectroscopía electrónica), etc. La espectrometría, se encarga de la medida de estos espectros.

1. *INTERACCIÓN DE LA ENERGÍA RADIANTE CON LA MATERIA*

La energía radiante puede manifestarse como movimiento ondulatorio (radiación electromagnética) o como si estuviese integrada por un flujo de partículas discretas o paquetes ondulatorios energéticos denominados "fotones", es decir, presentando propiedades electromagnéticas y energéticas. Estos dos modelos de comportamiento de la energía radiante no son excluyentes, sino que son complementarios.

Su carácter ondulatorio es fácilmente observable si se emplea un modelo de onda sinusoidal pero, para explicar los fenómenos asociados al comportamiento de la materia ante la radiación (absorción y/o emisión de energía radiante), se emplea el modelo corpuscular.

1. *Parámetros ondulatorios*

La radiación electromagnética se representa como un campo eléctrico y otro magnético situados en fase y con oscilaciones sinusoidales en ángulo recto un campo con respecto al otro y, a su vez, con la dirección de propagación.

Amplitud (A): longitud del vector eléctrico en el máximo de la onda.

Longitud de onda (λ): es la distancia entre dos puntos que se encuentran en el mismo estado de vibración. Se identifica con la letra griega lambda (λ) y se suele expresar en nanómetros para las radiaciones visible y ultravioleta (1 nm = 10^{-9} m), en ångstroms para la radiación X (1 A = 10^{-10} m) y en micrometros para la infrarroja (1 μm = 10^{-6} m). Cada sustancia absorbe a una longitud de onda característica que dependerá de su estructura, el medio donde esté, etc.

Período (T): es el tiempo en segundos (s) que tarda una partícula en realizar una vibración completa.

Frecuencia (ν): es el número de oscilaciones completas que una partícula realiza en una unidad de tiempo, generalmente un segundo (s^{-1} o hertz).

Velocidad de propagación (v): es el resultado del producto de la frecuencia y la longitud de onda. Se mide en metros por ciclo (m/ciclo). Es un parámetro que depende del medio de propagación de la radiación.

Número de onda (1/λ): es el parámetro descriptivo cuyo valor es la inversa de la longitud de onda. Se mide en cm^{-1}.

Potencia (P): es la energía del haz de radiación que llega hasta un área determinada en la unidad de tiempo (un segundo).

Los parámetros que caracterizan una radiación electromagnética se muestran de forma gráfica en la figura 2.1.

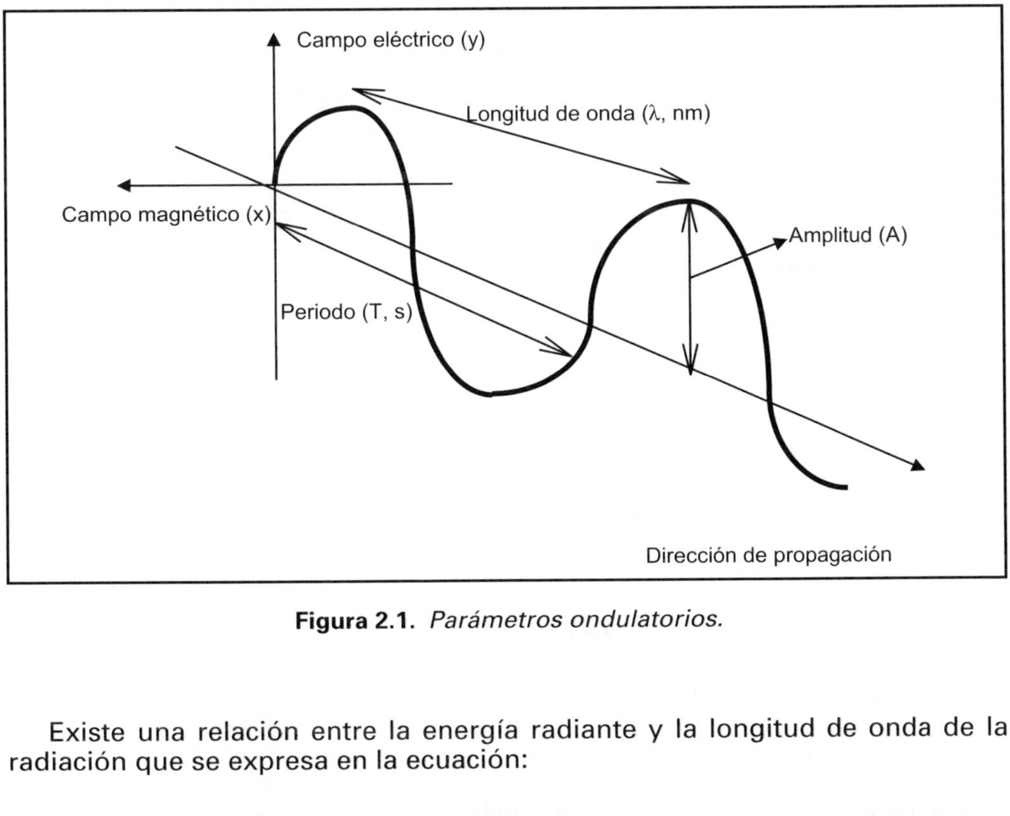

Figura 2.1. *Parámetros ondulatorios.*

Existe una relación entre la energía radiante y la longitud de onda de la radiación que se expresa en la ecuación:

$$E = h \cdot \nu = h \cdot c/\lambda$$

Donde:
E = Energía (ergios ≈ erg).
h = Constante de Plank (6.6256 10^{-27} erg/s).
c = Velocidad de la luz.
($\nu = c/\lambda$).

2. COMPORTAMIENTO DE LA MATERIA ANTE LA RADIACIÓN ELECTROMAGNÉTICA (REM)

La materia está constituida por átomos, iones o moléculas. En los átomos, los electrones se disponen en orbitales más o menos alejados del núcleo adoptando una configuración característica. En las moléculas, los enlaces covalentes entre átomos se forman porque los electrones que los constituyen se localizan alrededor de los dos centros atómicos de tal manera que se minimizan las fuerzas de repulsión. Las zonas interatómicas, ocupadas por electrones enlazantes, se conocen como orbitales moleculares y se pueden considerar como la superposición de orbitales atómicos. Cuando se incide sobre la materia con una energía radiante, tienen lugar determinadas transiciones electrónicas desde unos orbitales a otros. Las moléculas, cualquiera que sea su disposición y/o estado físico, están en constante movimiento de vibración, rotación y traslación.

Los movimientos que experimentan los átomos y las moléculas van asociados a una energía que se denominará vibracional, estacional y translacional y, por ello, presentan diferentes estados energéticos.Tanto las moléculas como los átomos sólo pueden presentar determinados estados de energía discontinuos y cuantificados definidos por su configuración electrónica y su disposición espacial. La energía absorbida o emitida será aquélla que permita la transición entre dos estados energéticos diferentes.

La diferencia de energías entre los estados vibracionales, rotacionales y/o electrónicos es única y común para los átomos o moléculas de la misma especie química y, por ello, sólo absorben energía radiante de características definidas (λ, ν, etc.).

En base a este comportamiento, se aplican las técnicas analíticas espectroscópicas para identificar y/o cuantificar en muestras biológicas los parámetros indicadores de estados fisiológicos o patológicos.

2.1. Absorción atómica de energía

En los átomos, los electrones ocupan alrededor del núcleo determinados niveles energéticos que definen orbitales característicos para cada tipo de átomo. Un átomo en estas condiciones, se encuentra en su "estado fundamental" o de menor energía (E_0), su configuración electrónica es estable y tiende a mantenerla o a recuperarla si ésta ha sido alterada.

> Cuando estos átomos, iones o sus agrupaciones se someten a la acción de energía de excitación, se van a producir una serie de transformaciones y/o desplazamientos, dependientes de las características de la energía. En el caso de radiación electromagnética, la respuesta del átomo está relacionada con los parámetros ondulatorios de la radiación incidente.

De acuerdo con la regla de Kirschhoff, una sustancia que es sometida a excitación, al recuperar el estado fundamental, no puede emitir más energía de la que es capaz de absorber en las mismas condiciones de la irradiación, por lo que según la teoría de los cuantos aplicada por Bohr a los espectros:

$$E_0 = E_n - h \cdot \nu$$

La emisión de energía puede realizarse de una sola vez o en varios estadios intermedios denominados máximos de emisión. Cuanto más elevado sea el nivel de excitación alcanzado, mayor será el número de desplazamientos electrónicos posibles y, por tanto, mayor el número de líneas espectrales. Si esta excitación se produce a gran escala, la emisión produce espectros continuos como consecuencia del gran número de líneas que no deja margen para la aparición de discontinuidades finitas. Los átomos tienen espectros de líneas y las moléculas de bandas.

En el caso de **radiación** correspondiente a la banda espectral del **ultravioleta (UV)** y/o del **visible (V),** la radiación absorbida tiene la energía suficiente como para producir el desplazamiento de los electrones de enlace a posiciones más energéticas y por tanto, menos estables, denominadas "estados excitados" (E_n). Los átomos tienden a estar en el estado de mayor estabilidad que coincide con el estado fundamental o menos energético, por lo que los electrones al volver total o parcialmente a este estado en el proceso denominado "relajación", la energía que fue previamente absorbida, es reemitida en forma de radiación electromagnética, cuya longitud de onda está íntimamente ligada a la cantidad de energía incidente.

Cada desplazamiento electrónico al que corresponde una determinada cantidad de energía ($E = h \cdot \nu$), produce un determinado máximo de absorción o emisión denominado línea espectral. Para cada elemento existe un número de desplazamientos posibles, dependiendo de su configuración electrónica, por tanto, unas líneas espectrales concretas.

La energía absorbida y la emitida está en función del tipo de energía incidente y de la estructura electrónica de la materia. Sólo se absorben aquellos fotones cuya energía es compatible con el paso de los electrones del estado fundamental al excitado y a la inversa.

Este fenómeno es la base de técnicas espectroscópicas de análisis como la absorción, la absorción atómica, la emisión, la fotometría de llama (emisión atómica), la fotoluminiscencia (fluorescencia y fosforescencia), la dispersión Raman, la nefelometría, la turbidimetría, etc.

Cuando la radiación incidente es más energética como la **radiación X**, se produce *excitación en electrones más internos* que acceden a orbitales más energéticos y, los huecos ocasionados, pueden ocuparse por otros electrones que emiten esa energía para alcanzar posiciones cerca del núcleo. *Este fenómeno es la base de las técnicas analíticas espectroscópicas de absorción, emisión, difracción, dispersión y fluorescencia de radiación X.*

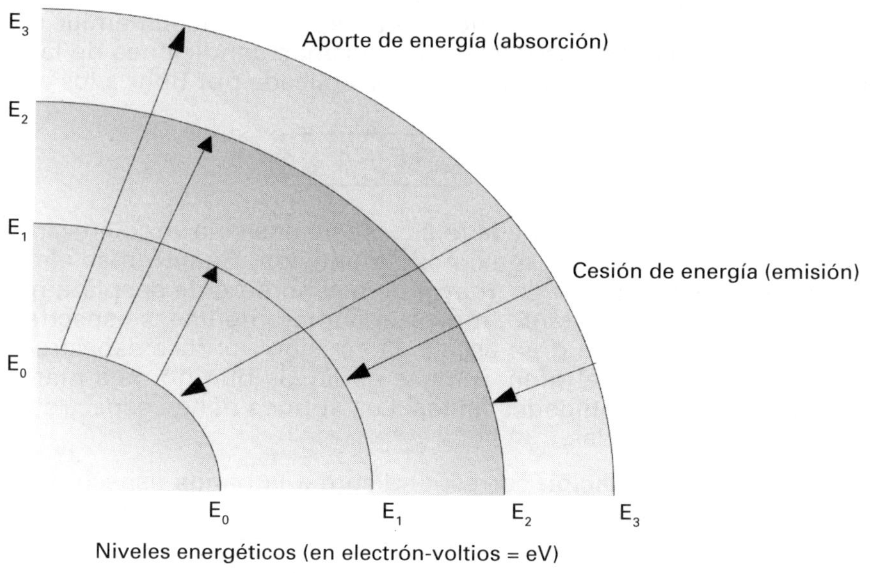

Figura 2.2. *Comportamiento de la materia ante la irradiación de energía.*

Los niveles de energía no se afectan por el tipo de combinación química del átomo ni por el estado químico del elemento por lo que la absorción y emisión de radiación X se aplica para la identificación de elementos en las muestras.

En el caso de **radiación γ,** mucho más energética y penetrante, *su acción se localiza a nivel nuclear* donde ocasionan transmutación y desintegración en el núcleo, dando lugar a otro elemento, que puede ser radiactivo. *Este fenómeno es la base del análisis de activación aplicado para la identificación elemental en muestras.*

2.2. Absorción molecular de energía

Las moléculas, agrupaciones atómicas, presentan estados magnéticos bien definidos, que se denominan estados permitidos o *eigestates*. Los niveles de energía asociados a dichos estados reciben el nombre de *niveles energéticos permitidos o eigenvalues*. El nivel de energía más elevado es el momento magnético (μ) y también existen estados energéticos intermedios entre el fundamental y los excitados.

Las moléculas se encuentran en constante movimiento de vibración, rotación y traslación a los que se encuentran asociados estados energéticos vibracionales, rotacionales y electrónicos.

Una molécula presenta muchos más niveles cuantizados de energía vibracional que niveles electrónicos y, a su vez, un mayor número de niveles energéticos rotacionales que vibracionales.

Los espectros de absorción de las moléculas poliatómicas son más complejos que los espectros atómicos al presentar un mayor número de transiciones entre sus numerosos estados energéticos. Para cada estado energético electrónico, existen varios vibracionales y para cada vibracional, varios rotacionales, lo que supone una gran cantidad de líneas espectrales, tantas que se superponen entre ellas dando lugar a los espectros de bandas que abarcan un intervalo considerable de longitudes de onda.

La energía asociada a las bandas de una molécula presenta por tanto tres componentes: rotacional, vibracional y electrónica. Las moléculas se encuentran en constante movimiento y se distingue:

a) *Un movimiento de vibración* de los átomos que constituyen la molécula de tal manera que se alejan y aproximan entre sí o se mueven en varios planos. La energía asociada a estos movimientos se presenta también en estados bien definidos y se denomina energía vibracional. Sólo son posibles determinados estados energéticos vibracionales entre los que se producen transiciones moleculares en dirección a estados excitados más inestables y energéticos, al incidir con energía radiante sobre la muestra. El tipo de energía que provoca estas transiciones es la **radiación infrarroja (IR),** insuficiente para ocasionar transiciones electrónicas. Los espectros muestran picos de absorción próximos entre sí. A causa de las transiciones rotacionales pueden surgir una serie de picos para cada estado vibracional, pero en muestras líquidas y sólidas la rotación está impedida y las pequeñas diferencias de energía no se detectan en el espectro (véase figura 2.3).

b) *un movimiento de rotación*, por el que las moléculas giran en el espacio llevando asociadas una energía rotatoria que existe solo en estados energéticos bien definidos (véase figura 2.4). Al incidir sobre la muestra con energía radiante de unas determinadas características (λ, ν, etc.), se producen transiciones moleculares a estados energéticos rotacionales superiores o excitados en los que gira con mayor rapidez. Así se origina el espectro rotacional. Las radiaciones del espectro que producen este tipo de transiciones son de baja energía y de elevada longitud de onda como las **microondas**. Los gases muestran espectros rotacionales puros en esta banda espectral.

c) *Un movimiento electrónico* ocasionando tras la irradiación, transiciones electrónicas hacia estados energéticos más inestables, excitados, en los

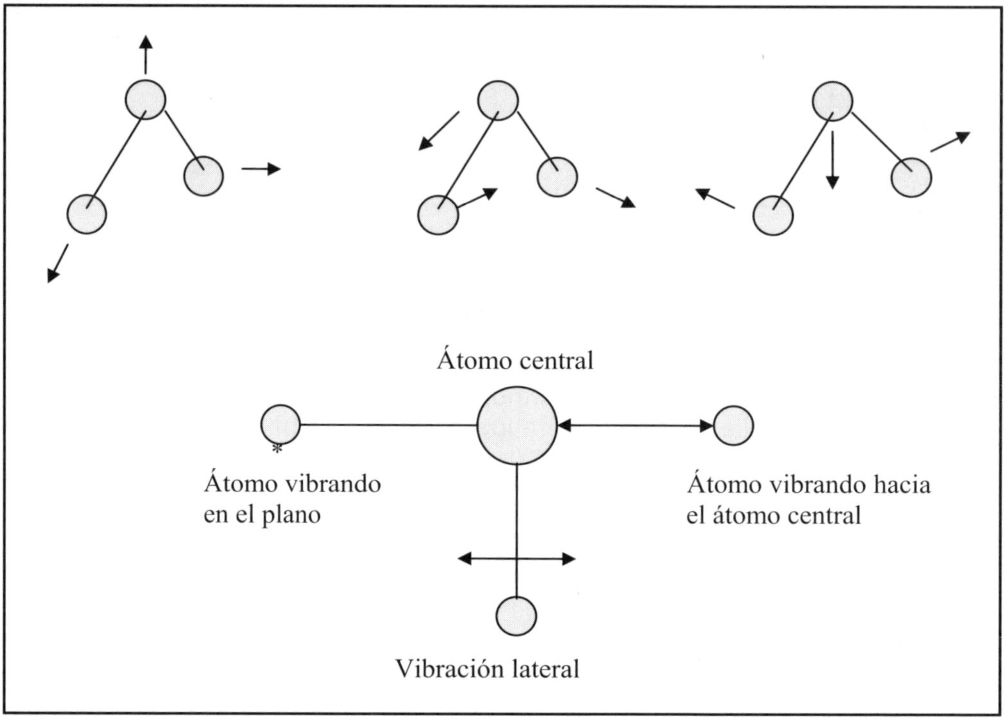

Figura 2.3. *Movimiento molecular de vibración.*

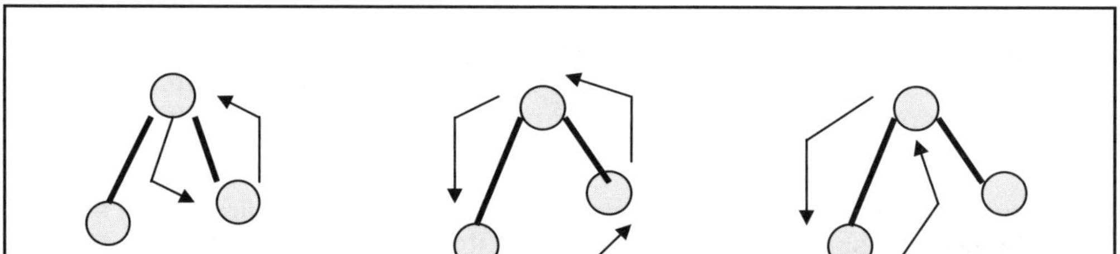

Figura 2.4. *Movimiento molecular de rotación.*

que permanecen durante un tiempo corto. Como en los casos anteriores, sólo son posibles determinados estados energéticos dependiendo de la configuración electrónica de los átomos que forman las moléculas y a su vez, sólo se permiten transiciones concretas entre los niveles electrónicos.

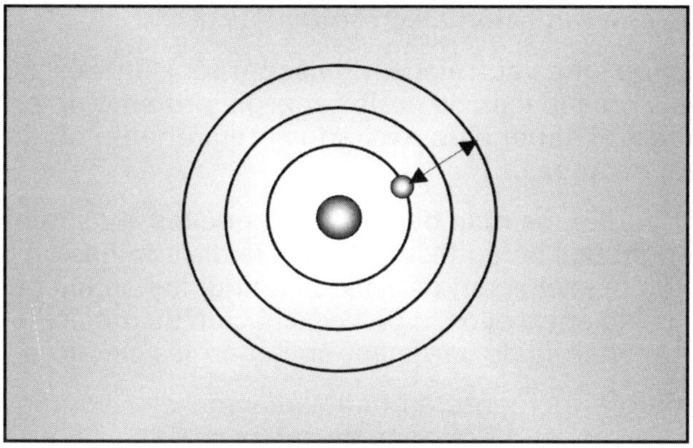

Figura 2.5. *Movimiento de los electrones tras la irradiación.*

El tipo de energía que ocasiona transiciones en los electrones de las capas más externas, es la **radiación** correspondiente a las bandas **visible (V) y ultravioleta (UV)** del espectro.

La irradiación sobre las moléculas de la muestra ocasiona un aumento de la vibración y de la rotación. En esta combinación de energías se basa la espectroscopía de absorción infrarroja, aplicada en el laboratorio de análisis clínicos para detectar la presencia o ausencia de parámetros y para su posterior cuantificación. La vibración y la rotación molecular depende de la estructura y disposición de los átomos así como de la masa de cada uno de sus componentes, sus grupos funcionales.

Si la radiación incidente es de **radiofrecuencia,** poco energética, es incapaz de producir excitación electrónica. Su acción se localiza a nivel nuclear donde ocasiona un cambio en la distribución de cargas de las capas más internas. Este fenómeno se aplica en la analítica clínico elemental y en el diagnóstico por la imagen.

2.3. Emisión de energía

Cuando la materia excitada se relaja a niveles menos energéticos cede su exceso de energía en forma de fotones. La excitación puede ocasionarse por diversos mecanismos:

a) Bombardeo de la materia con electrones u otras partículas elementales.

b) Exposición de la materia a chispa de corriente alterna de elevado potencial.

c) Tratamiento térmico con arco o llama.

d) Irradiación con radiación electromagnética.

Los átomos o los iones atómicos muy separados entre sí como ocurre en la materia gaseosa, son capaces de emitir energía radiante de escaso número de longitudes de onda, al haber sido excitados previamente por lo que el espectro será discontinuo, de líneas.

Los espectros continuos o de bandas son aquéllos constituidos por un elevado número de longitudes de onda, tantas que la discriminación de las mismas es difícil y resultan de la excitación de sólidos o líquidos en los que los átomos no tienen mucho espacio entre ellos, o de la excitación de moléculas o cuando intervienen cambios de energía de partículas con energías cinéticas no cuantizadas.

Cuando la energía incidente es una radiación electromagnética tan penetrante como para arrancar electrones de capas cercanas al núcleo y desplazarlos hasta niveles superiores, al volver al estado fundamental se reemite radiación, a través de transiciones electrónicas cuantizadas, presentando espectros discretos de **emisión de radiación X** formados por líneas características de la materia que ha sido irradiada.

La **fluorescencia** es un fenómeno de emisión atómica y/o molecular que se produce tras la relajación de la materia previamente irradiada y cuya duración es del orden de 10^{-5} s desde el inicio de la excitación.

Se distinguen varios tipos de fluorescencia: la *fluorescencia de resonancia* que se manifiesta cuando la radiación reemitida es de la misma frecuencia y energía que la empleada en la excitación, lo que ocurre en el caso de átomos en estado gaseoso que carecen de estados energéticos vibracionales superpuestos a los estados electrónicos de energía y la *fluorescencia no resonante* que ocurre cuando la materia irradiada son moléculas en solución o en estado gaseoso donde la radiación de relajación está desplazada al ser menos energética, posee una frecuencia menor y una longitud de onda mayor que la de excitación. Este desplazamiento de parámetros ondulatorios se denomina "desplazamiento de Stokes".

La fluorescencia de las moléculas puede ocasionar radiación de resonancia o radiación no resonante siendo esta última de mayor frecuencia ya que la materia presenta un número mayor de estados energéticos vibracionales.

Otro caso de emisión es la **fosforescencia** donde se produce, tras la irradiación de la materia, un cambio en el espín de los electrones con lo que la emisión energética posterior se mantiene durante un tiempo que oscila desde unos pocos segundos hasta minutos o incluso horas. Este fenómeno luminiscente tiene lugar cuando una molécula excitada vuelve a niveles menos energéticos metaestables llamados estados tripletes emitiendo una radiación de mayor longitud de onda que la de excitación (desplazamiento de Stokes).

Los dos fenómenos, la fluorescencia y la fosforescencia se conocen en conjunto con el nombre de fotoluminiscencia.

Exixte otro fenómeno luminiscente dedenominado **quimioluminiscencia**, cuya característica es el origen de la energía de excitación de la materia, que se produce en el transcurso de una reacción química. En algunas ocasiones no es el analito el que experimenta el proceso de excitación-relajación sino una especie formada por la reacción del analito y los reactivos químicos empleados en la prueba, generalmente una especie oxidada.

3. LEYES DE ABSORCIÓN

La radiación electromagnética es una forma de propagación de la energía y se considera como un conjunto de fotones que lleva asociada una onda. El espectro electromagnético es el conjunto de radiaciones electromagnéticas, cubre un amplio intervalo de energía de radiación y está dividido en varias regiones o bandas espectrales caracterizadas por determinados parámetros de longitud de onda, frecuencia, etc. La relación de la longitud de onda con la frecuencia y con la energía de radiación es inversa, por lo que las radiaciones más energéticas, las más penetrantes, son a su vez las de mayor frecuencia y menor longitud de onda (véase cuadro 2.1). La región visible del espectro es la zona de longitudes de onda cuya energía radiante es capaz de detectar el ojo humano y va desde el violeta hasta el rojo.

Cuadro 2.1. *Espectro electromagnético.*

	Banda de espectro	
Radiación γ	0.1 nm	1 nm
Radiación X	1 nm	180 nm
Radiación UV lejana	180 nm	220 nm
Radiación UV cercana	220 nm	340 nm
Visible violeta	340 nm	430 nm
Azul	430 nm	475 nm
Verde-azul	475 nm	495 nm
Azul-verde	495 nm	505 nm
Verde	505 nm	555 nm
Verde-amarillo	555 nm	575 nm
Amarillo	575 nm	600 nm
Naranja	600 nm	650 nm
Rojo	650 nm	750 nm
Radiación infrarroja	750 nm	10^6 nm
Microondas	1 mm	1 m
Ondas de radio	1 km	2 km
Ondas de telefonía	> km	

Al incidir sobre el material biológico con una intensidad inicial (I_o), las moléculas y/o átomos del mismo absorben parte de esa radiación (I_a), otra parte la dispersan (I_d) y otra atraviesa la muestra (I_t). La cantidad de radiación absorbida se ajusta a leyes físicas concretas dependientes de las características tanto de la radiación como de la materia sobre la que se irradia.

La radiación incidente será igual a la suma de la radiación absorbida, la dispersada y la que atraviesa la muestra sin entrar en contacto con los átomos o moléculas de la misma (véase figura 2.6).

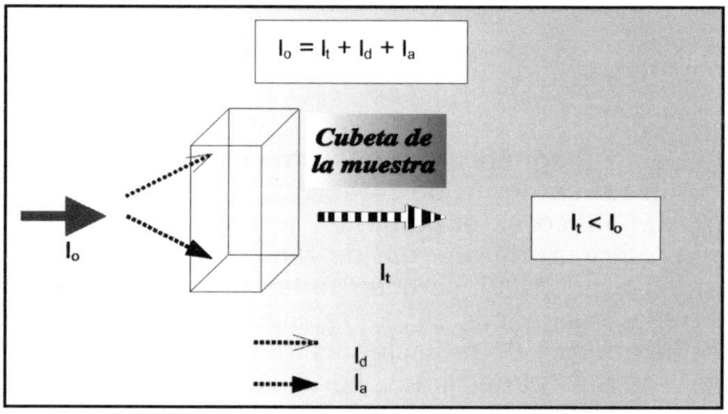

Figura 2.6. *Interacción energía radiante-materia.*

La relación entre la radiación incidente y la transmitida se llama **transmitancia (T)** y se expresa con la ecuación:

$$T = \text{Transmitancia} = \frac{I_t}{I_0}$$

Indica la cantidad de radiación no absorbida ni dispersada y sus valores se expresan en porcentajes.

La cantidad de radiación absorbida se conoce como **absorbancia (A), densidad óptica (DO) o extinción (E)** y se expresa mediante la ecuación:

$$A = \log \frac{1}{T} = -\log T = -\log \frac{I_t}{I_0} = \log \frac{I_0}{I_t}$$

Absorbancia = Densidad óptica = Extinción

3.1. Ley de Lambert o ley de Bourguer

Esta ley expresa que la cantidad de radiación absorbida (A) es proporcional a la absortividad (a) de la muestra (materia: solución de concentración unidad) y al trayecto óptico, suponiendo que el parámetro ondulatorio longitud de onda y la muestra no varíen.

$$A = a \cdot b = -\log T = \log \frac{I_0}{I_t}$$

Por lo que:

$$\frac{I_t}{I_0} = 10^{-a \cdot b} \qquad I_t = I_0 \cdot 10^{-ab} \qquad I_0 = I_t \cdot 10^{a \cdot b}$$

3.2. Ley de Beer

Esta ley muestra que existe una relación entre la absorción de radiación por parte de la muestra y la concentración del analito en la misma, siendo constantes la longitud de onda y el trayecto óptico (1 cm), expresada en la ecuación:

$$A = a \cdot c = -\log T = \log \frac{I_0}{I_t}$$

Luego:

$$\frac{I_t}{I_0} = 10^{-a \cdot c} \qquad I_t = I_0 \cdot 10^{-a \cdot c} \qquad I_0 = I_t \cdot 10^{a \cdot c}$$

3.3. Ley de Lambert-Beer

Es el resultado de la combinación de ambas leyes de absorción e indica la relación directamente proporcional que existe entre la absorbancia de una muestra y su concentración, al ser constantes los valores del trayecto óptico (b=1cm), la longitud de onda de la radiación incidente y la absortividad, expresada como absortividad molar con el coeficiente de absortividad molar "ε" (epsilon).

$$A = a \cdot b \cdot c = \varepsilon \cdot b \cdot c\,(moles/L) = -\log T = \log \frac{I_0}{I_t}$$

Por lo que:

$$\frac{I_t}{I_0} = 10^{-a \cdot b \cdot c} \qquad I_t = I_0 \cdot 10^{-a \cdot b \cdot c} \qquad I_0 = I_t \cdot 10^{a \cdot b \cdot c}$$

Ley de Lambert-Beer

$$A = \log I_0/I = \varepsilon \cdot b \cdot c$$

Siendo:

I_o *e* I = *Intensidad de la radiación* incidente e *Intensidad de la radiación final*, después de haber atravesado la cubeta de la muestra, respectivamente.

A = Absorbancia. Medida de la absorción de la radiación.También se conoce como densidad óptica o extinción.

Es una magnitud adimensional. Generalmente los espectrofotómetros expresan la absorbancia hasta las milésimas. Suelen ser magnitudes que oscilan entre 0 y 1, aunque en determinados análisis en los que se mide la variación de absorbancia con el tiempo se pueden obtener valores superiores.

b = trayecto óptico. Su valor está estandarizado en 1 cm. Es la longitud de la muestra que atraviesa la radiación cuando ésta se encuentra depositada en una cubeta. Es una medida estandarizada para todos los espectrofotómetros.

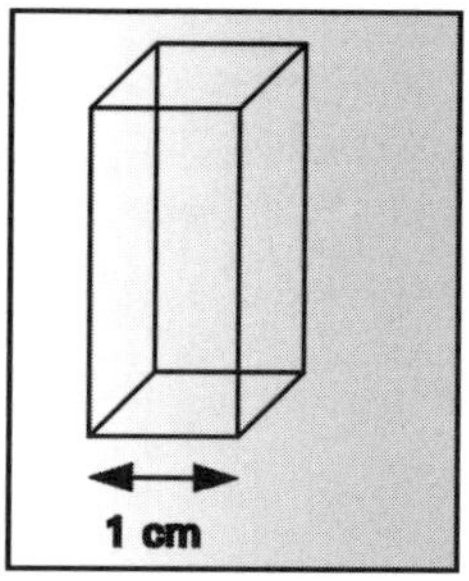

c = concentración de la sustancia (analito) en la muestra. Suele expresarse en moles/L (con la absortividad molar) o g/L (si se emplea la absortividad): Si se despeja de la ecuación de la ley de Lambert-Beer:

$$C\ (moles/L) = \frac{A_\lambda}{\varepsilon_\lambda\ b}\ \frac{V_F}{V_I} \qquad\qquad C\ (g/L) = \frac{A_\lambda}{\varepsilon_\lambda\ b} \cdot PM \cdot \frac{V_F}{V_I}$$

Siendo V_F y V_I los volúmenes en cubeta final e inicial respectivamente y PM, el peso molecular del analito.

ε = coeficiente de extinción molar (si c = moles/L).
ε = coeficiente de extinción (si c = g/L).

La constante epsilon, ε, se define como la absorción de una solución de concentración 1 mol/L a una determinda longitud de onda y un espesor de cubeta de 1 cm. Es una magnitud característica de cada sustancia y su valor está tabulado para unas condiciones de pH, longitud de onda, temperatura, disolvente, etc previamente establecidas. Sus unidades pueden ser L g^{-1} cm^{-1} (si c = g/L) o L mol^{-1} cm^{-1} (si c = moles/L).

3.4. Limitaciones a la ley de Lambert-Beer

La relación directamente proporcional entre la absorción de la radiación por parte del analito y su concentración en la muestra no es lineal en cualquier situación. Existen una serie de condiciones limitantes o desviaciones de esta ley que dependen de determinadas características del analito o que tienen un origen instrumental o químico, en las que la relación no presenta linealidad. Estas desviaciones son:

3.4.1. Dependientes de las características del analito

a) Cuando la concentración del analito (átomos, moléculas e/o iones) es relativamente pequeña y además, existen en la muestra concentraciones elevadas de electrolitos que son capaces de alterar, mediante interacciones electrostáticas, la absortividad molar del analito. Este hecho ocasiona una alteración en la absorción de la radiación que la desvía de la linealidad.

b) Cuando la concentración del analito es elevada. Se considera que, si supera el valor 0,01 M, la distancia media entre las especies responsables de la absorción disminuye tanto como para alterar la distribución de la carga eléctrica y, por tanto su capacidad de absorción de la radiación. A veces, aunque la concentración del analito es inferior a 0,01 M, el tamaño de las moléculas absorbentes es tal que las interacciones electrostáticas originadas alteran la capacidad de absorción.

c) Cuando existen impurezas (sustancias o situaciones distintas al analito) en la muestra que presentan absorción o emisión de la radiación a la longitud de onda del análisis.

3.4.2. Limitaciones químicas

d) Cuando, por las características de la técnica o del analito, se produce una interacción química (asociación, disociación o reacción) de éste con otras sustancias de la muestra o de los reactivos, resultando un compuesto que presenta un espectro de absorción distinto al del analito.

3.4.3. Limitaciones instrumentales

e) Cuando, por las características del aparato óptico de medida, se detecta una cantidad de radiación (radiación parásita) diferente a la absorbida por el analito.

El cumplimiento de la ley de Lambert-Beer únicamente es estricto cuando la radiación incidente es monocromática, hecho que es muy difícil de conseguir dado que los dispositivos que discriminan las longitudes de onda no son tan selectivos. Esta desviación de la ley no es perceptible cuando el rango de longitudes de onda discriminadas es relativamente estrecho.

La radiación parásita puede llegar a medirse cuando la radiación incidente es poco energética y la concentración del analito es elevada o cuando existe ruido de fondo o incertidumbre y no se ha optimizado la relación absorción del analito/ruido de fondo, con los correctores adaptados para ello. El ruido de fondo puede deberse a la capacidad limitada del sistema de registro para realizar la lectura de la radiación que le llega, a la existencia de ruido en el amplificador de la señal o en el sistema de detección, al ruido ocasionado en el sistema de depósito de la muestra o a la fluctuación en la emisión de radiación por parte de la fuente.

Los reactivos comerciales están preparados para que las distintas técnicas de análisis se realicen dentro del rango lineal de la ley de Lambert-Beer. Cuando, por las características de la muestra o del analito, la técnica se encuentre fuera del rango lineal, se indica en el protocolo el sistema de corrección.

4. TÉCNICAS ESPECTROSCÓPICAS ANALÍTICAS

En el cuadro 2.2 se muestran las diferentes técnicas analíticas espectroscópicas. Se indica el tipo de radiación, el nivel donde se localiza su acción, el mecanismo de acción de la radiación sobre la materia y el nombre de la técnica.

5. LA ESPECTROSCOPÍA EN LA ANALÍTICA CLÍNICA

Muchos de los métodos analíticos espectroscópicos resultan de la aplicación de la ley de Lambert-Beer. La selectividad en la absorción o emisión de energía por parte de la materia, ha hecho posible el desarrollo de métodos analíticos cuya finalidad es la deteccción en fluidos y tejidos biológicos de:

- La ausencia o presencia de parámetros analíticos.
- La cuantificación de la concentración de estos parámetros.
- La actividad de numerosas enzimas.

Cuadro 2.2. *Técnicas espectroscópicas analíticas*

Radiación	***Nivel***	***Interacción***	***Tipo de espectroscopía (E)***
γ	Núcleo	Transiciones Desintegración	Análisis de activación (AA) E. Mössbauer
X	Electrones internos	Transición: absorción/relajación	E. Absorción (EAX) E: Emisión (EEX) E. Difracción (EDX) E. Dispersión (EDiX) E. Fluorescencia (EFX)
UV lejano	Electrones de enlace	Transiciones de Rybdberg:	Espectrofotometría UV: E. Absorción *(EAUV) Fotoluminiscencia (EFUV): – Fluoresncencia – Fosforescencia
UV cercano	Electrones de enlace	Transición: absorción/relajación	Espectrofotometría UV: E. Absorción * E. Absorción atómica (EAA) E. Emisión (EE) Fotometría de llama (EEA) Fotoluminiscencia
Visible	Electrones de enlace	Transición: absorción/relajación	Espectrofotometría V: E. Absorción *(EAV) E. Dispersión Raman (EDR, V) Nefelometría Turbidimetría
IR	Átomo Molécula	Rotación Vibración	E. de vibración E. Absorción IR E. Dispersión Raman (EDR, IR)
Microondas	Átomo (Spin del electrón) Molécula	Desintegración Rotación molecular Rotación electrónica**	E. de rotación: Resonancia de spin electrón RSE
Radio-frecuencia	Núcleo (Spin nuclear)	Desintegración Rotación nuclear**	Resonancia Magnética Nuclear RMN

* Espectroscopía electrónica.
** Inducida magnéticamente.

Estos parámetros analíticos son indicadores de determinados estados tanto fisiológicos como patológicos y, junto a otras pruebas, permiten la prevención, el diagnóstico, el tratamiento o la evaluación del seguimiento del tratamiento de estos estados de salud.

Conociendo la longitud de onda óptima a la que absorben los parámetros biológicos llamados también analitos o especies directamente relacionadas con ellos y, aplicando las leyes de la espectrofotometría, se pueden realizar las analíticas en los laboratorios clínicos.

Al incidir la radiación electromagnética sobre una muestra biológica líquida (por su naturaleza o porque ha sido preparada en el laboratorio en ese estado para su analítica), las moléculas, iones y/o átomos de la misma se van a comportan de diferente forma dependiendo de:

- Tipo de muestra o especímen biológico.
- Tipo de analito o parámetro que se pretenda identificar y/o cuantificar.
- Concentración del analito en la muestra.
- Características de la radiación que incida sobre la muestra (λ).

Si se selecciona una longitud de onda a la que solo o, preferentemente, absorba ese analito o especie directamente relacionada con él y se mide la cantidad de radiación absorbida, se podrá cuantificar la concentración del analito en la muestra.

Esta longitud de onda, λ, de medida es característica para cada analito y técnica de determinación y se denomina longitud de onda óptima de medida ($\lambda_{\text{óptima}}$). No tiene porqué ser la longitud de onda de máxima absorbancia (a no ser que sea una sustancia pura en la muestra, cosa que no ocurre en los especímenes biológicos), por ejemplo, en la determinación de la glucosa plasmática por el método de la Glucosa-Oxidasa (GOD), la λ óptima es de 620 nm y para la cuantificación de la hemoglobina de una muestra de sangre total por el método de Drabkin, la λ óptima es de 540 nm.

6. SISTEMAS ÓPTICOS ESPECTROSCÓPICOS

Los métodos ópticos utilizados en espectroscopía tienen su base en cuatro fenómenos:

- Absorción.
- Emisión.
- Dispersión.
- Luminiscencia -fluorescencia, fosforescencia y quimioluminiscencia.

El aparataje empleado tiene muchos componentes comunes diferenciándose en su configuración dependiendo del tipo de medida que se realice. Como esquema general de un espectroscopio se puede decir que sus componentes son:

a) Fuente de radiación.
b) Sistema de depósito de la muestra.
c) Selectores de longitud de onda.
d) Detector de radiación.
e) Sistema de registro y lectura.

El conjunto de los componentes ordenados constituye la óptica del aparato y, dependiendo de la colocación se diferencian los aparatos de haz sencillo y los de doble haz. En la mayoría de los equipos espectroscópicos, los componentes c, d y e son comunes y se disponen en ese orden; son en los componentes a y b en los que se encuentran las variaciones dependiendo del tipo de medida.

6.1. Componentes de un equipo espectroscópico

A continuación se mostrará un esquema general de los componentes principales de un equipo espectroscópico de haz simple (figura 2.7) y de doble haz (figura 2.8) en el que sus componentes individuales desarrollan la misma función que en el caso del haz sencillo. La diferencia radica en la división del haz incidente en dos haces de similar intensidad, el de referencia y el de la muestra. El sistema de desdoble puede ser un espejo plano, que refleja aproximadamente la mitad de la radiación incidente hacia la muestra, con orificios que permiten atravesar la radiación no reflejada, radiación referencial, hacia el sistema de detección. Con esta disposición de los componentes, se evitan errores analíticos debidos a las fluctuaciones ocurridas en la fuente de radiación.

Componentes de un sistema de espectroscopía

a) Fuente de radiación

Es el origen de la emisión energética en forma de radiación electromagnética lo suficientemente potente y estable como para que sea posible su detección y su medida una vez que ha atravesado la muestra a analizar. Su diseño depende del tipo de radiación (rango de longitud de onda) que se pretende aplicar a la muestra.

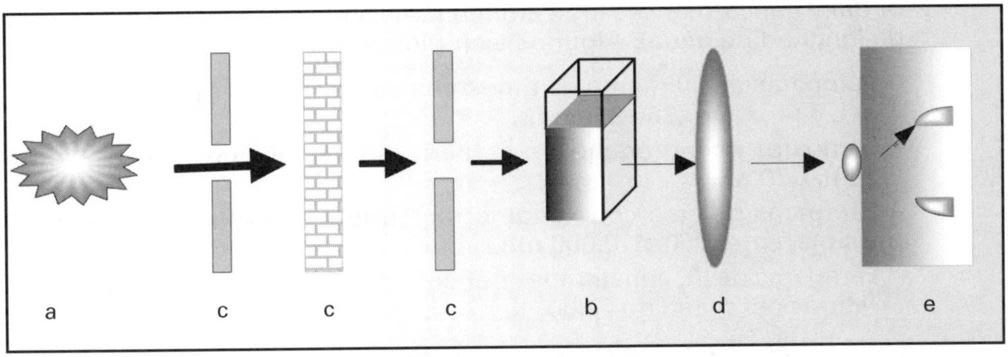

Figura 2.7. *Equipo espectroscópico de haz simple.*

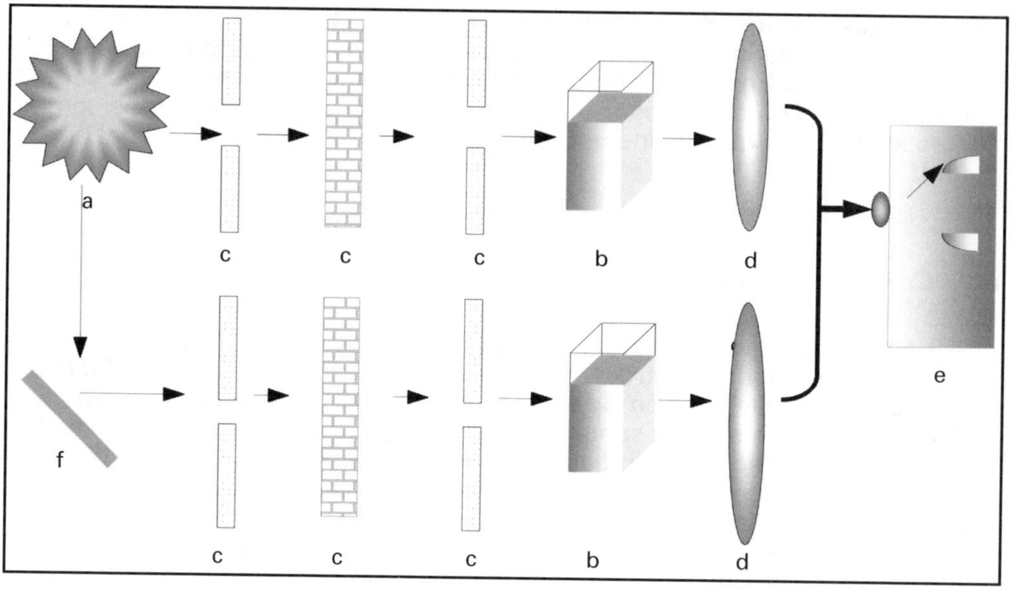

Figura 2.8. *Equipo espectroscópico de doble haz.*

Para que se considere una fuente de radiación adecuada ha de cumplir una serie de condiciones: debe cubrir toda la banda de longitudes de onda del espectro que se van a emplear en la determinación y la intensidad de la radiación ha de ser elevada, constante y sin fluctuaciones.

Existen varios tipos de fuentes: las continuas, las fuentes de líneas y los láseres.

a.1. **Fuentes continuas,** empleadas sobretodo en absorción y fluorescencia; se conocen también como lámparas y pueden ser monocromáticas (con radiación de una o de un rango pequeño de longitudes de onda) y policromáticas (que emiten radiación en determinadas bandas de longitud de onda). Algunos ejemplos son:

- Lámparas de filamento de tungsteno y de halógenos para el visible y el UV próximo (360-950 nm).
- Lámparas de hidrógeno y/o deuterio con radiaciones del UV (entre 220 y 370 nm.
- Lámparas de arco con xenón o mercurio a elevada presión para el visible, entre 200 y 10.000 nm.
- Lámparas de IR, constituidas por sólidos inertes calentados a temperaturas del orden de 2.000 °K.

a.2. Las **fuentes que emiten radiación en forma de líneas** discretas se aplican en espectroscopía de absorción atómica, de fluorescencia atómica, de fluorescencia molecular y en espectroscopía Raman. Algunos ejemplos son:

- Lámparas de vapor de mercurio.
- Lámpara de vapor de sodio.
- Lámparas de cátodo hueco, en espectroscopía de absorción atómica (EAA) y fluorescencia.
- Lámparas de descarga sin electrodos, en EAA y fluorescencia.

a.3. El **láser** (light amplification by stimulated emission of radiation) resulta de gran utilidad debido a su elevada intensidad de radiación y a su pequeña anchura de banda. Se emplea en espectroscopía Raman, espectroscopía de absorción molecular, espectroscopía de emisión y en algunos tipos de espectroscopía infrarroja. El dispositivo láser se activa con una radiación o con una descarga eléctrica externa que consigue que unos pocos fotones energéticos den lugar a un haz intenso y definido. El interior del medio láser puede estar constituido por un cristal sólido, un material semiconductor, una solución de un colorante orgánico o un gas. Algunos ejemplos son:

- Láseres en estado sólido:
  - Láser de rubí.
  - Láser de Neodimio en un cristal de granate de aluminio e itrio.
- Láseres de gas:
  - Láser de átomos de Helio-Neón.
  - Láseres de iones Ar^+ o Kr^+.
  - Láseres moleculares en medio CO_2 o N_2.
  - Láseres excímeros, de He, F, y Ar, Kr o Xe.
- Láseres de colorante, soluciones de compuestos orgánicos que fluorescen en las regiones espectrales del UV, V e IR.

b) Dispositivo que contiene la muestra biológica

En espectroscopía de absorción molecular UV-V es una **cubeta o celda.** Debe estar fabricada de un material que no absorba radiación incidente sobre la muestra para evitar errores. Si se mide con luz visible suelen ser de plástico (más baratas y operativas al ser desechables) o vidrio y en caso de radiación UV se emplean cubetas de cuarzo o sílice fundida. El ancho está estandarizado en 1 cm. Las capacidades que pueden presentar son de 0,5 mL (microcubetas), de 0,5 a 2 mL (semimicrocubetas) y más de 2 mL (macrocubetas).

En espectroscopía atómica, donde los analitos son átomos, los dispositivos que contienen a las muestras constan de un sistema de atomización y del recipiente propiamente dicho, situado en el trayecto óptico de la radiación.

En el caso de un sistema de atomización electrotérmica, el espectrofotómetro se conoce con el nombre de "cámara u horno de grafito" y el recipiente es un **tubo de grafito** de unos 2 cm de longitud y 0,5 de diámetro, con un orificio por el que se deposita la muestra líquida con una micropipeta. Para esta misma cámara puede emplarse una variante del tubo de grafito, que dispone de una plataforma adicional denominada plataforma de L´vov cuya finalidad es la de coseguir una temperatura homogénea en toda la superficie e interior de la gota de muestra.

En el caso de un sistema de atomización térmico, el espectrofotómetro se conoce con el nombre de **"llama"** y ésta es la que contiene a la muestra, que accede, aspirada y nebulizada, a través de un capilar hasta el interior de la llama. A veces, es necesario producir en la llama una reacción qímica para conseguir u optimizar la atomización y el recipiente es un dispositivo de material termorresistente situado en el trayecto óptico del haz incidente.

c) Sistemas de selección de longitud de onda

Su función es la de seleccionar o discriminar una banda estrecha de λ de las procedentes de la fuente de radiación con la finalidad de aumentar la sensibilidad de la medida de absorbancia. Esta radiación seleccionada será en cada caso o tendrá incluida la λ óptima del analito. Se emplean diferentes tipos de selectores variando su capacidad para discriminar radiaciones desde los más groseros (seleccionan rangos más amplios del espectro) a los más selectivos (seleccionan rangos más estrechos de longitudes de onda). Algunos ejemplos son:

- **Filtros,** que absorben la mayor parte de la radiación exceptuando una banda estrecha de la misma en la que se incluye la de medida, ya que es muy difícil discriminar una sola longitud de onda. Los filtros más empleados son los de absorción, para medidas en el visible, y los de interferencia, que operan en las regiones espectrales del UV, V e IR.
- Otros sistemas selectores son los **monocromadores,** diseñados para poder realizar barridos o medidas en un intervalo de longitudes de onda. Los que se emplean con fuentes de radiación visible, ultravioleta e infrarroja están constituidos con componentes similares: rendija de entrada, lente o espejo que produce un haz de radiación paralelo, redes o prismas que dispersan la radiación en sus longitudes de onda individuales, un elemento focalizador que enfoca la imagen en un plano focal y una rendija de salida que aisla la banda espectral de medida.

d) Detectores

Son sistemas que amplifican y transforman la energía radiante no absorbida por la muestra en energía eléctrica y la convierten en una señal eléctrica y cuantificable. Las propiedades de un buen detector son: tener un amplio intervalo de longitudes de onda, elevada sensibilidad, elevada relación señal/ruido, respuesta rápida y constante, mínima señal en ausencia de radiación incidente y una señal directamente proporcional a la potencia de la energía radiante que detecta. Algunos ejemplos son:

- Detectores de fotones:
  - Fotocélulas, células fotovoltáicas o células de capa-barrera.
  - Fototubos multiplicadores.
  - Detectores de fotoconductividad.
  - Fotodiodos de silicio.
- Detectores multicanal de fotones:
  - Tubos vidicon.
  - Detectores de transferencia de carga.
- Detectores de calor.

e) Registro y presentación de datos

La señal eléctrica producida, es amplificada por el procesador de señal, que la tranforman en dígitos numéricos que nos pueden indicar la absorbancia o la transmitancia del analito en la muestra o su concentración, dependiendo de como se programe el espectrofotómetro en cada caso ya que debe contar con la capacidad de realizar operaciones matemáticas. Se pueden registrar en papel para almacenar los resultados y poder realizar posteriores estudios. Los más empleados son los procesadores de conteo de fotones.

Unidad didáctica 3

ESPECTROSCOPÍA DE ABSORCIÓN MOLECULAR ULTRAVIOLETA, VISIBLE E INFRARROJA

CONTENIDOS

1. PROCESO DE ABSORCIÓN ULTRAVIOLETA-VISIBLE (UV-V)

La absorción molecular de radiación ultravioleta o visible por una especie atómica o molecular se considera un proceso en dos etapas: excitación y relajación:

Excitación: $\mathbf{A + h\nu \rightarrow A^*}$

Tiempo de vida de $A^* = 10^{-8} - 10^{-9}$ s.

Concentración: Prácticamente despreciable por su corta vida.

Relajación: Exotérmica $A^* \rightarrow A + CALOR$ (energía térmica generalmente indetectable).

Fotoquímica $A^* \rightarrow C + D$ (diferentes especies químicas).

Fluorescente $A^* \rightarrow A + h\nu_1$ $(\nu_1 < \nu)$.

Fosforescente $A^* \rightarrow A + h\nu_2$ $(\nu_2 < \nu)$, siendo ν, la frecuencia de la rem.

En las moléculas, los electrones responsables de los enlaces covalentes se localizan alrededor de los dos centros atómicos en los denominados orbitales atómicos. Cuando se combinan o superponen dos orbitales atómicos, se constituye un orbital molecular, localizado en el espacio existente entre los dos átomos. Este orbital puede ser de tipo "enlazante", de baja energía y mayor estabilidad o, un orbital molecular "antienlazante", altamente energético e inestable. Los electrones en el estado fundamental, ocupan los orbitales de mayor estabilidad o enlazantes.

Aquellos orbitales moleculares asociados a enlaces sencillos se denominan orbitales σ y los electrones correspondientes a ese orbital son los *electrones* σ. Los dobles enlaces tienen dos tipos de orbitales: un orbital σ, asociado a dos electrones enlazantes σ y los *electrones* π, asociados al orbital molecular π.

En las moléculas orgánicas existen también *electrones no enlazantes, n,* que no forman parte de enlaces entre los átomos y cuyo nivel energético se encuentra entre los orbitales enlazantes y los no enlazantes.

Cuando la materia se irradia con radiación UV-V, las transiciones que se producen, implican a los electrones σ, electrones π y electrones *n*.

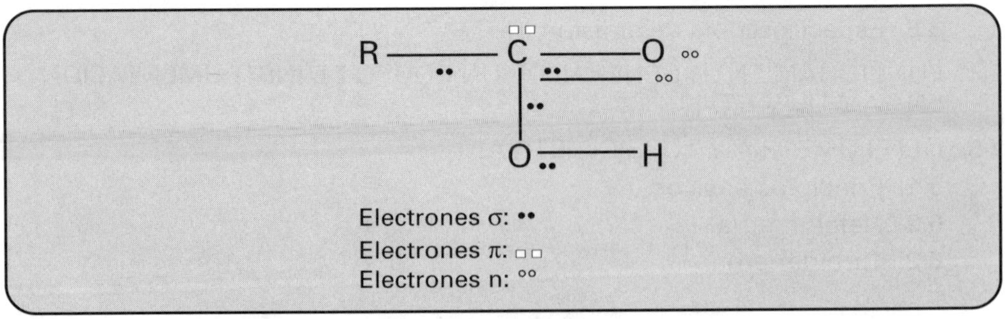

Figura 3.1. *Tipos de orbitales moleculares en un ácido carboxílico.*

Al incidir sobre la muestra con una radiación de longitud de onda correspondiente al rango del espectro del ultravioleta o del visible, se producen una serie de transiciones electrónicas entre niveles. Las transiciones posibles son:

$-\sigma \rightarrow \sigma^*$

La energía necesaria para estas transiciones es elevada y corresponde a frecuencias del UV lejano o de vacío (< 150 nm).

$-n \rightarrow \sigma^*$

Las especies saturadas que poseen en su estructura átomos con electrones no enlazantes, n, son capaces de realizar estas transiciones. Estas transiciones requieren menos energía que las $-\sigma \rightarrow \sigma^{**}$, y las producen radiaciones que oscilan entre 150 y 250 nm.

$-n \rightarrow \pi^*$ y $\pi \rightarrow \sigma^*$

Los compuestos que presenten en su estructura grupos funcionales que aporten los electrones *n* y electrones π son capaces de realizar estas transiciones. La energía necesaria para provocar estas transiciones oscila entre los 200 y los 700 nm. Las especies moleculares con centros absorbentes insaturados (dobles enlaces) se les denomina ***cromóforos.***

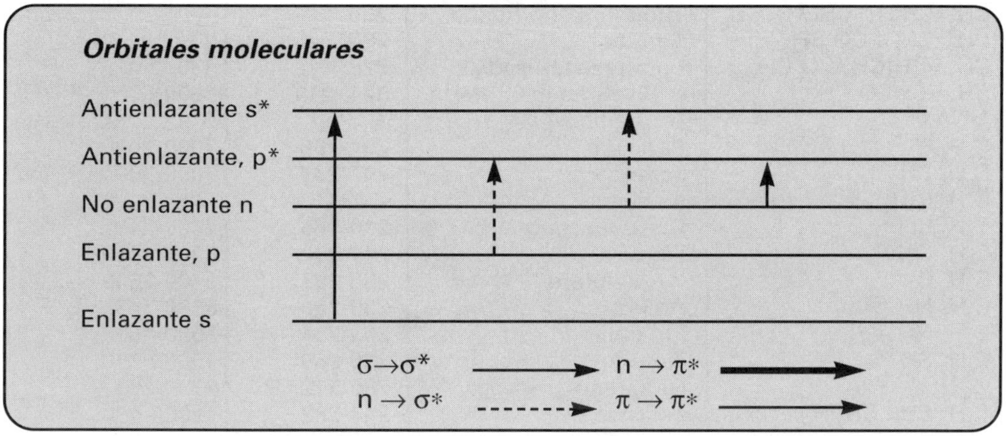

Figura 3.2. *Transiciones electrónicas en la absorción molecular UV-V.*

Los electrones que absorben radiación UV-V en una molécula orgánica son los ***electrones enlazantes,*** que están asociados a más de un átomo y los electrones externos o no enlazantes localizados alrededor de átomos como el oxígeno, el nitrógeno, el azufre y los halógenos.

Cuadro 3.1. *Absorción de algunos grupos funcionales en el UV-V*

Compuesto	Tipo	λ máx. (nm)	Emáxima
H_2O (1)	–	167	1480
CH_3OH (1)	Hidroxilo	184	150
CH_3Cl (1)	Halógeno	173	200
CH_3I (1)	Halógeno	258	365
$(CH_3)_2S$ (1)	Alcano derivado de S	229	140
$(CH_3)_2O$ (1)	Alcano derivado O	184	2520
CH_3NH_2 (1)	Amino alcano	215	600
$(CH_3)_3N$ (1)	Derivado N	227	900
	Cromóforo:		
$C_6H_{13}CH{=}CH_2$ (2) (3)	Alqueno	177	
$C_5H_{11}C$ºC CH_3 (3)	Alquino	178, 196, 225	1000, 2000, 160
$CH_3\ CO\ CH_3$ (1) (2)	Carbonilo	186, 280	1000, 16
$CH_3\ COH$ (1) (2)	Carbonilo	180, 293	Muy elevada, 12
$CH_3\ COOH$ (2)	Carboxilo	204	41
$CH_3\ CO\ NH_2$ (2)	Amida	214	60
$CH_3\ N{=}NCH_3$ (2)	Azo	339	5
$CH_3\ NO_2$ (2)	Nitro	280	22
$C_4H_9\ NO$	Nitroso	300, 655	100, 20
$C_2H_5\ ONO_2$ (2)	Nitrato	270	12
	Multicromóforo:		
$CH_3\ (CH_3)2CH{=}CH_2$	Olefina	184	≅ 10000
$CH_2{=}CH(CH_2)_2\ CH{=}\ CH_2$	Diolefina no conjugada	185	≅ 20000
$CH_2CH{=}CH\ CH_2$	Diolefina conjugada	217	≅ 21000
$CH_2{=}CHCH{=}CHCH{=}\ CH_2$	Triolefina conjugada	250	–
$CH_3\ (CH_2)_3\ CO\ CH_3$	Cetona	282	27
$CH_2\ {=}CH(CH_2)CO\ CH_3$	Cetona insaturada	278	330
$CH_2\ {=}CHCO\ CH_3$	α, β cetona insaturada	324, 219	3600
	Aromático:		
C_6H_6 (3)	Benceno	204-256	7900-200
$C_6H_5\ CH_3$ (3)	Tolueno	207-261	7000-300
$C_6H_4\ (CH_3)_2$ (3)	m-Xileno	-263	-300
$C_6H_5\ Cl$ (3)	Clorobenceno	210-265	7600-240
$C_6H_5\ OH$ (3)	Fenol	211-270	6200-1450
$C_6H_5\ O^-$ (3)	Ión fenolato	235-287	9400-2600
$C_6H_5\ NH_2$ (3)	Anilino	230-280	8600-1430
$C_6H_5\ NH_3^+$ (3)	Ión anilino	203-254	7500-160
$C_6H_5\ SH$ (3)	Tiofenol	236-269	10000-700
$C_{10}H_8$ (3)	Naftaleno	286-312	9300-289
$C_6H_5\ CH{=}\ CH_2$ (3)	Estireno	244-282	12000-450

1 Transiciones n→σ*
2 Transiciones n→π*
3 Transiciones p→π*

Las longitudes de onda y los picos de absorción UV-V dependerán del tipo de enlace presente en cada especie absorbente.

Este hecho da lugar a la posibilidad de identificación del tipo de enlace y de la especie absorbente, por las características de absorción de la radiación. Por ello, algunas **aplicaciones analíticas de la espectroscopía de absorción molecular UV-V** son:

a) Identificación de grupos funcionales en las moléculas.

b) Cuantificación de compuestos que poseen grupos funcionales absorbentes. Las técnicas fotométricas y espectrofotométricas, caracterizadas por ser fácilmente aplicables a especies orgánicas e inorgánicas, presentan sensibilidades que oscilan entre 10^{-4} y 10^{-7} M, tener selectividades aceptables, buena precisión en general, fácil preparación de las muestras y fácil obtención de resultados. Aproximadamente un 95 % de las determinaciones analíticas clínicas de rutina se realizan por estas técnicas.

2. *INSTRUMENTACIÓN EN ESPECTROSCOPÍA DE ABSORCIÓN MOLECULAR UV-V*

2.1. Componentes

Los componentes del equipo de instrumentación coinciden con el esquema general aludido en la unidad didáctica introductoria. Consta de cinco componentes principales:

1) Fuente de radiación.

2) Sistema de depósito de la muestra.

3) Selectores de longitud de onda.

4) Detector de radiación.

5) Sistema de registro y lectura.

Las características a destacar en absorción molecular UV-V son:

2.1.1. Fuente de radiación

Es necesario una fuente de radiación continua, que abarque un amplio sector de longitudes de onda y cuya potencia sea estable. Las más usuales son:

a) *Lámparas de descarga de deuterio e hidrógeno.* La excitación eléctrica a presión reducida de estos elementos genera una radiación continua en la banda espectral correspondiente al UV. El mecanismo por el que se produce la radiación consiste en la formación de un arco entre el filamento calentado recubierto de óxido y un electrodo metálico, lo que supone la aparición incial de una especie molecular excitada que da lugar a dos especies atómicas y un fotón UV.

$$H_2 + hv \rightarrow H_2{}^* \rightarrow H_A + H_B + hv_{1(uv)}$$

La distancia entre electrodos es tal que la descarga se produce en una zona estrecha y la bola de radiación es intensa y de 1 a 1,5 mm de diámetro. La lámpara de deuterio se emplea más al ser su bola de radiación mayor que en el caso de la lámpara de hidrógeno.

Ambas lámparas originan un espectro continuo en la zona del espectro de 160 a 375 nm. Si la longitud de onda es superior, provocan la formación de líneas de emisión que se superponen con este espectro e interfieren la medida.

Las ventanas de estas lámparas son de cuarzo debido a que el vidrio absorbe radiación de longitud de onda inferior a 350 nm.

b) Lámparas de filamento de tungsteno. Origina radiación de la región visible e infrarrojo (IR) cercano del espectro entre 350 y 2.500 nm. La emisión de radiación depende de la temperatura que, en la mayoría de las lámparas es de 2.870 °K. Para controlar la requerida estabilidad del voltaje se emplean transformadores y/o reguladores electrónicos.

Algunas lámparas contienen una pequeña cantidad de halógeno (yodo) dentro de la cubeta de cuarzo que contiene al filamento lo que permite trabajar a temperaturas cercanas a los 3.500 °K, prolongar la vida media de la lámpara hasta el doble que la de tungsteno, aumentar su efectividad y aumentar la zona del espectro hasta el UV.

c) Lámparas de arco de xenón. La excitación eléctrica de una atmósfera de xenón genera una radiación continua en la banda espectral de 250 a 600 nm.

2.1.2. Sistema de depósito de la muestra

El equipo de instrumentación para absorción molecular UV-V emplea *cubetas o celdas* para contener a la muestra convenientemente preparada con los reactivos del análisis.

El material del que están fabricadas no absorbe la radiación procedente de la fuente, así para longitudes de onda inferiores a 350 nm se emplea cuarzo o sílice fundida y cuando la longitud de onda es superior, se emplea vidrio de silicato o plástico. Su anchura está estandarizada en 1 cm para que ésta sea la longitud de la trayectoria óptica de la radiación, aunque en algunos casos concretos, se emplean trayectorias que puede variar entre 0,1 y 10 cm, dependiendo de las características del análisis. Si se requiere atemperar el contenido de la cubeta (a 37 °C, generalmente) se puede acoplar a la carcasa metálica y hueca de la cubeta una conducción de agua procedente de un baño termostatado pero la mayoría de los instrumentos de medida ya poseen dispositivos propios que calientan la carcasa.

La muestra puede también acceder a través de un capilar de aspiración.

2.2. Equipos de EAM UV-V (Cuadro 3.2)

Cuadro 3.2

Tipo	Radiación
De un solo haz	Visible (V)
De doble haz	Ultravioleta (UV)
Sonda	Visible o Ultravioleta
De un solo haz	Ultravioleta-visible (UV-V)
De doble haz	UV-V
Controlado por ordenador	UV-V
De doble dispersión	UV-V
Multicanal	UV-V

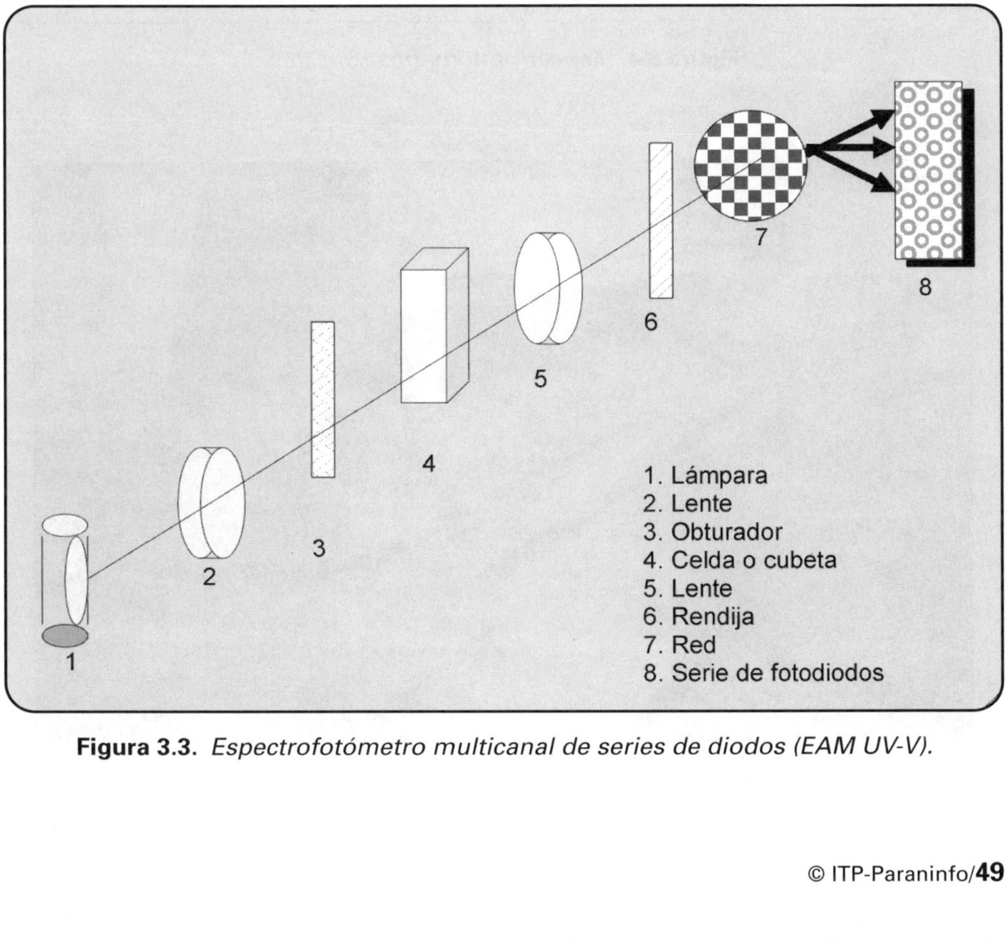

Figura 3.3. *Espectrofotómetro multicanal de series de diodos (EAM UV-V).*

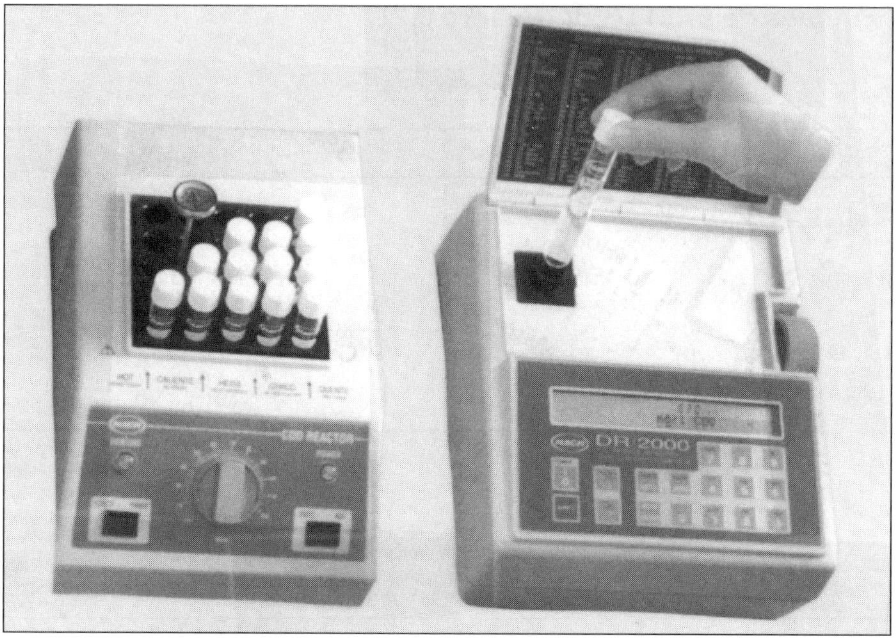

Figura 3.4. *Espectrofotómetros sencillos.*

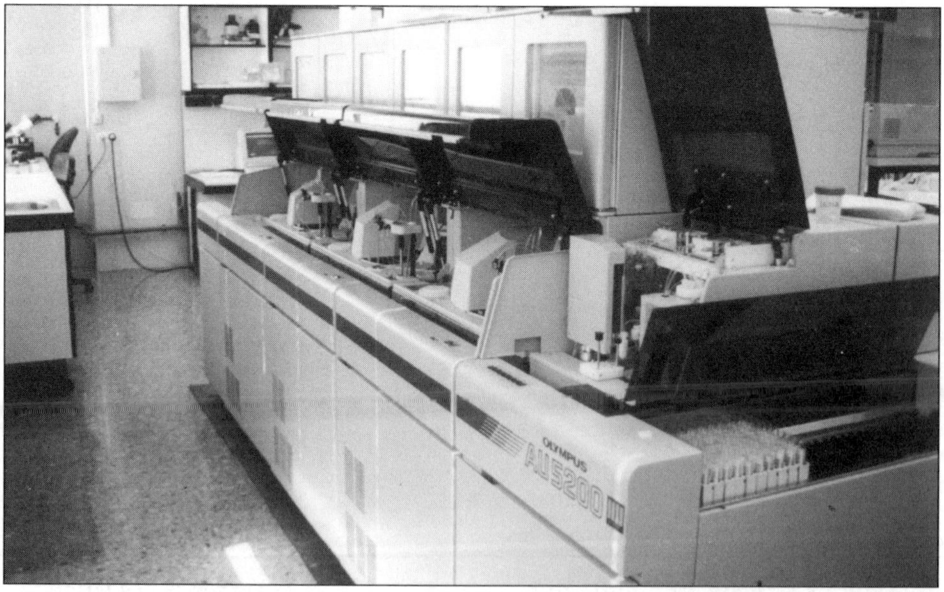

Figura 3.5. *Espectrofotómetros autoanalizadores.*

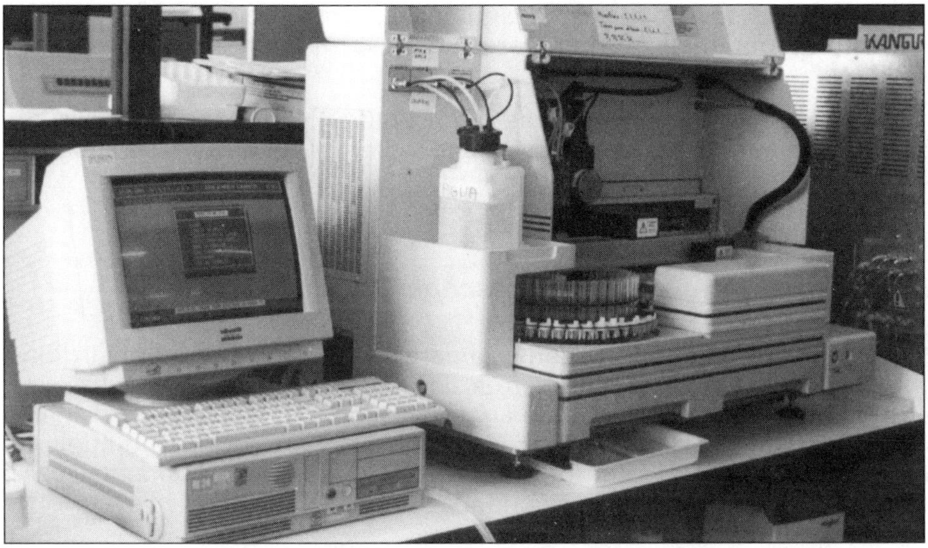

Figura 3.6. *Espectrofotómetro autoanalizador.*

3. ESPECTROSCOPÍA INFRARROJA (EIR)

La región espectral electromagnética correspondiente al infrarrojo (IR) se localiza en el intervalo de longitudes de onda entre 780 y 10^{+6} nm. Esta zona se subdivide en tres, el IR cercano (780 - 2.500 nm), medio (2.500 - 5 10^{+4} nm) y lejano (5 10^{+4} -10^{+6} nm). Las aplicaciones en analítica cualitativa y cuantitativa de compuestos orgánicos son múltiples. En clínica se emplea en el análisis de los cálculos renales.

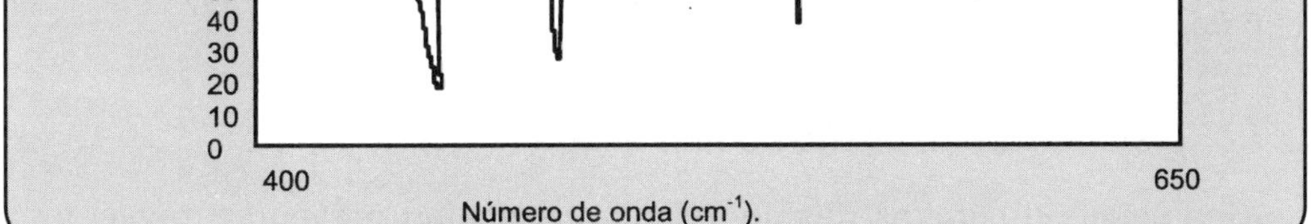

Figura 3.7. *Espectro molecular infrarrojo.*

Los datos de absorbancia, transmitancia, composición y/o concentración del analito se obtienen por comparación de la magnitud de la muestra con estándares.

En los espectros de infrarrojo se representa en el eje de ordenadas el porcentaje de transmitancia o de absorbancia y en el de abcisas, la longitud de onda ((m) o el número de onda (cm^{-1}).

3.1. Instrumentación en espectroscopía infrarroja

Los equipos siguen el esquema general expuesto en la unidad didáctica introductoria. Los espectrofotómetros de infrarrojo más empleados son: espectrofotómetros dispersivos para análisis cualitativo, equipos no dispersivos para análisis cuantitativo, fotómetros de reflectancia y equipos multiplex para análisis tanto cualitativos como cuantitativos. Algunos componentes característicos son los que se indican a continuación:

3.1.1. Fuente de radiación

Están constituidas por sólidos inertes a los que se les aplica una energía térmica que oscila entre 1.500 y 2.200 °K. y se consigue la emisión de una radiación continua y estable. Las más usuales son:

a) El *emisor de Nernst*, de forma cilíndrica, compuesto por óxidos de tierras raras, cuyo diámetro es de 1 a 2 mm y de longitud 2 cm. A este cilindro se le aplica una corriente eléctrica lo que consigue elevar su temperatura hasta los 2.200 °K.

b) La *fuente Globar*, que consiste en un cilindro de carburo de silicio de dimensiones: diámetro, 0,5 cm y longitud, 5 cm, al que se le aplica una corriente eléctrica y alcanza temperaturas hasta 1.500 °K.

c) La fuente de láser de dióxido de carbono, que emite radiación de 7.000 a 11.000 nm, la *lámpara de filamento incandescente*, de menor intensidad y formada por una espiral de nicromo o de rodio en el interior de un cilindro cerámico y la *lámpara de filamento de tungsteno* para el IR cercano.

En casi todos los casos es necesario un sistema de refrigeración de la fuente para evitar su destrucción térmica.

3.1.2. Sistemas de depósito de la muestra

Son celdas o cubetas desmontables que suelen presentar trayectorias ópticas menores que para otras técnicas espectroscópicas, oscilando entre 0,1 y 1 mm con posibilidad de variar las dimensiones.

3.1.3. Detectores

a) *Detectores térmicos*, que cubren toda la región del IR excepto parte del cercano y miden la variación de temperatura que experimenta la fuente a su paso por la muestra. Para evitar la dispersión del calor en el medio, la fuente emite de una forma intermitente y se aislan los detectores. Los más empleados son los *termopares,* constituidos por la unión y calentamiento eléctrico de dos metales (bismuto y antimonio) y los *bolómetros* o termómetros de resistencia.

b) *Detectores piroeléctricos*, constituidos por láminas cristalinas de material piroeléctrico colocadas entre dos electrodos que varían su carga eléctrica en función de la temperatura.

c) *Detectores fotoconductores*, constituidos por un lámina semiconductora que varía su resistencia eléctrica en función de la temperatura.

3.1.4. Sistemas de registro y lectura

En muchos equipos instrumentales se dispone de una base de datos donde se registran los espectros infrarrojos de moléculas de frecuente análisis de tal manera que el espectrofotómetro IR es capaz de identificar el espectro de la muestra problema con alguno que tenga en memoria.

3.2. Espectroscopía infrarroja de reflexión interna

Se aplica a muestras que por sus características, presentan dificultades analíticas y se fundamenta en el fenómeno de reflexión que experimenta la radiación IR incidente al atravesar la muestra

3.3. Espectroscopía infrarroja fotoacústica

Se basa en el fenómeno de dispersión de la radiación que experimentan algunas muestras sólidas y/o líquidas. Se emplea también como sistema complementario a la cromatografía de capa fina y la cromatografía líquida de alta resolución (HPLC).

3.4. Espectroscopía infrarroja de reflectancia en el IR cercano

Se aplica para análisis en muestras sólidas debidamente preparadas (disminución del tamaño de partícula...). Dependiendo de la composición de la muestra, ésta va a dispersar de una manera característica el haz de radiación IR cercana con el que se incide.

3.5. Espectroscopía infrarroja en el IR lejano

Se aplica en el estudio de analitos inorgánicos. Se emplea para el análisis de identificación de algunos compuestos tóxicos que pueden encontrarse en muestras biológicas.

3.6. Espectroscopía de emisión infrarroja

Estudia la emisión infrarroja de la muestra tras haber sido incidida con radiación de esa misma región espectral. Se aplica en la identificación de sustancias tóxicas y/o contaminantes en muestras clínicas y medioambientales.

4. FUNCIONAMIENTO GENERAL DEL EQUIPO DE INSTRUMENTACIÓN EN EAM, UV-V, EIO, IR

El procedimiento general por el cual se realizan las determinaciones analíticas se puede resumir en la siguiente secuencia:

a) Conexión a la red.

b) Encendido del equipo.

c) Selección del tipo de medida:
Absorbancia (A, DO o E)
Transmitancia (T)
Concentración (C)
Cinética (ΔA, ΔDO o ΔE)

d) Ajuste de longitud de onda de medida.

e) Ajuste del blanco (elimina la radiación absorbida que no es debida al analito).
   - Blanco reactivo (con él o los reactivos empleados en la preparación de la muestra).
   - Blanco muestra (con la muestra problema).
   - Blanco agua (con agua desionizada).
   - Blanco aire (medida frente al aire, sin cubeta, en los equipos con dos carcasas).

f) Colocación de la muestra problema. Si es un sistema de autoanálisis (mide varias muestras a la vez), se colocan las cubetas, debidamente identificadas, en el sistema autoanalizador. Las cubetas o celdas han de estar libres de huellas de suciedad para evitar errores y colocadas de forma que el haz las atraviese en dirección perpendicular a las paredes.

g) Medida de la magnitud seleccionada y obtención del dato correspondienta a la muestra. En algunos casos de análisis cualitativo, el dato resultante consiste en la identificación del analito por comparación con espectros almacenados en la memoria o en la bibliografía.

5. NEFELOMETRÍA Y TURBIDIMETRÍA

5.1. Principios básicos

Son dos técnicas relacionadas con la espectroscopía de absorción molecular en la zona del visible, tanto en los aspectos teóricos como en la práctica.

Se basan en el comportamiento de la materia al incidir sobre ella una radiación electromagnética: ocurren fenómenos de reflexión, dispersión, bloqueo y transmisión del resto de la radiación hasta alcanzar el detector.

La muestra presenta unas determinadas características, son partículas no transparentes en el seno de un líquido: precipitados, suspensiones coloidales, etc.

La nefelometría estudia la radiación dispersada por la muestra en ángulos diferentes al de incidencia de la radiación y la turbidimetría, la radiación no dispersada.

Estas técnicas se emplean con fines analíticos cualitativos y cuantitativos. En el segundo de los casos se utilizan patrones preparados en idénticas condiciones que la muestra problema y se aplica el método de la recta de calibrado. Para que la radiación dispersada pueda aplicarse cuantitativamente, es necesario que las concentraciones de los patrones y las muestras problema sean del mismo orden.

5.2. Nefelometría

La dispersión de la radiación es un fenómeno físico resultante de la interacción entre ésta y las partículas en suspensión en un medio adecuado. Los ángulos de medida de la radiación dispersada oscilan entre 15 y 90. Esta dispersión está influida por:

- La concentración del analito.
- Volumen, tamaño, peso y número de partículas.

— Longitud de onda de la radiación incidente.

— Distancia del detector a la cubeta.

El grado de influencia de estos factores está reflejado en la teoría de Rayleigh. Entre otras cosas expone que:

a) La intensidad de luz dispersada es:
   - Directamente proporcional a la concentración de las partículas en la muestra.
   - Directamente proporcional al peso molecular de las partículas en la muestra.
   - Inversamente proporcional al cuadrado de la distancia entre el detector y la cubeta.
   - Inversamente proporcional a la cuarta potencia a la longitud de onda.

b) La distancia entre el detector y la cubeta se relacionan de forma directa con la sensibilidad de los métodos aplicados

c) El modelo de dispersión depende de la relación entre el tamaño de la partícula y la longitud de onda de la radiación incidente. Cuando son del mismo orden, se produce una dispersión de la radiación en diferentes ángulos, hecho que facilita su medida.

El equipo de medida es específico para estas determinaciones y está diseñado de tal manera que el detector puede variar de posición con respecto a la dirección de la radiación incidente en unos ángulos preestablecidos.

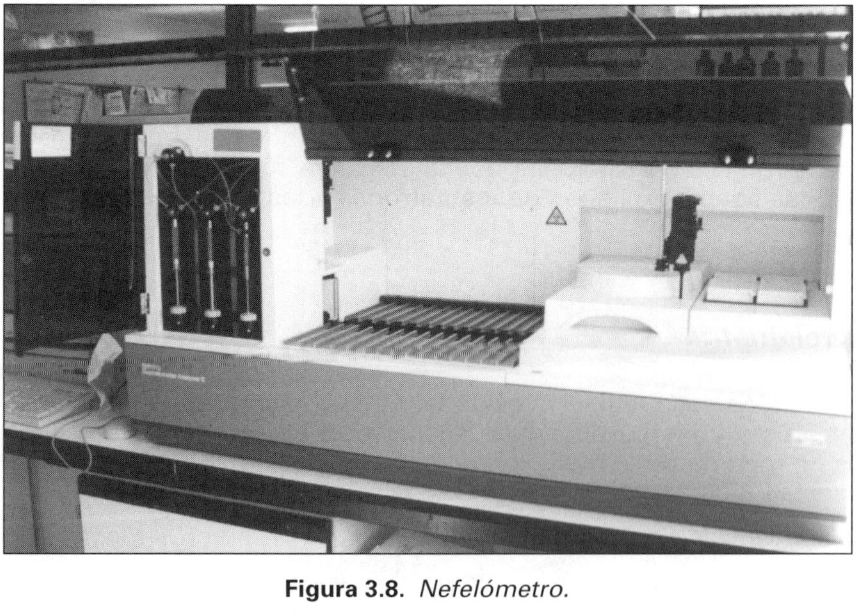

Figura 3.8. *Nefelómetro.*

Si en un principio la muestra es transparente y tras la aplicación de los reactivos aparecen las partículas en suspensión, para ajustar el espectrofotómetro se emplea generalmente un blanco-muestra, que elimina el bloqueo de la radiación incidente por causas ajenas al analito y debidas a la muestra.

5.3. Turbidimetría

Mide la radiación bloqueada por parte de la muestra, relacionando la intensidad del haz incidente y del resultante de atravesar la cubeta. La detección de la radiación transmitida se realiza en la misma dirección que el haz incidente ($\theta = 0°$) y la señal puede expresarse como absorbancia o como transmitancia.

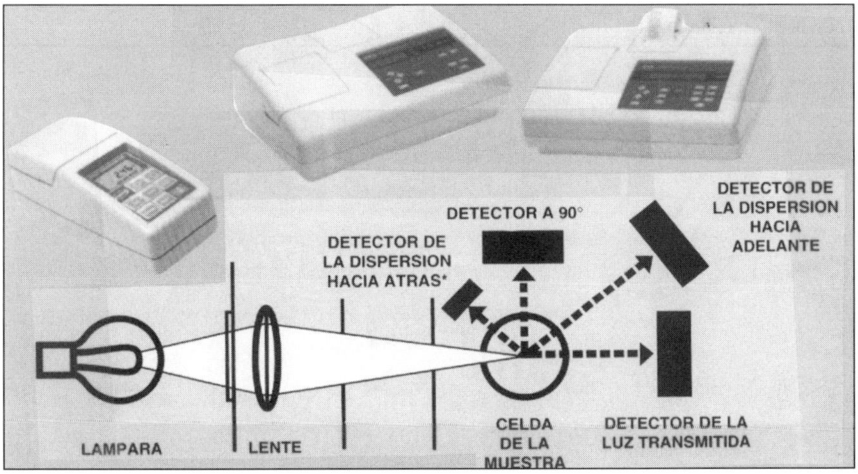

Figura 3.9. *Turbidímetro.*

Este fenómeno se rige por la ley de Lambert-Beer: la intensidad de radiación bloqueada por la muestra es directamente proporcional a la concentración del analito. El equipo de medida suele ser el mismo que en espectroscopía de absorción molecular en el rango del visible.

Algunas de las diferencias y similitudes de las dos técnicas se muestran en el cuadro 3.3:

Cuadro 3.3. *Turbidimetría y nefelometría. Estudio comparativo.*

	Turbidimetría	**Nefelometría**
Medida	Radiación no dispersada	Radiación dispersada
Equipo de medida	Espectrofotómetro	Aparataje específico
Sensibilidad	Depende del equipo de medida	Depende del blanco
Límite de detección	Depende del equipo de medida	Depende del blanco
Interferencias de matriz	Existen	Existen
Longitudes de onda	320-380 nm y desde 500 a 600nm	320-380 nm y desde 500 a 600 nm
Métodos empleados	A punto final Cuantitativos Cinéticos Cualitativos Recta patrón	A punto final Cuantitativos Cinéticos Cualitativos Recta patrón
Aplicación en clínica (ej.)	Determinación de proteinas: Método del ATCA (ác. tricloroacético)	Determinación de calcio Mét. precipitación con sales de P y S
Coste	Menor	Mayor, necesita inversión en aparataje
Ángulo con el haz incidente	0°	15-90°

Unidad didáctica 4

ESPECTROSCOPÍA DE ABSORCIÓN ATÓMICA CON ATOMIZACIÓN DE LLAMA (F-AAS) Y ELECTROTÉRMICA (GF-AAS)

CONTENIDOS

1. PROCESO DE ABSORCIÓN ATÓMICA.
2. PROCESO DE ATOMIZACIÓN.
   2.1. Atomización con llama (F-AAS).
   2.2. Atomización electrotérmica (GF-AAS).
3. EQUIPOS DE INSTRUMENTACIÓN EN ESPECTROSCOPÍA DE ABSORCIÓN ATÓMICA.
   3.1. Fuente de radiación.
   3.2. Modulador.
   3.3. Sistema selector de longitud de onda.
   3.4. Sistema de depósito de la muestra.
   3.5. Sistema de atomización de la llama: nebulizador, cámara de premezcla y mechero.
   3.6. Microprocesador electrónico.
4. ESPECTROFOTÓMETROS DE ABSORCIÓN ATÓMICA: FUNCIONAMIENTO GENERAL.
5. INTERFERENCIAS EN ABSORCIÓN ATÓMICA.
6. OTRAS ESPECTROSCOPÍAS DE ABSORCIÓN ATÓMICA CON LLAMA.
   6.1. Técnica de análisis por inyección de flujo.
   6.2. Técnicas de generación de vapor.

1. PROCESO DE ABSORCIÓN ATÓMICA

Es el fenómeno que se produce tras someter a irradiación la materia con una longitud de onda capaz de ser absorbida por sus átomos. Para ello, es necesario la transformación de la muestra en vapor atómico, mediante el proceso de atomización.

Existen varios sistemas de atomización, que son los que dan nombre a las técnicas analíticas: Espectroscopía de absorción atómica con atomización:

- De llama (F-AAS: Flame Atomic Absorption Spectroscopy).
- Electrotérmica o cámara de grafito (GF-AAS: Graphite Furnace Atomic Absorption Spectroscopy)

Los electrones ocupan alrededor del núcleo determinados niveles energéticos, que definen orbitales característicos para cada tipo de átomo. Un átomo en estas condiciones, se encuentra en estado fundamental o de menor energía (Eo), y su configuración electrónica es estable. Cuando los átomos, iones o sus agrupaciones se someten a la acción de radiación electromagnética, la energía absorbida produce el desplazamiento de los electrones a posiciones más energéticas y por tanto, menos estables.

Los átomos tienden a recuperar el estado de mayor estabilidad que coincide con el estado fundamental o menos energético, por lo que toda o parte de la energía que fue previamente absorbida, es reemitida en forma de radiación electromagnética, cuya longitud de onda es similar o superior a la absorbida. La relajación provoca radiación ultravioleta, visible o radiación X.

Cada desplazamiento electrónico es una línea espectral. Los átomos tienen espectros de líneas relativamente simples.

2. PROCESO DE ATOMIZACIÓN

Son aquellos procesos que aportan la suficiente energía al analito como para alcanzar su forma atómica. Tienen lugar en los sistemas de atomización que, en el caso de la llama lo constituyen el nebulizador, la cámara de premezcla y el mechero y, en el caso del horno o la cámara de grafito, el tubo de grafito.

Los sistemas de atomización pueden ser *contínuos*, en los que la muestra accede al sistema de forma continua dando una señal también continua en el tiempo y *discretos,* en los que una alícuota de la muestra se deposita en el sistema de atomización, obteniéndose un máximo de señal que disminuye hasta cero cuando la muestra desaparece del mismo.

La energía aplicada a la muestra para atomizarla puede ser *energía térmica*, una llama o *energía eléctrica*, la cámara de grafito. El primer sistema es continuo y el segundo discreto.

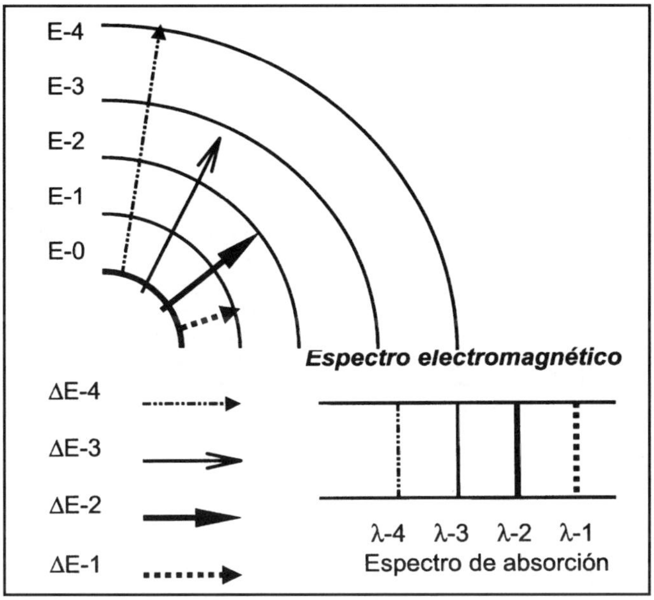

Figura 4.1. *Espectro de absorción.*

Se emplean muestra líquidas o preparadas en disolución. Hasta su atomización, en la llama o tubo de grafito, siguen el proceso siguiente:

2.1. Atomización con llama (F-AAS)

Es una técnica con buena precisión (C.V. cercano al 1%), pero menos sensible que otras espectroscopías de absorción atómica como es la cámara de grafito. Se suele aplicar el método de adición de patrón.

2.1.1. Etapas de atomización (cuadro 4.1)

Cuadro 4.1

Etapa	Características
Aspiración	La muestra es aspirada por un capilar hasta el nebulizador con unas condiciones de flujo o caudal (L/min) previamente optimizadas.
Nebulización	Transformación de la muestra líquida en un aerosol por disminución del tamaño de las partículas por la aplicación del efecto Ventury.

Cuadro 4.1. (Continuación)

Mezcla de la muestra nebulizada con los gases	La finalidad es la de facilitar después su calentamiento a la lama. Este fenómeno se produce en la cámara de premezcla Después el aerosol se enfrenta a un dispositivo denominado spoiler (plástico) o a la bola de impacto (vidrio), que reducen aún más el tamaño de partícula que accede a la llama.
Desolvatación	También conocido como secado o evaporación rápida del líquido que contiene al analito (suero, plasma, reactivos...) una vez que ha accedido a la llama del quemador o mechero.
Volatilización	Se denomina mineralización o disociación de las moléculas del analito en estado sólido al estado gaseoso.
Atomización	Ruptura de los enlaces del analito con otros átomos tranformándose en átomo elemental que es la especie absorbente. Es la etapa más crítica de estas técnicas, limitante de su precisión y su exactitud. Hay que intentar que la energía aplicada a la muestra sea tal que produzca la atomización de todo el analito y evitar que arranque algún electrón, apareciendo su forma catiónica, que no absorbe de la misma manera que la elemental. A las temperaturas optimizadas establecidas para el análisis, sólo un porcentaje reducido del orden del 1% está ionizado por lo que su absorción es prácticamente despreciable.

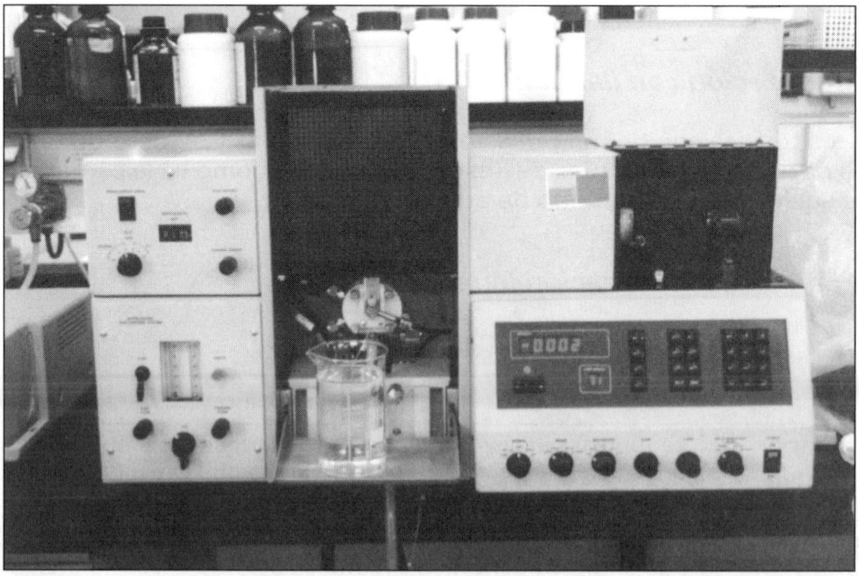

Figura 4.2. *Espectrofotómetro de absorción atòmica con atomizador de llama.*

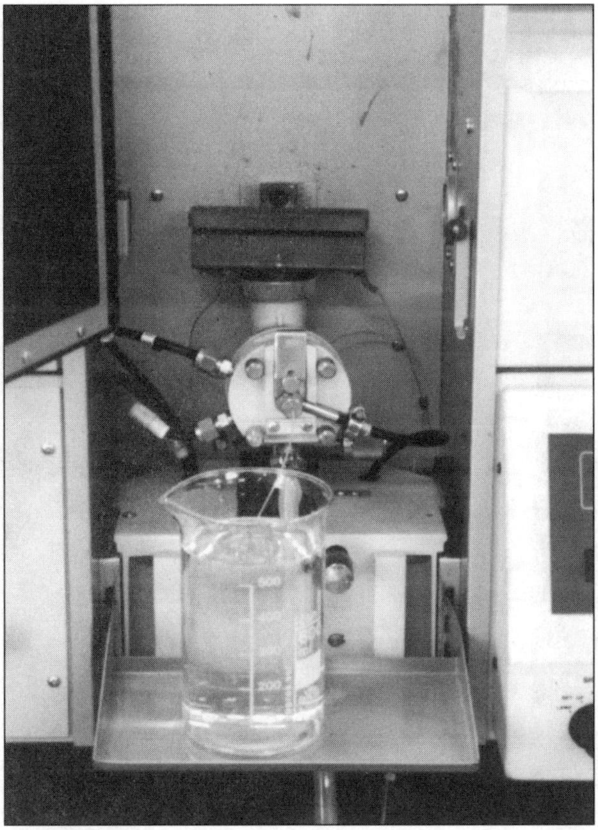

Figura 4.3. *Detalle del atomizador de llama (mechero).*

2.1.2. Tipos de llama

En general, las llamas están compuestas por varias zonas:

a) ***Zona de combustión primaria***, donde es difícil alcanzar un equilibrio térmico por lo que no se emplea para la atomización de la muestra.

b) ***Zona interconal***, donde la temperatura es máxima y homogénea. Es la más utilizada para la atomización.

c) ***Cono exterior***, donde se producen una serie de reacciones secundarias, tampoco se utiliza.

Las características de cada llama (forma, temperatura alcanzada, velocidad de combustión...) dependen de la mezcla de gases que la componen (véase cuadro 4.2).

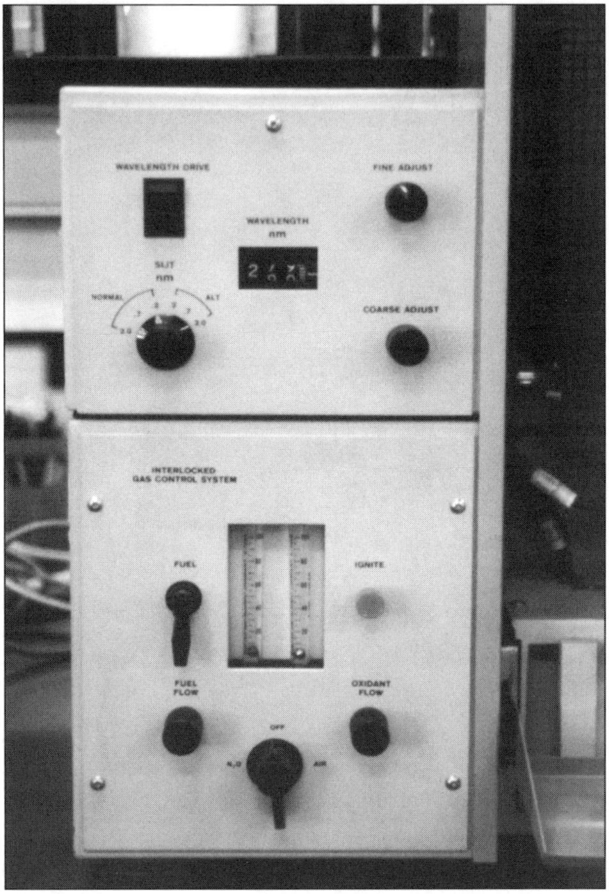

Figura 4.4. *Detalle del espectrofotómetro de llama: control del caudal de gases y selector de longitud de onda.*

Cuadro 4.2. *Características de las llamas más empladas en F-AAS*

Comburente	Combustible	Tp (°C)	Velocidad (cm s^{-1})
Aire	Gas natural	1700-1900	39-43
Oxígeno	Gas natural	2700-2800	370-390
Aire	Hidrógeno	2000-2100	300-440
Oxígeno	Hidrógeno	2550-2700	900-1400
Aire	Acetileno	2100-2400	158-266
Oxígeno	Acetileno	3050-3150	1100-2480
Óxido Nitroso	Acetileno	2600-2800	285

La temperatura de la llama es fundamental en el proceso de atomización. Dependiendo de ésta se distinguen ***llamas frías*** (aire-propano, 1.800 °C), útiles para medir elementos de fácil atomización como los metales alcalinos y alcalinotérreos; ***llamas calientes*** (aire-acetieno, 2.400 °C, es la más emplada en analítica clínica), capaz de atomizar más de 30 elementos y ***llamas más calientes*** (óxido nitroso-acetileno, cercano a los 3.000 °C), útiles para la determinación de elementos de difícil atomización como el aluminio, el silicio y el titanio, no es muy empleada en bioquímica clínica.

La proporción de la mezcla de gases se establece para cada determinación aunque por lo general, la proporción es 1:1 y esa llama se conoce como ***llama estequiométrica***. Una ***llama reductora,*** presenta una mayor proporción de combustible y una ***llama oxidante*** presenta una mayor proporción de comburente.

La mezcla combustible-comburente u oxidante influye de manera directa en el número de átomos logrado y por tanto, en la sensibilidad y el límite de detección del método. Asimismo, hay una serie de factores que van a influir en la relación combustible-comburente como son la naturaleza de la matriz de la muestra y el flujo de los gases hacia la llama.

2.1.3. Ejemplo práctico

Determinación de la concentración de cobre y cinc en el plasma.

Condiciones analíticas

- ***Preparación de la muestra:*** desproteinización con ác. tricloroacético.
- ***Instrumental***
  - Agitador de tubos * Balanza de precisión * Centrífuga de tubos.
  - Espectrofotómetro de absorción atómica de llama.
  - Lámpara de cátodo hueco multielemento: Cu-Zn.
- ***Reactivos***
  - Agua desionizada • ClNa • ClK • Ácido tricloroacético (ATCA).
  - Patrones de Cu y Zn de 1000 ppm (0-0.4-0.8,1.2-1.6 y 1.8 mg/mL) en solución salina mezclados con ATCA (1:3).
- ***Condiciones instrumentales***

	Cu	Zn
Medida	Absorbancia	Absorbancia
λ (nm)	324.8	213.9
Rendija	0.7	0.7
Nebulización	Bola de impacto	Bola de impacto
Expansión	5	Sin expansión
Pt comprobación	1 ppm	1 ppm
Caudal	4.8 mL/min	4.8 mL/min

Condiciones analíticas *(continuación)*

– ***Validación de resultados***

Control de calidad interno Seronorm TM, Batch n.° 010017

	Cu	*Zn*
Rectas de calibrado	$y = 1.3\ 10^{-4}+0.07x$	$y = 1.1\ 10^{-4} + 0.02$
mg/mL hallados	1.24 ± 0.01	1.71 ± 0.02
mg/mL certificados	1.22 ± 0.03	1.65 ± 0.05

2.2. Atomización electrotérmica (GF-AAS)

El proceso de atomización es similar al del caso de la llama desde la etapa de desolvatación ya que la muestra se deposita directamente en el interior del tubo de grafito y se establece una diferencia de potencial entre los extremos que provoca una subida de temperatura en el tubo suficiente como para obtener los átomos del elemento a analizar.

Con este tipo de atomización se consigue una elevada sensibilidad de los métodos. Con respecto a la llama, la precisión es menor (C.V. ~ 5-10 %). Otras desventajas con respecto a la atomización con llama son el elevado tiempo por análisis y la mayor destreza requerida por parte del operador.

Los volúmenes de muestra que se emplean oscilan entre 0.5 y 100 μL por lo que es necesario utilizar esta técnica cuando se dispone de volúmenes de muestra pequeños. Los límites de detección que se alcanzan son cercanos a los 10^{-10}-10^{-3} g de analito.

La temperatura se va elevando de forma controlada por un **programa de atomización de temperaturas y tiempos** que consta de varias etapas: secado, mineralización, atomización y limpieza del tubo (para que quede libre de restos de la muestra analizada y preparado para recibir otra nueva). Cada una de estas etapas, excepto la atomización, puede a su vez tener subetapas, con el fin de evitar una subida tan brusca de temperatura que volatilice al analito antes de su atomización. En cada etapa, se distinguen dos tiempos: tiempo de rampa o tiempo necesario para alcanzar la temperatura fijada y tiempo de permanencia en esa temperatura.

Dado que se alcanzan temperaturas tan elevadas, cercanas a los 3.000 °C, para refrigerar el sistema se establece un circuito de gas argón que rodea el tubo por dentro y por fuera. También se emplea para eliminar del interior los vapores procedentes de la matriz de la muestra producidos en las primeras etapas del programa de atomización.

Si se representa de forma gráfica el *perfil de atomización de un elemento*, se obtiene una figura similar a la 4.5. En concreto es el perfil de atomización del Selenio para la determinación de su concentración en muestras sanguíneas (plasma, suero y sangre competa).

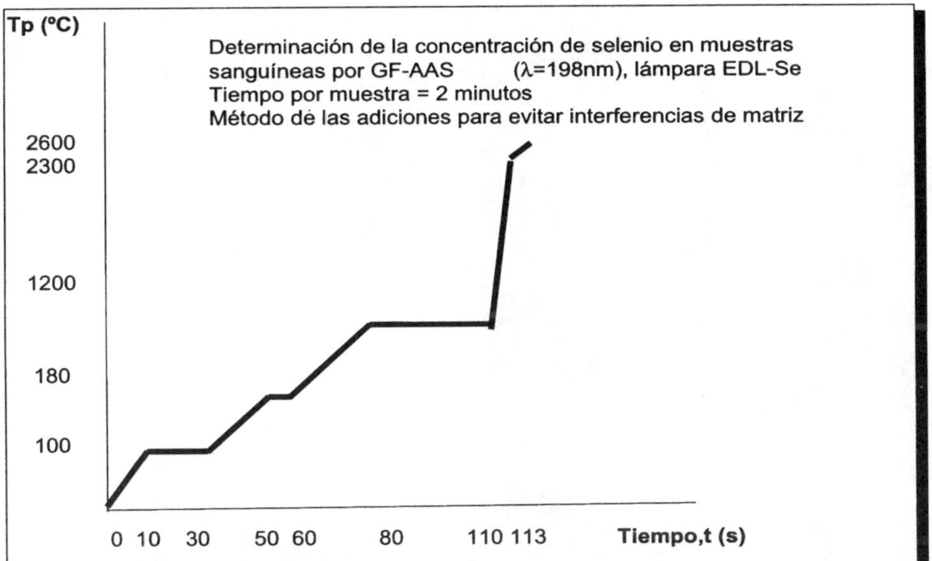

Etapa	tP (ºc)	t, rampa (s)	t, permanencia (s)
SECADO-1	100	10	20
SECADO-2	180	20	10
MINERALIZACIÓN	1200	20	30
ATOMIZACIÓN	2300	0	3
LIMPIEZA	2600	1	6

Figura 4.5. *Perfil de atomización del Se para la determinación de su concentración en muestras sanguíneas.*

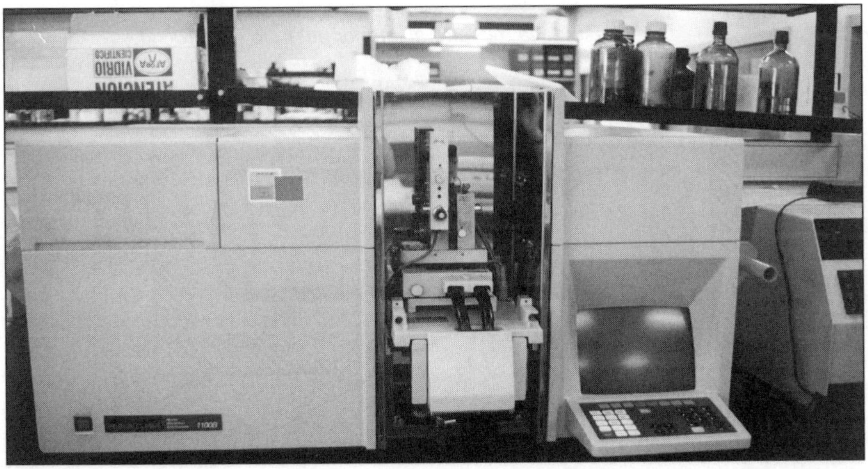

Figura 4.6. *Espectofotómetro de absorción atómica con atomizador electrotérmico.*

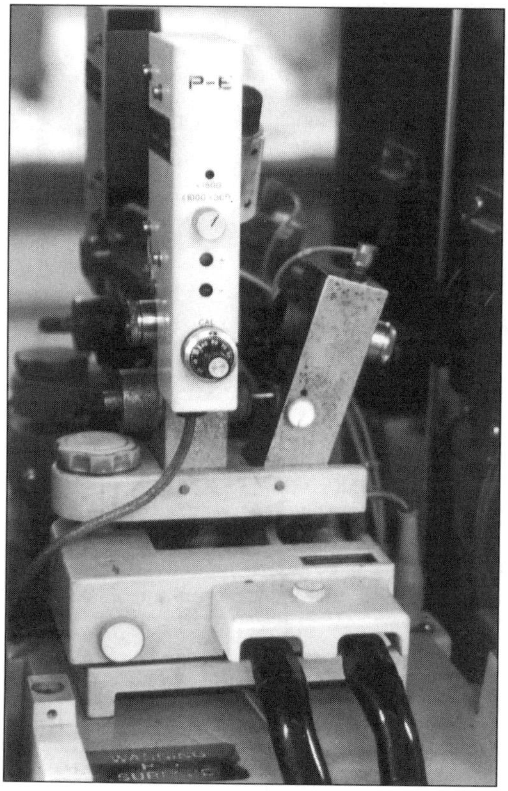

Figura 4.7. *Detalle del atomizador electrotérmico (soporte del tubo de grafito).*

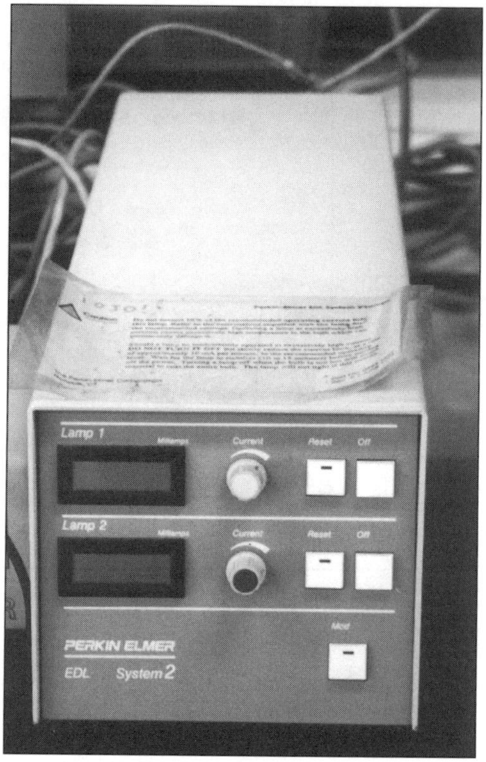

Figura 4.8. *Fuente de radiofrecuencia para la lámpara de descarga sin electrodos (EDL).*

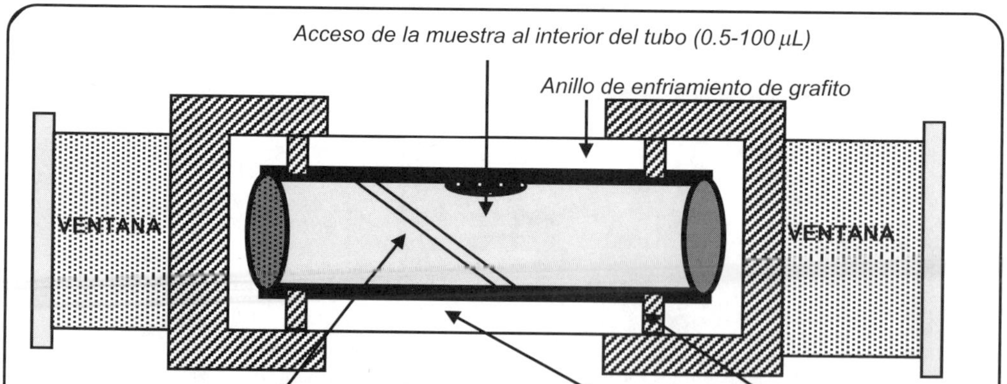

Figura 4.9. *Tubo de pirolítico con plataforma de L'vov.*

3. EQUIPO DE INSTRUMENTACIÓN EN ESPECTROSCOPÍA DE ABSORCIÓN ATÓMICA

Los componentes del equipo de instrumentación en absorción atómica no difieren del esquema general expuesto en la unidad introductoria. Las características propias de esta técnica analítica son:

3.1. Fuente de radiación

Emiten una radiación monocromática (de una sola o de un estrecho rango de longitudd de onda) específica, por lo que se denominan fuentes de líneas. Se llaman lámparas y las más utilizadas son:

3.1.1. Lámparas de cátodo hueco (HCL)

Es una lámpara de vidrio que contiene en su interior un gas inerte como argón o neón, y dos electrodos de trabajo: el ánodo (+) y el cátodo (–) hueco. El cátodo está construido del material del mismo elemento que se pretende analizar en la muestra (analito). Cuando se aplica potencia a la lámpara, los átomos del gas se ionizan (Ar^+), e impactan con el cátodo. Esta colisión de los átomos de Ar produce una excitación de los átomos del cátodo al absorber su energía (M^*), y esto lleva consigo su paso a un estado menos estable. Al volver a su estado emiten una radiación característica del elemento a analizar fundamental ($M^* \rightarrow M^o + h\nu$).

Son lámparas de emisión de líneas, por ejemplo, si se analiza la concentración sérica de Cu, se emplea una lámpara de Cu, y si en la muestra hay Cu, obtenemos un valor de absorbancia, directamente proporcional a la concentración del analito en la muestra (cumple la Ley de Lambert-Beer con sus limitaciones).

El inconveniente de estas lámparas es su envejecimiento progresivo debido al desgaste del cátodo y su elevado coste ya que, en general, es necesario disponer de una lámpara para cada elemento. Existen lámparas HCL monoelemento y también multielemento. Las segundas resultan más económicas dado que con la misma fuente se pueden analizar varios elementos pero, su inconveniente reside en el desgaste para todos los átomos de los que está compuesto el átomo al mismo tiempo, aunque no se esté analizando en ese momento.

3.1.2. Lámpara de descarga sin electrodos (EDL)

Están constituidas por una pequeña cantidad o una sal del analito situada en un tubo sellado de cuarzo que contiene un gas inerte a baja presión. El tubo está rodeado de una bobina de RF (radiofrecuencia) que produce un campo del orden de 30 Mhz y protegido por una armadura y con una ventana transparente. Cuando se aplica un potencial a la lámpara, el gas se excita y vaporiza el metal o su sal. Los átomos del analito se excitan al chocar con los átomos de gas, emitiendo la radiación característica del elemento a analizar. Esta radiación es absorbida por el analito.

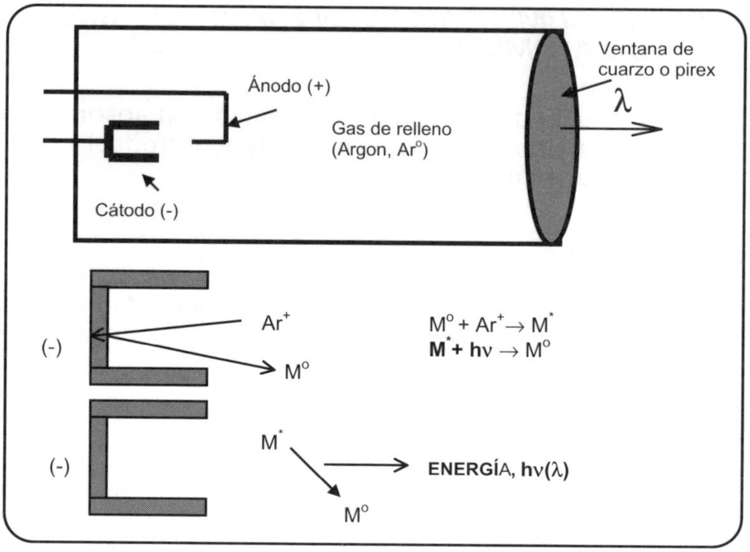

Figura 4.10. *Lámpara de cátodo hueco.*

Las lámparas EDL tienen mayor intensidad y duración por lo que permiten analizar elementos volátiles y/o cuya concentración en la muestra es inferior. Tardan más tiempo en alcanzar la estabilidad pero ésta, es superior comparada con las de HCL. Son más caras, en general, que las HCL pero su duración es mayor.

3.2. Modulador

Es un dispositivo situado entre la fuente de radiación y el sistema selector de longitud de onda que regula la salida de la fuente para que su intensidad oscile a una frecuencia constante. Así, la energía radiante incide sobre la muestra a "pulsos", es decir de una manera intermitente. Al detector llegan dos tipos de señal, una alternante desde la fuente y otra continua que procede de la llama. Su finalidad es la de discriminar la absorbancia del analito de la absorbancia de fondo, independiente de éste. El modulador interrumpe el haz y en ese momento, el detector sólo registra la radiación que absorbe la muestra.

Se pueden emplear filtros o discos metálicos cortantes.

3.3. Sistema selector de longitud de onda

Entre la lámpara y la muestra se encuentra el monocromador, cuya función es la de aislar de la fuente de radiación la longitud de onda a la que absorbe el

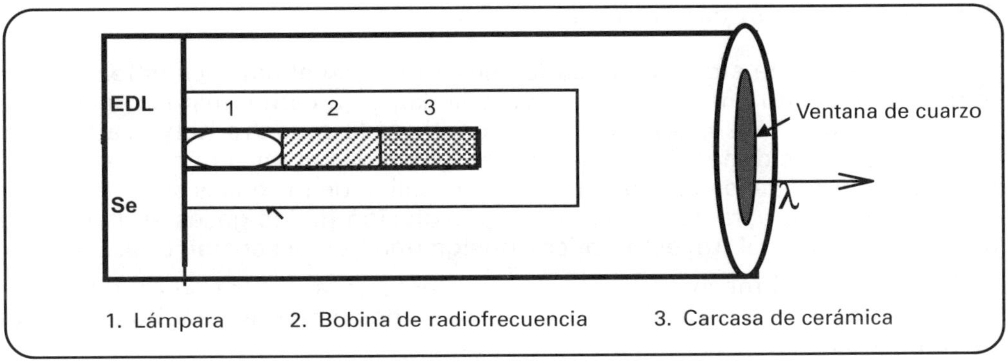

Figura 4.11. *Lámpara de descarga sin electrodos.*

analito (la de la línea de resonancia, R), en el rango menor de nm que le sea posible. Es necesario ajustar las rendijas espectrales al máximo para permitir un aislamiento satisfactorio de la línea de resonancia. La lámparas sólo transmiten una estrecha banda de radiación centrada en la longitud de onda de resonancia.

Se suele utilizar la *red de difracción* consistente en una lámina de vidrio con estrías capaz de dispersar o separar los componentes de la radiación incidente procedente de la fuente. El haz accede al monocromador por la rendija de entrada, se refleja por una lente o espejo como un rayo colimado y se dirige a la red. En la red se dispersa en varios ángulos dependiendo de la longitud de onda. Si la red se coloca en un ángulo determinado, la línea de resonancia R puede dirigirse mediante un segundo espejo a través de la rendija de salida.

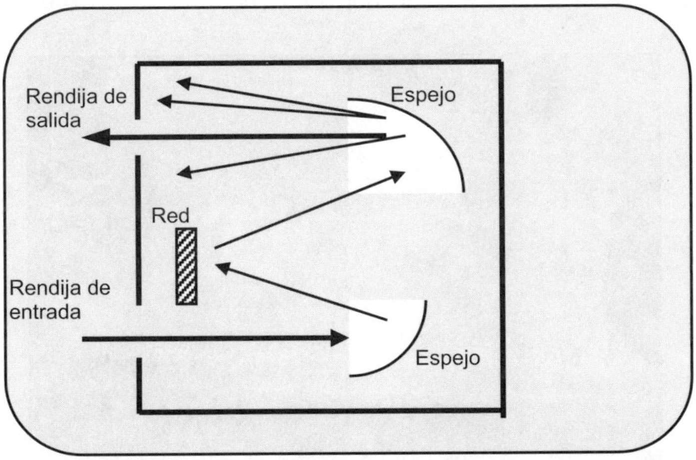

Figura 4.12. *Sistema selector de longitud de onda: red de difracción.*

3.4. Sistema de depósito de la muestra

La muestra está atomizada cuando se irradia con el haz incidente. Los sistemas de depósito empleados son, para la llama, la llama misma procedente de un quemador, un ***mechero***, la que contiene la muestra nebulizada en el seno del gas. Las dimensiones del mechero han de ser tales que: a) el área de la rendija logre que la velocidad del flujo de salida de los gases supere la velocidad de entrada para evitar retroceso y explosión de los gases en la cámara de premezcla y, b) el trayecto óptico consiga una buena sensibilidad.

El material del mechero ha de ser resistente para evitar una modificación de sus dimensiones. Se emplean mecheros de dos tamaños (longitud x anchura, mm): (100 × 1,5) y (50 × 0,5)

Para la cámara de grafito, es el ***tubo de grafito*** con tres posibilidades: pirolítico, no pirolítico y con plataforma de L'vov en su interior para conseguir una temperatura homogénea en toda la extensión de la muestra. Las dimensiones aproximadas del tubo son de 2-3 cm de longitud por 0,5 cm de diámetro.

3.5. Sistema de atomización de la llama: nebulizador, cámara de premezcla y mechero

El *nebulizador* está compuesto por un dispositivo de conducción cilíndrico que varía el diámetro para que se produzca el efecto Ventury. El gas fluye a través del sistema y provoca una presión reducida en la zona del efecto Ventury por lo que la muestra líquida o en disolución va a ser aspirada por un capilar. Cuando la solución sale del capilar, el gas la dispersa en forma de fina niebla. Para que la precisión de los análisis sea buena hay que poder reproducirlas en todas las medidas: el flujo de los gases y el tamaño de gota...

La muestra accede nebulizada a la *cámara de premezcla* donde se va a chocar con dispositivos tales como el *espoiler plástico o la bola de impacto de*

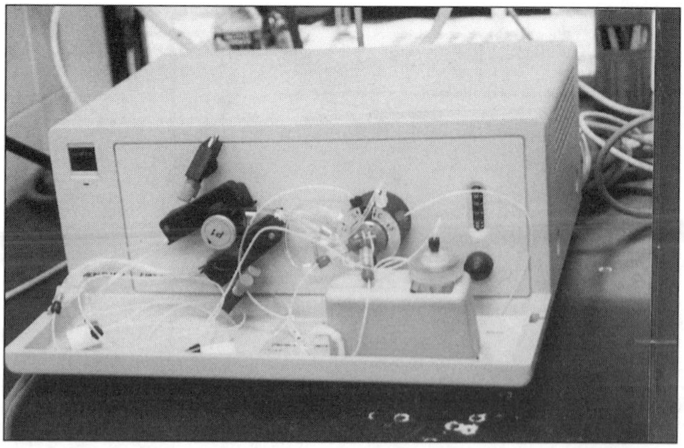

Figura 4.13. *Sistema de inyección de flujo acoplado al espectrofotómetro de llama.*

vidrio que reducen más el tamaño de partícula. Las gotas de gran tamaño que se quedan en la cámara se condensan y son eliminadas a través de un *sistema de drenaje* que va a parar a unas garrafas.

3.6. Microprocesador electrónico

Va integrado en el equipo y se maneja con un teclado. Se emplea para:

- Selección de la magnitud medida (absorbancia, transmitancia, altura de pico, área de pico, etc.).
- Selección de las condiciones de medida (longitud de onda, rendija, tiempo de integración, expansión de la escala, etc.).
- Registrar los valores de señal obtenidos por los patrones en el método de la recta de calibrado, ajustar por mínimos cuadrados la recta e interpolar los valores de señal de las muestras problema indicando directamente para cada una de ellas el valor obtenido.
- Controlar, en caso de disponer de ello, el sistema de autoanálisis. Se acopla al espectrofotómetro un inyector automático de las muestras con lo que se consigue una mayor precisión y se invierte menos tiempo en cada análisis.

4. ESPECTROFOTÓMETROS DE ABSORCIÓN ATÓMICA: FUNCIONAMIENTO GENERAL

Pueden ser de un solo haz o de doble haz: Para su óptima puesta en marcha requieren una cuidadosa manipulación debido al empleo de gases como el acetileno, en la llama, altamente inflamable y a la multitud de factores que hay que tener en cuenta. Como funcionamiento general se podría mostrar el siguiente proceso (véase cuadro 4.3).

5. INTERFERENCIAS EN ABSORCIÓN ATÓMICA

Son las causas de error más frecuentes en esta técnica (Véase cuadro 4.4)

5.1. Métodos para la corrección de la absorción de interferencias

Método de corrección de las dos líneas

En el equipo hay una línea cercana a la línea de absorción del analito pero no es absorbida por éste. Cualquier disminución en la potencia de la línea de referencia con respecto a lo obtenido en la calibración, es debido a la absorción y dispersión del haz por parte de los componentes de la muestra.

Cuadro 4.3

<table>
<tr><th>Etapa</th><th>Llama</th><th>Cámara de grafito</th></tr>
<tr><td rowspan="2">Inicio</td><td colspan="2">• Preparación del área de trabajo, muestras y reactivos según los protocolos optimizados.
• Abrir las balas de gases y ajustar la presión recomendada.
• Conectar el flujo de los gases.</td></tr>
<tr><td>– Encender el sistema de ventilación.
– Colocar y ajustar el mechero.
– Asegurar que no hay en las cercanías sustancias o pruebas de riesgo (inflamables...).
– Fijar el nebulizador y colocar el spoiler o la bola de impacto según convenga.
– Comprobar el sistema de drenaje.</td><td>– Comprobar la integridad del tubo.
– Colocar el tubo entre los electrodos.
– Encender la fuente de radiofrecuencia y aumentar poco a poco su intensidad.</td></tr>
<tr><td rowspan="2">Fuente de radiación</td><td colspan="2">• Colocar las lámparas en los soportes y conectar a las unidades de alimentación.
• Ajustar la posición de la lámpara con unos tornillos para alinear el haz incidente en dirección al centro de la llama o del tubo.</td></tr>
<tr><td>– Ajustar la posición de la lámpara y también del quemador en altura y sobre el plano con unos tornillos de sujección.</td><td>– Con EDL, es necesario esperar un tiempo de calentamiento cercano a la hora.
– Si se emplea como corrector de fondo una lámpara de emisión contínua en el UV como la de deuterio, hay que ajustarla.</td></tr>
<tr><td rowspan="2">Magnitud de medida y ajuste</td><td colspan="2">• Registrar la forma de trabajo en absorbancias o concentraciones.
• Ajustar a cero la absorbancia cuando se mide de forma contínua
• Dar un tiempo de integración de la señal.</td></tr>
<tr><td>– Colocar el nebuizador de espoiler o de bola de impacto
– Encender la llama y esperar un tiempo para que se estabilice.
– Aspirar el blanco y registrar el valor cero.</td><td>– Registrar en el procesador el programa de temperaturas y tiempos.
– Colocar en el tubo de grafito una alícuota del blanco y se mide su absorbancia.</td></tr>
<tr><td>Control de la atomización</td><td>– Acceso de la muestra al sistema de atomización de manera constante por lo que para obtener un dato de absorbancia se pulsa la tecla de medida.
– En ese momento, el espectrofotómetro suele almacenar tres o cuatro medidas, según el tiempo de integración registrado y da el valor medio de la absorbancia como dato tanto para las muestras como para los patrones.</td><td>Los datos se obtienen una vez finalizada la aplicación del programa a cada muestra.</td></tr>
</table>

Cuadro 4.4.

Interferencias	Características
Espectrales	– Ocasionadas por la proximidad de líneas espectrales que el monocromador es incapaz de discriminar (existencia de elementos con líneas de resonancia próximas a la de absorción del analito, etc.). – Son muy poco frecuentes.
Químicas	– Ocasionadas por la combinación del elemento a analizar y otras sustancias presentes en la muestra dando lugar a la formación de compuestos volátiles o equilibrios de disociación en el sistema de atomización. También se producen si la atomización del elemento en las disoluciones patrón difiere de la muestra debido a la existencia de sustancias que interfieren. Pueden ejercer sobre la señal registrada de absorbancia un efecto tanto de aumento de absorbancia como de inhibición de la misma.
De ionización	La causa puede ser, entre otras, la elevada temperatura de atomización que hace aparecer otra especie en la muestra que se comporta de manera diferente ante la irradiación. Se disminuye la señal del elemento al reducir la cantidad de átomos elementales absorbentes. Esta interferencia puede minimizarse añadiendo a la muestra un elemento fácilmente ionizable que mantiene una atmósfera rica en electrones que aseguran la forma elemental del analito.
Físicas	Van a influir en la cantidad de átomos del analito en el sistema de atomización. Se refiere a las características físicas de la muestra en relación a los patrones. En el caso de la llama, a menor viscosidad, mayor velocidad de flujo hacia el sistema de atomización y cuanto menor sea la tensión superficial, menor será el tamaño de las gotitas de aerosol. Ambos efectos provocan elevadas absorbancias y, en caso contrario, valores de absorbancia menores.
Absorción no específica (NSA)	Tambien se denomina absorción de fondo y se debe a la existencia de absorciones moleculares o a la dispersión de partículas en el atomizador que se producen como consecuencia de la matriz de la muestra. Esta interferencia puede minimizarse empleando un corrector de fondo que sea una fuente continua de radiación UV como por ejemplo la lámpara de deuterio.

Método de corrección con una fuente contínua

Puede ser una lámpara de deuterio que emite en el UV de forma continua y que está alojada en el interior del espectrofotómetro de absorción atómica.

Esta lámpara mide la absorción molecular (NSA) porque la atómica tiene sobre la señal un efecto prácticamente despreciable.

Para corregir esta absorción de la matriz, se hace pasar al detector en fases alternativas la radiación de la fuente HCL o EDL que mide la absorbancia específica del elemento y la no específica y la de la lámpara de deuterio que sólo permite la medida de la absorción no específica.

Método de corrección basado en el efecto Zeeman

Este efecto se basa en la formación de varias líneas de absorción para cada transición electrónica cuando se aplica al vapor atomizado de la muestra un campo magnético. Permiten una correción mayor que los anteriores

Método de corrección basado en el efecto Smith-Hieftje

Este efecto se basa en el fenómeno de autoabsorción o autoinversión, comportamiento de la radiación que emiten las lámparas de cátodo hueco cuando se les aplican corrientes elevadas.

Método del tampón de radiación

Consiste en añadir un exceso de ión interferente a los patrones y a las muestras para analizar.

Método de formación de un compuesto con la sustancia interferente

Para ello, se añade a la muestra un compuesto que se une a la interferencia química y así se anula su efecto sobre la absorbancia. También puede añadirse una resina intercambiadora de iones (por ejemplo, la DOWEX 2-XCl), previa acidificación de la muestra con ácido clorhídrico diluido.

Método de formación de un complejo

Se basa en la formación de un complejo entre la sustancia añadida y los compuestos interferentes. Se suele emplear EDTA (ácido etilén diamino tetraacético). Así se eliminan las interferencias de fosfatos y sulfatos al analizar muestras de suero o plasma.

Otros métodos correctores

- Empleo de una rendija estrecha.
- Empleo de un monocromador con elevado poder de resolución.
- Método de la adición de patrón interno.
- Método de las adiciones.
- Empleo de un espectrofotómetro de doble haz para compensar la inestabilidad de la lámpara HCL.

6. OTRAS ESPECTROSCOPÍAS DE ABSORCIÓN ATÓMICA DE ATOMIZACIÓN CON LLAMA

6.1. Técnica de análisis por inyección en flujo (FIAS)

FIAS: Flow injection Analysis Spectroscopy

6.1.1. Descripción

Consiste en la introducción de la muestra en el seno de una corriente de un líquido portador. Se pueden realizar sobre la coriente procesos físicos y químicos a la muestra. Las posibilidades de manipulación de las muestras permiten:

- Determinación de la masa absoluta además de la concentración del analito.
- Análisis automatizados.
- Elevada capacidad de muestreo.
- Utilización de un volumen reducido de muestra.
- Bajo consumo de reactivos.
- Manipulación de muetras en continuo registro de la señal.

6.1.2. Equipo de instrumentación

Además de los ya nombrados para F-AAS, son necesarios:

- Bomba (s) peristálticas para introducir la muestra y los reactivos en el seno de la coriente (véase figura 4.13).
- Inyector de conexión entre la bomba y el canal.
- Accesorios: tubos, conexiones, separadores líquido-gas, columnas intercambiadoras...

- Equipo informático para el control de las condiciones del proceso.
- Muestreador automático.

El análisis puede realizarse por espectroscopía de absorción atómica de llama pero también por otros sistemas de atomización como el plasma inducido (ICP).

6.2. Técnica de generación de vapor

6.2.1. Técnica del vapor frío

Consiste en añadir a la muestra un agente reductor (Sn^{2+}), que mantiene al analito en su forma elemental (A^0) y posteriormente se extrae de la muestra con una corriente de nitrógeno. Esta corriente atraviesa una célula de cuarzo sobre la que se incide con radiación electromagnética y se aplica la Ley de Lambert-Beer.

Como el analito está ya atomizado, no es necesario aplicar calor, de ahí el nombre de vapor frío. Las ventajas con respecto a la FAAS son su mayor sensibilidad. La obtención de una señal estable y precisa sin absorción de fondo.

6.2.2. Técnica de generación de hidruros

Consiste en la formación de hidruros del elemento que se pretende analizar al añadir a la muestra borohidruro de sodio al 1 %. Se prepara la muestra en disolución acuosa y medio ácido y se mezcla con el borohidruro en una cubeta de vidrio. Como productos de esta reacción se obtiene hidrógeno libre que es capaz de reducir al analito (metales) y constituir el hidruro volátil correspondiente. Los hidruros del analito son arrastrados por una corriente de gas.

$$\text{NaBH4} + \text{medio ácido} \rightarrow 2\ \text{H}^* + \text{H2}$$

Después se conduce los hidruros formados a la zona del haz incidente sobre la llama y se registra su absorbancia, directamente relacionada con la concentración del elemento en la muestra biológica. Con esta técnica se puede analizar la concentración de arsénico, bismuto, estaño, selenio y plomo en fluidos y tejidos biológicos.

La sensibilidad es mayor que en la llama, desde diez a cien veces superior y, similar a la de absorción atómica con atomización electrotérmica.

Unidad didáctica 5

ESPECTROSCOPÍA DE EMISIÓN ATÓMICA (EEA)

CONTENIDOS

1. TÉCNICAS DE ESPECTROSCOPÍA DE EMISIÓN ATÓMICA

Las técnicas de espectroscopía de emisión atómica estudian la emisión de radiación que produce una muestra que ha sido previamente atomizada por diversos sistemas, tales como:

Espectroscopía de emisión atómica con atomización de llama (fotometría de llama).

Espectroscopía de emisión fluorescente atómica con atomización de llama o electrotémica.

Espectroscopía de emisión atómica con atomización de plasma.

Espectroscopía de emisión atómica con atomización de arco.

Espectroscopía de emisión atómica con atomización de chispa.

2. FOTOMETRÍA DE LLAMA

2.1. Instrumentación

Los equipos de instrumentación son similares a los de absorción atómica de llama, a veces incluso es el mismo aparato pero no se emplea la lámpara o fuente de radiación.

Se pueden realizar análisis monoelementales o multielementales. En el segundo caso, se emplean sistemas selectores entre la muestra y el detector que son capaces de discriminar en un período de tiempo corto varias longitudes de onda de emisión de los diferentes elementos que se pretenden analizar en la muestra. Estos aparatos se denominan analizadores ópticos o fotómetros multicanal.

3. ESPECTROSCOPÍA DE EMISIÓN FLUORESCENTE ATÓMICA

Se estudia la emisión de fluorescencia realizada por la muestra previamente atomizada con llama o mediante atomización electrotérmica. No se emplean mucho debido a que no presentan ventajas con respecto a otras técnicas de espectroscopía de emisión atómica y sin embargo, presentan algunos inconvenientes como el elevado coste de adquisición y mantenimiento de los equipos y el estrecho intervalo de concentraciones del analito en la muestra en los que se puede trabajar.

Se emplean como fuentes de radiación lámparas de cátodo hueco (HCL), lámparas de descarga sin electrodos (EDL) y/o láseres.

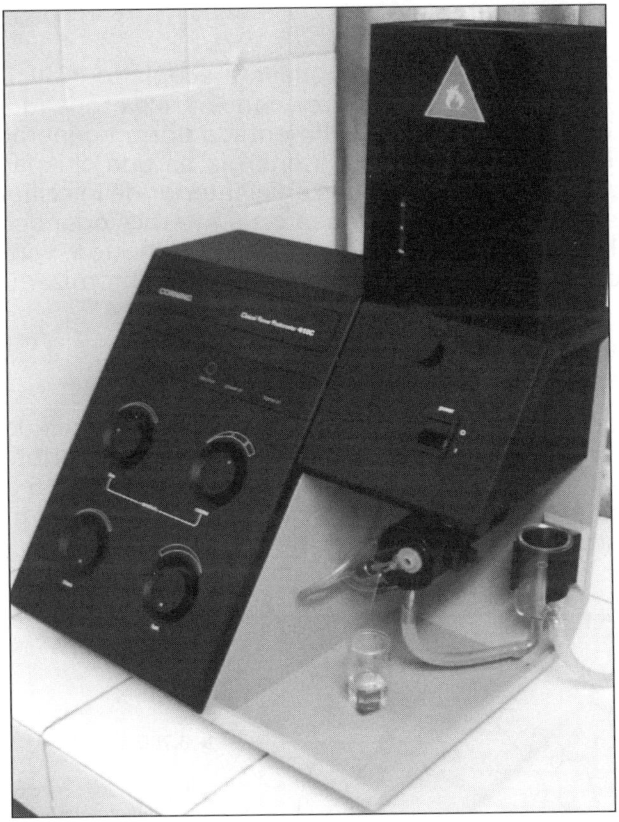

Figura 5.1. *Fotómetro de llama.*

4. ESPECTROSCOPÍA DE EMISIÓN ATÓMICA CON ATOMIZACIÓN DE PLASMA

Las técnicas más usuales son las técnicas espectroscópicas de emisión atómica que emplean como sistema de atomización el plasma. El plasma es una mezcla conductora de la electricidad, en estado gaseoso constituida por cationes y electrones. Su carga neta es próxima a cero. El plasma más empleado es el de argón que, una vez ionizado, es capaz de absorber suficiente potencia externa como para alcanzar temperaturas alrededor de los 10.000 °K.

4.1. Fuentes de alimentación

Las fuentes de alimentación externa pueden ser:

4.1.1. De radiofrecuencia

También se denomina antorcha o plasma acoplado inductivamente (ICP). Como componentes posee tres cilindros concéntricos rodeados por una bobina de inducción hidrorrefrigerada y alimentada por un generador de radiofrecuencia. El inicio de la producción de energía es una chispa de una bobina Tesla que provoca la ionización del gas en el interior de los cilindros con lo que se transforma en cationes y electrones que, interaccionando con un campo magnético oscilante originado por la bobina de inducción, van a dar lugar a la producción de energía térmica suficiente como para atomizar la muestra objeto del análisis.

Sistema de muestreo

La muestra se coloca nebulizada (gas, con un diámetro de partícula muy reducido) en el seno del plasma a través del extremo superior de los cilindros mediante un flujo de argón cuyo caudal oscila entre 0,3 y 1,5 L/minuto. Como nebulizadores se emplea el flujo de argón o nebulizadores ultrasónicos que colocan la muestra en el plasma de forma contínua.

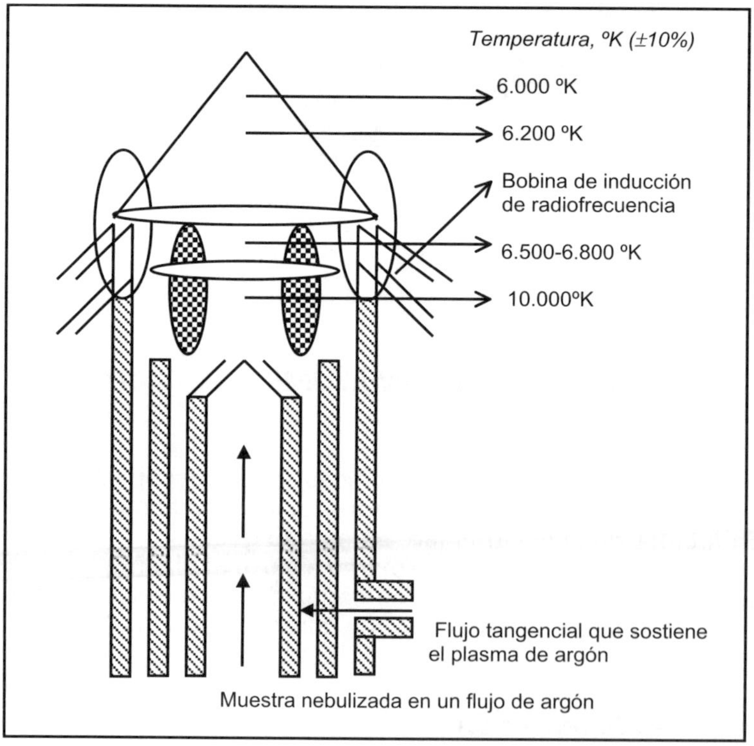

Figura 5.2. *Fuente de plasma acoplado por inducción.*

También se emplea como sistema de depósito de la muestra la vaporización electrotérmica, similar al sistema de atomización de cámara de grafito en EAA. Este sistema permite el análisis de un volumen inferior de muestra al contar con la posibilidad del micromuestreo (volumen en microlitros).

Otra de las ventajas del plasma es el menor número de interferencias químicas y de ionización, así como también se reduce la autoabsorción y autoinversión. La atomización se desarrolla en un lugar inerte, por lo que aumenta la vida del analito y evita la formación de óxidos.

4.1.2. De corriente contínua (DCP)

El plasma está compuesto por dos electrodos dispuestos como "Y" invertida y la trayectoria del fluido de argón tiene la dirección desde los dos bloques anódicos hasta el cátodo. La formación del plasma se inicia al contactar los electrodos.

El sistema de muestreo y la temperatura alcanzada por el plasma es similar al de inducción. La muestra se deposita nebulizada y alcanza una temperatura de atomización hasta de 10.000 °K.

La precisión es parecida al ICP y la sensibilidad menor.

4.1.3. De microondas (MIP)

Este plasma no se emplea en bioquímica clínica.

4.2. Instrumentación en espectroscopía de plasma

Los equipos poseen los mismos componentes que los estudiados en el esquema general de la unidad didáctica introductoria. Son básicamente de dos tipos: los *equipos secuenciales*, miden las intensidades de radiación absorbida línea a línea y suelen estar programados para registrar la radiación absorbida por uno o varios elementos en la muestra. También existen los *equipos multicanal,* preparados para medir al mismo tiempo las intensidades de radiación absorbida por varios elemento. Las ventajas de los equipos de emisión de plasma son:

- Proporciona datos de gran calidad.
- Son equipos estables, con bajo ruido y poca radiación de fondo.
- No presentan apenas interferencias químicas, de ionización y/o de matriz.
- Los límites de detección son bajos, inferiores en ICP con respecto a DCP.
- Pueden aplicarse en la determinación de gran cantidad de elementos.

Los inconvenientes derivan de su elevado coste de funcionamiento y mantenimiento, siendo más económica la DCP con respecto a ICP.

5. ESPECTROSCOPÍA DE EMISIÓN ATÓMICA CON ATOMIZACIÓN DE ARCO Y CHISPA

5.1. Equipos de instrumentación

Como ***sistema de atomización*** se emplea la *fuente de arco y chispa.* La atomización se localiza en el pequeño espacio entre electrodos de grafito o metal donde, al pasar la corriente eléctrica se genera la energía suficiente como para atomizar la muestra y excitar los átomos que posteriormente emitirán radiación al volver a su estado fundamental. En la fuente de arco, éste se enciende mediante una chispa de baja corriente que provoca la ionización térmica de la muestra permitiendo el paso de la corriente entre los electrodos. Como fuente de chispa, se utiliza una chispa intermitente que se propaga siempre en la misma dirección.

Estas dos fuentes son muy inestables y proporcionan datos poco reproducibles. Para intentar corregir este hecho se realiza la medida durante al menos 20 segundos en instrumentos multicanal como el llamado *espectrógrafo,* en el que la medida de la radiación dipersada se realiza por mediante una placa fotográfica.

También puede emplearse como fuente de atomización un *láser pulsado* (rubí, Nd:vidrio, o Nd:YAG) que posee la suficiente energía para producir la atomización y excitación de la muestra. Este sistema presenta algunos inconvenientes como son la autoabsorción de radiación, la absorción de fondo y la baja intensidad de las líneas de emisión. Estos inconvenientes se superan cuando se emplea como fuente la microsonda láser.

Al comparar los métodos de absorción y de emisión atómica se observan las características que se muestran en el cuadro 5.1.

Cuadro 5.1. *Estudio comparativo de técnicas de espectroscopía atómica*

Factor	Absorción atómica	Emisión atómica
Equipo	Necesitan una fuente de radiación No necesitan monocromadores muy selectivos	La llama actúa como fuente Necesitan monocromadores muy selectivos
LD[1]	Depende del analito	Depende del analito
Destreza del operador	Mayor dificultad analítica	Menor dificultad analítica
Corrección de fondo	Más complicada	Más sencilla
Interferencias	Menor número	Mayor número
Precisión[2]	Mayor	Menor
Exactitud[2]	Mayor	Menor

LD[1] Límite de detección.
Precisión y exactitud[2] En el caso de operadores expertos es similar en ambas técnicas.

Unidad didáctica 6

OTRAS ESPECTROSCOPÍAS ANALÍTICAS:

ESPECTROSCOPÍA DE FLUORESCENCIA, FOSFORESCENCIA Y QUIMIOLUMINISCENCIA MOLECULAR, ESPECTROSCOPÍA RAMAN, RESONANCIA MAGNÉTICA NUCLEAR (RMN) Y ESPECTROSCOPÍA DE RAYOS X

CONTENIDOS

1. FLUORESCENCIA, FOSFORESCENCIA Y QUIMIOLUMINISCENCIA MOLECULAR

1.1. Proceso de absorción-relajación

La fluorescencia es un fenómeno de emisión atómica y/o molecular que se produce tras la relajación de la materia previamente irradiada. Se da en sistemas químicos gaseosos, líquidos y sólidos simples y/o complejos. Su duración es del orden de 10^{-5} a 10^{-8} s desde el inicio de la excitación.

La fluorescencia de las moléculas puede ocasionar radiación de resonancia o radiación no resonante siendo esta última de mayor frecuencia ya que la materia presenta un número mayor de estados energéticos vibracionales.

La **fosforescencia** se produce, tras la irradiación de la materia y se mantiene durante un tiempo que oscila desde unos pocos segundos hasta minutos o incluso horas. Este fenómeno luminiscente tiene lugar cuando una molécula excitada vuelve a niveles menos energéticos metaestables llamados estados tripletes, emitiendo una radiación de mayor longitud de onda que la de excitación.

La **quimioluminiscencia** es un fenómeno luminiscente cuya característica es el origen de la energía de excitación de la materia. Esta energía se produce en el transcurso de una reacción química. En algunas ocasiones no es el analito el que experimenta el proceso de excitación-relajación sino una especie formada por la reacción del analito y los reactivos químicos empleados en la prueba, generalmente una especie oxidada.

1.2. Factores que influyen en la fluorescencia y fosforescencia

1.2.1. Rendimiento cuántico o eficacia cuántica

Es la relación que existe entre el número de moléculas que emiten fluorescencia o fosforescencia y el número total de moléculas excitadas. Las moléculas de elevada luminiscencia poseen rendimientos cercanos a la unidad y en las que presentan poca luminiscencia, se acercan a cero.

1.2.2. Tipo de transición entre niveles

La mayoría de las transiciones fluorescentes se derivan de transiciones de relajación $\pi^* \rightarrow \pi$ o $\pi^* \rightarrow n$ y en raras ocasiones, de transiciones $\sigma^* \rightarrow \sigma$. Con longitudes de onda inferior a 250 nm, la energía irradiada es tan elevada como para llegar a provocar disociaciones moleculares y no fenómenos luminiscentes.

1.2.3. Combinación de los dos factores anteriores

La eficacia cuántica es mayor en transiciones $\pi^* \rightarrow \pi$.

1.2.4. Estructura molecular

Los compuestos aromáticos que contienen grupos funcionales con transiciones de relajación $\pi^* \rightarrow \pi$ de baja energía, son los que presentan mejor fluorescencia. La rigidez estructural favorece la fluorescencia.

1.2.5. Condiciones de medida

La temperatura de medida y la presencia de compuestos pesados en el disolvente se relacionan de forma inversa con la fluorescencia, al contrario que la viscosidad del disolvente cuya relación con la fluorescencia es directa.

Con respecto al pH, la fluorescencia de un compuesto es diferente dependiendo de la ionización que presenten sus radicales ácidos o básicos.

La presencia de oxígeno disuelto suele reducir la intensidad de fluorescencia. La potencia de fluorescencia suele ser lineal para bajas concentraciones de la especie fluorescente en la muestra perdiéndose esta linealidad al aumentar la concentración.

2. INSTRUMENTACIÓN EN FLUORESCENCIA Y FOSFORESCENCIA

Se denominan fluorímetros o espectrofluorímetros. Casi todos tienen *óptica de doble haz* para compensar las variaciones de potencia de la fuente. La radiación atraviesa el sistema de selección de excitación y se separa en dos al incidir sobre un espejo. Parte de la radiación atraviesa la muestra y el sistema de selección de radiación fluorescente posterior para llegar al detector fotoeléctrico. El haz de referencia atraviesa el sistema de atenuación que reduce la potencia del haz hasta valores similares a los de la radiación fluorescente. Los dos haces pasan por el filtro primario y el haz de referencia es reflejado hacia el fotomultiplicador de referencia. Desde los tubos fotomultiplicadores, el de referencia y el de la muestra, llegan las señales al sistema de registro donde se mide la relación existente entre la intensidad de radiación emitida por la muestra y la de referencia, convirtiéndose en un dato numérico.

2.1. Equipos de instrumentación en fluorescencia y fosforescencia

Debido a las fluctuaciones de intensidad de radiación, es necesario el calibrado diario de los fluorímetros o espectrofluorímetros en la región de longitudes de onda del análisis y el ajuste de los mismos a un nivel de sensibilidad reproducible. Para ello se emplea una solución estándar de fluorescencia conocida como el sulfato de quinina 10^{-5} M que absorbe a 350 nm y emite radiación de 450 nm.

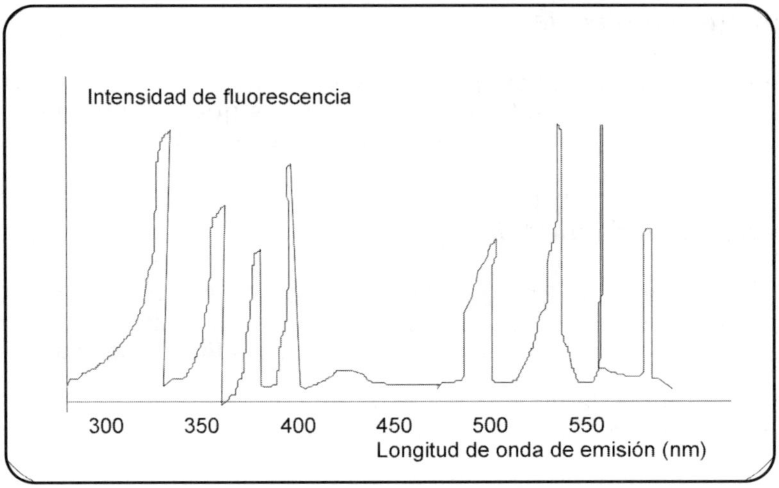

Figura 6.1. *Espectro de excitación de un compuesto aromático.*

Los componentes del equipo de instrumentación no difieren del esquema general que se indica en la unidad didáctica introductoria.

Cuadro 6.1. *Equipo de instrumentación en fluorescencia y fosforescencia*

Componente	Características
Fuente de radiación	Lámpara de arco de mercurio a baja presión con ventana de sílice. Lámpara de arco de xenón a elevada presión. Láseres de nitrógeno.
Sistemas selectores	Monocromadores de red.
Detectores	Fotomultiplicadores.
Sistemas de depósito de la muestra	Cubetas tanto de vidrio como de sílice. Para atenuar la radiación dispersada se emplean deflectores.

2.2. Determinaciones fluorimétricas y fosforimétricas

Los métodos analíticos fluorimétricos pueden ser *directos*, cuando se mide la fluorescencia de un compuesto (quelato fluorescente) formado por el reactivo y el analito y *métodos indirectos* que miden la disminución o aumento de la fluorescencia que produce el analito al reaccionar con los reactivos empleados.

En bioquímica se aplican estos métodos para el análisis de alimentos y fármacos. En bioquímica clínica se aplican para la determinación en muestras biológicas de iones, enzimas, coenzimas, vitaminas, algunos medicamentos, etc.

Los métodos analíticos fosforimétricos se emplean en la determinación de ácidos nucléicos, aminoácidos, pirinas, enzimas, etc. No se emplea tanto como la fluorimetría porque, a pesar de su elevada selectividad, presenta mayor imprecisión y más incovenientes en la medida como el mantenimiento la temperatura.

Ambas técnicas, la fluorimetría y la fosforimetría se emplean como complemento a las técnicas de cromatografía líquida de elevada resolución (HPLC, high performance liquid chromatography) al detectar los compuestos luminiscentes que son eluidos a través de la columna cromatográfica.

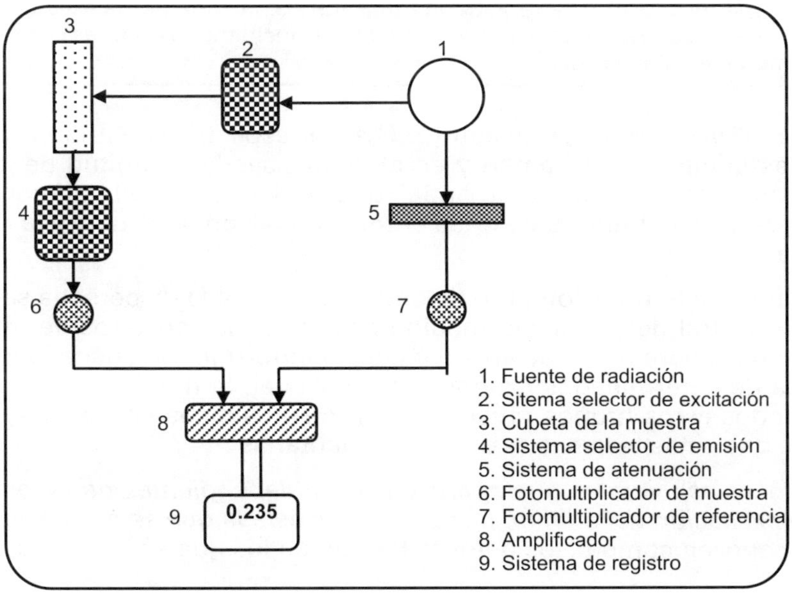

Figura 6.2. *Componentes de un espectrofluorímetro.*

3. QUIMIOLUMINISCENCIA

La técnica de quimioluminiscencia se aplica más en análisis medioambiental (contaminantes atmosféricos, por ejemplo) que en clínica, denominándose este fenómeno como bioluminiscencia.

El equipo de instrumentación es más sencillo, ya que no es necesario emplear selector de longitud de onda; la única radiación producida es la que procede de la reacción química entre el reactivo y el analito. Para calcular la concentración del analito se compara la luminiscencia producida por éste con la de un estándar de concentración conocida.

Son métodos de elevada sensibilidad, cercana a las partes por billón.

4. ESPECTROSCOPÍA RAMAN

4.1. Características generales

Los espectros Raman se obtienen haciendo incidir una radiación monocromática visible o infrarroja sobre una muestra con una fuente de elevada potencia. Para obtener el espectro se registra la radiación dispersada por la muestra en un ángulo de 90 ° con respecto a la dirección del haz incidente para unas condiciones previamente establecidas.

Para realizar la representación gráfica del espectro se sitúa en el eje de ordenadas la intensidad Raman y en el de abcisas la magnitud denominada "desplazamiento del número de onda" que se define como la diferencia existente expresada en número de onda entre la radiación detectada y la radiación incidente.

La diferencia entre la longitud de onda incidente y la dispersada se sitúa en la zona espectral del infrarrojo medio por lo que los espectros de dispersión Raman son similares a los de absorción en el infrarrojo. Se puede identificar la presencia de determinados grupos funcionales en la molécula orgánica aunque no todos estos grupos presentan los mismos picos en los dos casos, lo que hace que estas técnicas sean complementarias.

Las líneas espectrales que aparecen son independientes de la longitud de onda de excitación del analito, por ello, no es ésta la que se emplea en el análisis. Se conocen como picos o líneas Raman en los que se estudia su altura o su área.

La intensidad o potencia de un pico Raman dependerá de la capacidad de polarización de la molécula y de características de la muestra como estado físico, matriz, otros componentes... Los valores de intensidad son directamente proporcionales a la concentración de las especies en la muestra lo que permite la realización de análisis cuantitativos.

Una variante de esta técnica analítica es la ***espectroscopía Raman de resonancia*** en la que se incide con una radiación cuya longitud de onda es la de absorción del analito. Las líneas espectrales que aparecen se llaman líneas Raman de resonancia y presentan una mayor intensidad. Este hecho permite el estudio de la presencia de determinados compuestos en las muestras problema cuando éstos se encuentran en concentraciones inferiores al caso de la espectroscopía Raman normal y facilita la identificación al tener un número inferior de líneas espectrales. El inconveniente de esta técnica es la interferencia de fluorescencia que pueden manifestar sustancias distintas al analito o incluso éste, que restan calidad a los resultados.

Otras técnicas Raman son:

- ***Espectroscopía Raman activada por superficie aumentada (SERS)***, donde la muestra está adsorbida en la superficie de partículas metálicas coloidales o en superficies porosas de metales. Los límites de detección que se alcanzan con esta técnica son menores, del orden de 10^{-9} a 10^{-12} M, lo que otorga elevada sensibilidad a esta técnica.
- ***Espectroscopía Raman no lineal***, donde se emplean láseres que emiten radiación no lineal. Son técnicas efectivas que no presentan las interferencias fluorescentes y que se aplican en una zona espectral amplia. El inconveniente está en la necesidad de emplear láseres concretos para cada analito, lo que eleva su coste.

Estas técnicas se aplican en análisis cualitativos y cuantitativos.

4.2. Equipo de instrumentación en espectroscopía Raman (cuadro 6.2)

Cuadro 6.2

Componente	Características
Fuente de radiación	Láseres de argón (488-514.5 nm). Láseres de kriptón. Láseres de helio-neón (632.8 nm). Láseres de Nd:YAG (1064 nm). Microsondas láser. Estas fuentes producen una radiación principal acompañada de varias de menor intensidad que pueden eliminarse mediante la aplicación de sistemas selectores.
Sistemas selectores	Monocromadores de red.
Detectores	Fotomultiplicadores.
Sistemas de depósito de la muestra	Cubetas tanto de vidrio como de sílice. Para atenuar la radiación dispersada se emplean deflectores.

La óptica del equipo suele ser de doble haz. Los inconvenientes con respecto a las fuentes de infrarrojo son su mayor potencia, con la posibilidad de provocar la fotodescomposición de la muestra y la posible aparición de fenómenos de fluorescencia.

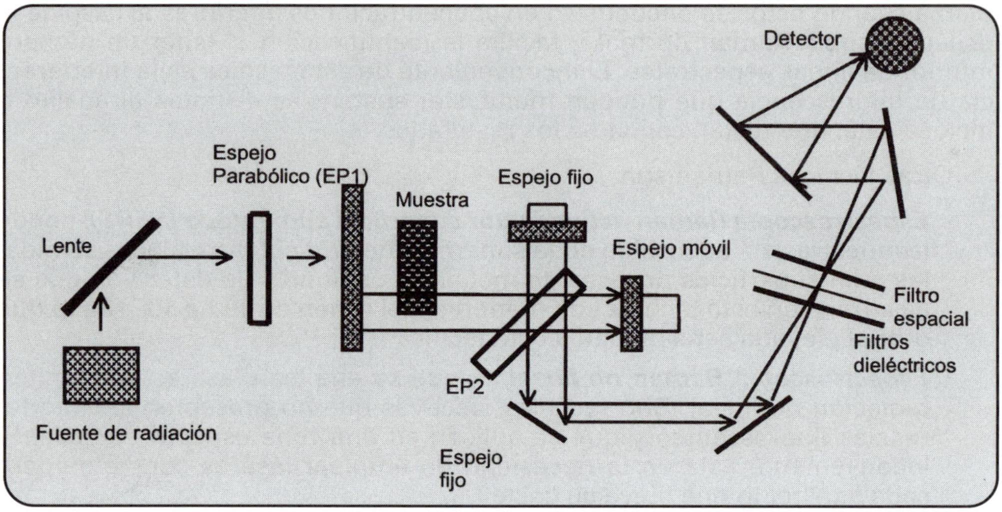

Figura 6.3. *Espectrofotómetro Raman.*

5. ESPECTROSCOPÍA DE RESONANCIA MAGNÉTICA NUCLEAR (RMN)

La espectroscopía de resonancia magnética nuclear estudia el comportamiento de los núcleos atómicos en el seno de un campo magnético al exponerse a una radiación de la región de radiofrecuencia.

El fenómeno de RMN puede explicarse mediante la mecánica cuántica que supone que los núcleos atómicos giran alrededor de un eje, lo que les dota de la propiedad de espín y de un momento angular, p. Como los núcleos atómicos tienen carga, su espín origina un campo magnético similar al producido por la corriente eléctrica que transcurre a través de una bobina y hace que los momentos magnéticos, μ, se orienten en una de las dos direcciones posibles con respecto al campo, dependiendo de su estado cuántico.

Al incidir con radiación de radiofrecuencia, se origina una reorientación de los momentos magnéticos y el campo magnético provoca desdoblamientos de los niveles energéticos entre los que se van a producir transiciones que duran entre 0,1 y 10 segundos. Para recuperar estados más estables, una forma de relajación puede ser la emisión de radiación de longitud de onda cuyo valor máximo es la diferencia entre longitudes de onda de los estados entre los que se produce la transición (relajación radiante). También existen procesos de relajación no radiante, como la relajación espín-espín y la relajación espín-red.

Los espectros en RMN pueden ser: de líneas anchas o de alta resolución. Esta técnica se emplea para la identificación de estructuras orgánicas e inorgánicas así como para la determinación de la concentración de especies absorbentes en la muestra.

5.1. Equipos de instrumentación en RMN

Los componentes no difieren en general del esquema de la unidad introductoria, lo que varía es su disposición y la existencia de algún componente característico. Este componente es un imán de gran estabilidad donde se coloca la muestra, que está rodeado por una bobina transmisora-receptora. La sensibilidad y la resolución del equipo están influidas por las características del imán y se relacionan directamente con su potencia.

Se clasifican en espectrómetros de líneas anchas y de elevada resolución, dependiendo del tipo de imán que se emplee.

5.2. Aplicaciones de la espectroscopía de RMN de protón

La principal aplicación es la de identificación de moléculas orgánicas, organometálicas y bioquímicas e incluso puede emplearse para su cuantificación en análisis de mezclas multicomponentes, por ejemplo de fármacos. Otras aplicaciones son: análisis de grupos funcionales orgánicos y análisis elemental.

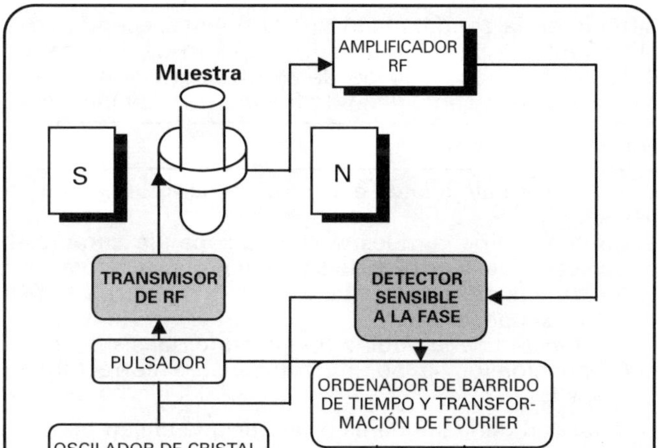

Figura 6.4. *Componentes de un espectrómetro de RMN con transformada de Fourier.*

Cuadro 6.3. *Equipo de instrumentación en RMN*

Componente	Características
Fuente de radiación	Los imanes pueden ser: Electroimanes. Imanes permanentes. Selenoides superconductores. En la actualidad, llevan acoplados selenoides superconductores y se denominan espectrómetros de onda transformada de Fourier. Son bobinas rodeadas de material superconductor, sumergidas en helio líquido y éstas, a su vez, en nitrógeno líquido. Se alcanzan campos magnéticos homogéneos y estables hasta 14 T que se corresponde con una frecuencia de resonancia de los protones de 600 MHz. Las ventajas con respecto a otros imanes son su elevada intensidad y estabilidad, su fácil manejo, el poco lugar que ocupan y su bajo coste de mantenimiento. Los imanes permanentes son termosensibles y necesitan un sistema de aislamiento y termoregulación constante por lo que no se recomiendan para análisis de larga duración. En los espectrómetros de líneas anchas, los imanes tienen fuerza entre 0,1 y 0,9 Tesla y mayor simplicidad. En el caso de los de elevada resolución, alcanzan una fuerza entre 1,4 y 14 Tesla, correspondiente a frecuencias de protón de 60 a 600 Mhz.
Sistemas selectores	Monocromadores de red.
Bobinas de transmisión-recepción	La que más se emplea es la sonda bobina única. Sus componentes son: a) Generador de impulsos monocromáticos de radiofrecuencia. b) Un sistema receptor, que registra y digitaliza el dato de absorción. Situado en la sonda, al lado de la bobina receptora existe un preamplificador que permite un mejor registro de la señal y un sistema de detección y procesado de datos que convierte la señal de radiofrecuencia en una señal de audiofrecuencia más fácil de digitalizar.
Detectores	Fotomultiplicadores.
Sistemas de depósito de la muestra	Es una sonda alojada en el centro del campo magnético cuyas funciones son: a) Contención de la muestra en una zona fija durante el análisis. b) Sujección de la turbina de aire que provoca la rotación de la muestra. c) Alojar la (s) bobina (s) que excitan la muestra y detectan la señal de radiofrecuencia. d) Contención de la bobina transmisora del sistema de control. e) Contención de la bobina transmisora correctora de absorciones parásitas. La finalidad de la sonda es procurar que el campo magnético se aplique a la muestra de forma homogénea. La cubeta o celda pueden ser cilindro, cuyo diámetro es de 5 mm y su capacidad es de 400 mL, microtubos, para volúmenes inferiores y tubos cilíndricos de mayor longitud para aplicaciones especiales. Las muestras que se miden se encuentran en estado líquido o se preparan en una disolución no viscosa del 2 al 15 % con disolventes sin protones en su composición.

5.3. Otras espectroscopías de RMN

- RMN de Carbono-13. (Informa sobre la estructura espacial de las moléculas y no sólo de su silueta.)
- RMN de Fósforo-31.
- RMN de Flúor-19.
- RMN de transformada de Fourier bidimensional.

6. ESPECTROSCOPÍA DE RAYOS X

La radiación X es una radiación electromagnética energética y de longitud de onda corta. La espectroscopía de rayos X estudia el comportamiento de la materia ante esta radiación: emisión, absorción, dispersión, fluorescencia y/o difracción. Con estas técnicas se puede obtener información sobre la estructura y la composición de la materia objeto de estudio.

6.1. Interacción radiación X con la materia (véase cuadro 6.4)

Cuadro 6.4. *Interacción de la radiación X con la materia*

Interacción	Características
Emisión	Esta radiación pueden obtenerse: a) En un tubo de rayos X, por bombardeo de un ánodo metálico o blanco con un haz muy energético de electrones originado en un cátodo caliente. En la colisión, parte de la energía del haz de electrones se transforma en fotones de radiación X. b) Por exposición de la materia a un haz primario de radiación X. c) Por exposición de la materia a radiación X originada tras la desintegración radiactiva.
Absorción	Cuando se irradia la materia con un haz de radiación X, su potencia disminuye debido a la absorción y la dispersión de la radiación aunque la dispersión es prácticamente despreciable si la absorción es importante.
Fluorescencia	Es la emisión fluorescente de radiación X cuando se irradia la materia con esta misma radiación. Las longitudes de onda de las líneas espectrales fluorescentes son ligeramente superiores que las de absorción.
Difracción	La interacción de la radiación X con la materia provoca dispersión y los centros de dispersión interfieren entre sí. Cuando la distancia entre estos centros es del orden de la longitud de onda de la radiación incidente, se produce la difracción.

La emisión de las fuentes puede ser constante o intermitente, por lo que los espectros de emisión de rayos X pueden ser continuos o de líneas. En los espectros de absorción, se producen discontinuidades a longitudes de onda ligeramente superiores a la de un máximo de absorción.

6.2. Equipos de instrumentación en espectroscopía de rayos X

Los componentes de los equipos espectroscópicos de rayos X coinciden en general con los expuestos en la unidad introductoria, aunque difieren en algunas características. Los equipos se llaman fotómetros y espectrofotómetros de radiación X, y se diferencian en el sistema de selección de la radiación, empleando filtros los primeros y monocromadores los segundos.

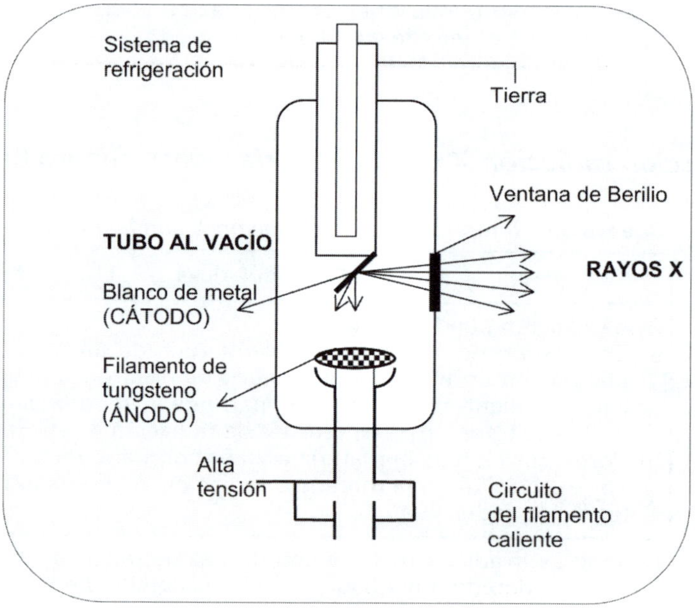

Figura 6.5. *Tubo de rayos X.*

Cuadro 6.5. *Equipo de instrumentación en espectroscopía de rayos X*

Componente	Características	
Fuente de radiación	Tubos de radiación X: sustancias radiactivas depositadas en cápsulas recubiertas para que la radiación solo salga por una zona controlada.	
Sistemas selectores	Filtros de Zirconio. Monocromadores: dispositivos compuestos por dos colimadores o estructuras de metal poco espaciadas, montados sobre placas metálicas, que actúan absorbiendo todos los haces de radiación X excepto los que se irradian en posición paralela.	
Detectores	a) Detectores de gas:	Cámaras de ionización. Contadores proporcionales. Tubos Geiger.
	b) Contadores de centelleo.	
	c) Detectores de semiconductor	De silicio dopados con litio. De germanio dopados con litio.
	d) Fotomultiplicadores.	
Sistema procesador de la señal	La señal de radiación X del preamplificador alimenta al amplificador lineal y se registran los impulsos de potencial. Los más usuales son los analizadores de altura de impulso.	

Unidad didáctica 7

INTRODUCCIÓN A LAS TÉCNICAS DE SEPARACIÓN DE SUSTANCIAS

CONTENIDOS

1. INTRODUCCIÓN/GENERALIDADES.
2. CENTRIFUGACIÓN.
3. FILTRACIÓN.
4. DIÁLISIS.
5. DECANTACIÓN.
6. EXTRACCIÓN.
7. DESTILACIÓN.

1. INTRODUCCIÓN / GENERALIDADES

Muy frecuentemente, en la práctica diaria de un laboratorio de bioquímica o en un laboratorio clínico, es necesario recurrir a ciertas técnicas para poder separar unas sustancias de otras.

El objetivo final de dicha separación, aunque en un principio puede ser muy diverso, suele ser la posterior identificación de aquello que se ha conseguido separar, y frecuentemente también su cuantificación.

Cualquiera que sea el objetivo final perseguido, el número de técnicas desarrolladas que van a permitir llevar a cabo esta separación es tan amplio y variado, como variadas son también las necesidades planteadas al respecto. Además, en ocasiones, los métodos de separación son sólo pasos preparatorios para el desarrollo de otros análisis más complejos.

En la presente unidad didáctica, van a ser abordadas de una forma general, algunas de las técnicas más utilizadas actualmente, para la separación de sustancias en cualquier laboratorio y que están basadas en los siguientes principios físicos:

- Diferencias de densidad entre las distintas sustancias → Centrifugación, decantación.
- Diferencias de tamaño → Filtracion, diálisis.
- Diferencias de solubilidad → Extracción.
- Diferencias en cuanto a la carga eléctrica → Electroforesis (también influyen otros factores como la forma, el tamaño, etc.).
- Diferencias en cuanto a solubilidad, afinidad, capacidad de absorción, etcétera → Cromatografía.

2. CENTRIFUGACIÓN

Gran cantidad de las determinaciones en un laboratorio, comienzan con una centrifugación de la muestra, que –en general– va a permitir separar el material más denso o más pesado, del resto (sobrenadante).

El aparato utilizado para ello –centrífuga– genera un campo de fuerza tal, que las partículas de material centrifugado de mayor densidad, migran más rápidamente que las de menor densidad.

Lo más importante, relativo a la potencia de una centrífuga, es la aceleración que pueda generar o fuerza centrífuga relativa (FCR) que viene dada en "g" y que puede calcularse numéricamente mediante la expresión siguiente, o recurriendo a un "nomograma" (figura 7.1. Nomograma para el cálculo de la potencia de una centrífuga) que relaciona esta magnitud con el radio en centí-

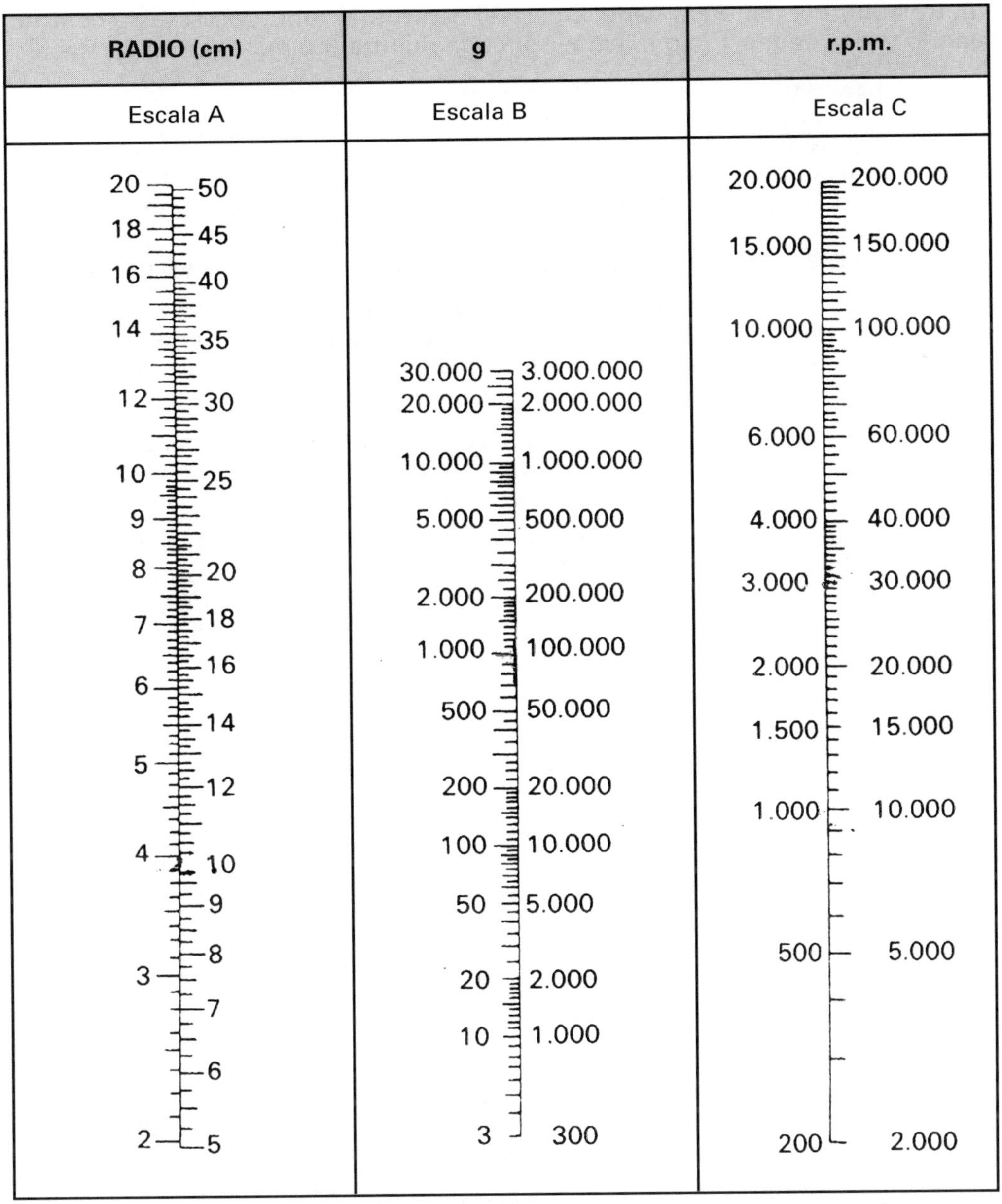

Figura 7.1. *Nomograma para el cálculo de la potencia de una centrífuga. Mediante el empleo de una regla, se une el radio (escala de la izquierda) con el número de revoluciones por minuto –r.p.m.– (escala de la derecha). El punto de intersección de esta recta con la escala central, indica la potencia de la centrífuga expresada en "g".*

metros entre el eje de la centrífuga y el centro del tubo que se está centrifugando y las vueltas que gira ésta, por cada minuto (r.p.m):

$$FCR = K \cdot r \cdot (r.p.m.)^2 \text{ g}$$

K = Constante que depende de la velocidad angular ($1{,}118 \cdot 10^{-5}$).
r = Radio (en centímetros) entre el eje de la centrífuga y el centro del tubo que se está centrifugando.
r.p.m. = Las vueltas que gira ésta, por cada minuto (revoluciones por minuto).

En el caso de las microcentrífugas (para centrifugar tubos capilares) se deben alcanzar las 10.000 g. En general, cuando lo que se pretende es separar suero o plasma se utilizan alrededor de 2.000 g, aunque estos valores pueden siempre ser modificados según las necesidades.

Para separaciones analíticas, o cuando la centrifugación persigue la preparación de la muestra para posteriores analíticas pueden utilizarse las denominadas *ultracentrífugas* que llegan a alcanzar valores superiores a las 100.000 g.

En general, para una misma centrífuga, la duración de la sedimentación de las partículas y su aceleración centrífuga, son inversamente proporcionales, de manera que si se duplica la aceleración, el tiempo de centrifugación puede reducirse a la mitad, y viceversa.

3. FILTRACIÓN

La filtración, es la separación de las partículas de un sólido, del líquido con que se encuentra en contacto, mediante la utilización de un cuerpo permeable y poroso –filtro– a través de cuyos poros pasa fácilmente el líquido –filtrado- quedando el sólido –residuo– retenido.

Los filtros más utilizados en el laboratorio son:

- El papel de filtro.
- Las placas filtrantes.

El **papel de filtro,** se utiliza muy poco en el laboratorio clínico. Presenta poros, cuyo diámetro es variable y permite elegir en cada caso el más conveniente, en función del tamaño de las partículas del sólido.

El objetivo final de cualquier filtración es que ésta sea rápida, y que la retención del sólido sea total, para lo cual una elección adecuada del tamaño de poro es fundamental. Cuando el tamaño del poro elegido es excesivamente grande, el sólido atravesará el filtro, mientras que si es demasiado pequeño, la filtración será muy lenta. Los filtros de papel son de un solo uso, y para su correcta utilización, el filtro ha de colocarse en un embudo adecuado.

Existen filtros de papel "endurecidos" que, por sus características, presentan una mayor resistencia al agrietamiento por la humedad y la acción química de ácidos y bases, aunque para paliar estos problemas es recomendable la utilización de las denominadas *membranas filtrantes.*

Las ***membranas filtrantes*** están formadas por polvo de vidrio aglomerado y, normalmente, están ya montadas sobre un embudo o sobre un crisol. Permiten llevar a cabo repetidas filtraciones, aunque es imprescindible proceder a una adecuada limpieza cada vez que se utilizan. Son muy resistentes a la agresión química.

Métodos de filtración

El paso del sólido a través del filtro puede realizarse:

- Por acción de la gravedad.
- Por succión.

La ***filtración por gravedad***, utiliza papel de filtro (liso, o de pliegues), colocado en un embudo en disposición vertical por el cual desciende el líquido por acción de la gravedad.

El *filtro liso* es el más indicado cuando se pretende recoger el sólido tras la filtración. Para su preparación se necesita un círculo de papel de filtro que inicialmente se dobla por el diámetro y posteriormente por el radio perpendicular a ese diámetro. Por último, se corta un poco uno de sus extremos, se abre en forma de cono y se coloca en el embudo perfectamente ajustado y a un centímetro –como mínimo– del borde del mismo. Cuando el filtro se adapta completamente al embudo la filtración es más rápida.

El *filtro de pliegues* –aunque está comercializado– puede prepararse fácilmente en el laboratorio a partir de papel de filtro. (Figura 7.2. Elaboración de un filtro de papel.)

La filtración se lleva a cabo, vertiendo a un ritmo adecuado aquello que se desea filtrar en el interior del embudo. Para evitar salpicaduras, es conveniente que la varilla del embudo toque la pared interior del vaso colector (el que recoge el filtrado). Dicha varilla ha de estar a la suficiente altura como para que se encuentre siempre por encima del nivel del filtrado.

Siempre que sea posible, es conveniente dejar reposar la mezcla, antes de filtrar para que las partículas sólidas sedimenten y la filtración sea más rápida. El filtro, no debe llenarse nunca hasta el borde.

Cuando –tras la filtración- el filtrado no aparece claro, hay que pensar en la posibilidad de que el filtro no tenga la porosidad adecuada.

Por su parte, la ***filtración por succión*** (figura 7.3. Filtración por succión), utiliza como medio filtrante un *papel de filtro* colocado en un embudo especial provisto de una placa perforada (Büchner) o una *placa filtrante* montada en un embudo o en un crisol. El embudo se ajusta perfectamente a la boca del recipiente de recogida –matraz kitasato– mediante una junta de goma.

La filtración, más que por gravedad, se produce por succión. Para ello, se conecta el matraz kitasato –mediante una tubuladura lateral- a una bomba de vacío. Como consecuencia del vacío generado, el líquido que se encuentra en el embudo es aspirado y la filtración se produce con cierta rapidez. En cualquier caso, es imprescindible que todas las conexiones estén bien ajustadas, evitando la entrada de aire en el interior del kitasato.

Cuando se utiliza el papel de filtro como medio filtrante, éste debe recortarse perfectamente ajustado a la medida del embudo y colocarse completamente liso, cubriendo completamente todas las perforaciones del embudo.

Al comenzar a filtrar, es conveniente utilizar un vacío moderado para evitar que las partículas más finas:

- Puedan atravesar el filtro.
- Obstruyan los poros.

Finalizada la filtración –especialmente si la bomba de aspiración no tiene válvula de seguridad– es conveniente desconectar el dispositivo antes de cerrar el grifo. De lo contrario es muy posible que entre agua, y se mezcle con el filtrado.

4. DIÁLISIS

En la diálisis, una bolsa o vaina con estructura de membrana semipermeable, se llena con la muestra. Las macromoléculas presentes en la misma, quedan retenidas, mientras que el líquido y las moléculas de menor tamaño, atraviesan la membrana.

El intercambio de material se produce por difusión y por tanto, es un proceso lento. Un método para acelerarlo, consiste en ejercer presión sobre la muestra que se ha de dializar (filtración molecular). Las membranas utilizadas tienen diámetros de poro comprendidos entre 15 y 0,025 μm.

La filtración molecular se puede utilizar para el enriquecimiento protéico de fluidos biológicos que –como la orina o el líquido cefalorraquídeo– son pobres en proteínas. El agua, las pequeñas moléculas y los electrolitos presentes en ellos, atraviesan la membrana mientras que las macromoléculas –especialmente las proteínas– al no poder atravesarla se van concentrando.

5. DECANTACIÓN

La decantación, es un método de separación, consistente en mantener la mezcla a separar en reposo durante un cierto tiempo para que el sólido sedimente totalmente en el fondo del recipiente y, posteriormente, extraer cuidadosamente el sobrenadante con ayuda de una pipeta pasteur –o similar– por succión.

Un método alternativo –utilizado para el estudio del sedimento urinario– consiste en inclinar cuidadosamente el recipiente que contiene la muestra tras la sedimentación, vertiendo el líquido sobrenadante y manteniendo el sólido en el fondo.

Es un método menos eficaz que la filtración. Esta última técnica, cuando es realizada después de una decantación, es más rápida.

6. EXTRACCIÓN

La extracción, es la separación de uno o más constituyentes de una mezcla, mediante un disolvente. Para conseguir una buena extracción, el disolvente utilizado:

- Debe tener un buen "poder separador" → Ser capaz de disolver perfectamente la sustancia que se quiere extraer, sin disolver a las restantes.
- Debe poder ponerse en contacto con la sustancia a extraer.

Este procedimiento se utiliza en el laboratorio con una cierta frecuencia, para:

- Eliminar impurezas de una muestra.
- Conseguir el enriquecimiento de ciertos compuestos químicos.

Básicamente pueden distinguirse dos tipos de extracción:

- Sólido-líquido.
- Líquido-líquido.

Extracción sólido-líquido

Consiste en la separación de uno o más componentes de una mezcla sólida mediante un disolvente líquido, y tiene lugar en dos etapas fundamentales:

- El contacto del disolvente con el sólido.
- La separación de la disolución del resto del sólido.

En la primera de ellas tiene lugar la separación de uno o más componentes de una mezcla sólida mediante un disolvente líquido. El proceso, puede llevarse a cabo a temperatura ambiente, o en caliente, en cuyo caso –para evitar pérdidas de disolvente– puede recurrirse a una ebullición a reflujo.

En la segunda etapa, cuando el disolvente ya se ha saturado, se procede a separarlo del sólido restante, normalmente mediante filtración.

Cuando interesa recuperar el soluto, hay que completar el proceso con otras técnicas como la *destilación* y la *evaporación.*

Una variante de la extración, que se utiliza para evitar el consumo de grandes cantidades de disolvente, es la denominada "*extracción continua*" que, mediante el empleo de una serie de dispositivos especiales, permite llevar a cabo buenas extracciones con pequeñas cantidades de disolvente.

La extracción continua resulta de gran interés cuando, por diversas causas, es necesaria la utilización de un disolvente en el que la sustancia que se desea extraer, es poco soluble. También es muy útil cuando, tras la extracción haya de recuperarse el soluto, ya que evita tener que evaporar grandes cantidades de disolvente.

Uno de los sistemas de extracción continua más utilizados es el denominado "Soxhlet" (eje... extracción de grasas en alimentos).

Extracción líquido-líquido

En la extracción líquido-líquido, la sustancia que interesa extraer, forma parte de una disolución líquida y se extrae mediante un disolvente líquido. Para que la extracción sea efectiva, el líquido extractor debe ser insoluble –o muy poco soluble– en la disolución

Este método de extracción está basado en la denominada "ley de reparto", según la cual, la relación existente entre las concentraciones de un mismo soluto en dos disolventes no miscibles que están en contacto es una constante –el coeficiente de reparto–.

La forma más sencilla para efectuar una extracción en el laboratorio, consiste en agitar vigorosamente –durante unos minutos– la mezcla disolución/líquido extractor, en una ampolla de vidrio denominada *embudo de decantación.*

Este embudo, debe manejarse con las dos manos, de forma que con una de ellas se sujeta el tapón de la parte superior y con la otra, se manipula la llave situada en la parte inferior.

Tras la agitación de la mezcla, puede producirse una sobrepresión en el interior del embudo que debe ser eliminada periódicamente durante el proceso de extraccion, colocándolo invertido y abriendo la llave ligeramente.

Finalizada la extracción, se procede a separar las dos capas de líquido –fases–. Para ello, se deja reposar el embudo de decantación en posición vertical durante el tiempo necesario.

La capa situada en la parte inferior, se extrae por la llave, mientras que la superior se extrae por la parte de arriba. Debido al pequeño diámetro del embudo de decantación en la zona cercana a la llave, la separación resulta mucho más sencilla y exacta.

7. DESTILACIÓN

Es un procedimiento que consiste en la separación –por acción del calor– de un líquido volátil de una sustancia no volátil o de otro líquido cuyo punto de ebullición sea diferente (cuanto más distintos sean, mejor será la separación) recogiendo los vapores en un recipiente apropiado, tras su condensación.

Se desarrolla en dos etapas. Durante la primera, el líquido alcanza su punto de ebullición y pasa a vapor; durante la segunda etapa, condensa y es recogido en un recipiente diferente.

La destilación puede ser fundamentalmente de dos tipos:

- Simple.
- Fraccionada.

La primera de ellas –***simple***– permite separar un líquido de un sólido o, dos líquidos cuyos puntos de ebullición difieran, en más de 80 °C.

Un destilador, en general, consta básicamente de:

- Un matraz, donde hierve el líquido.
- Un refrigerante, en el que se condensan los vapores.
- Un recipiente colector, en el que se recoge el líquido ya condensado.

La destilación ***fraccionada***, se utiliza para separar mezclas de dos líquidos cuyo punto de ebullición es muy próximo (ej.: agua, 100 °C y etanol, 64,5 °C). Una destilación normal, no permite separarlos debido a que el vapor formado, contiene una mezcla de ambos.

El componente más volátil de la mezcla –en este caso el alcohol– se va a encontrar en mayor proporción en el vapor formado que en el líquido, de manera que si el vapor condensa y hervimos el líquido, en el vapor formado habrá aumentado la proporción de alcohol. De esta forma, por medio de varias destilaciones sucesivas podrían separarse ambos líquidos.

Para simplificar y acelerar este proceso, se pueden emplear las llamadas *"columnas de destilación"*, de las cuales, las más utilizadas en el laboratorio son:

- Las de "relleno" → En su construcción pueden utilizarse materiales distintos y de formas diferentes).
- Las de Vigreux → Son enteramente de vidrio y presentan una serie de hendiduras que aumentan la superficie de contacto entre éste y el vapor formado.

Por su mayor complejidad, así como por la gran aplicación de la ***cromatografía*** *y la* ***electroforesis*** *como técnicas de separación en el laboratorio, ambas van a ser desarrolladas más ampliamente en sendas unidades didácticas de este mismo bloque temático.*

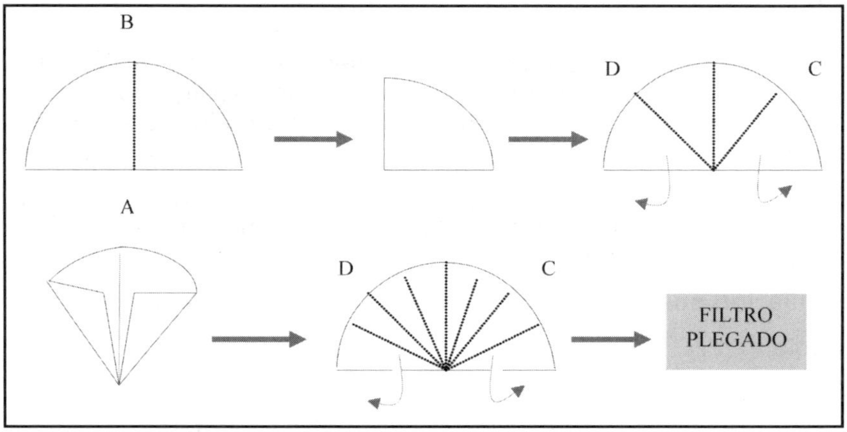

Figura 7.2. *Elaboración de un filtro de papel.*

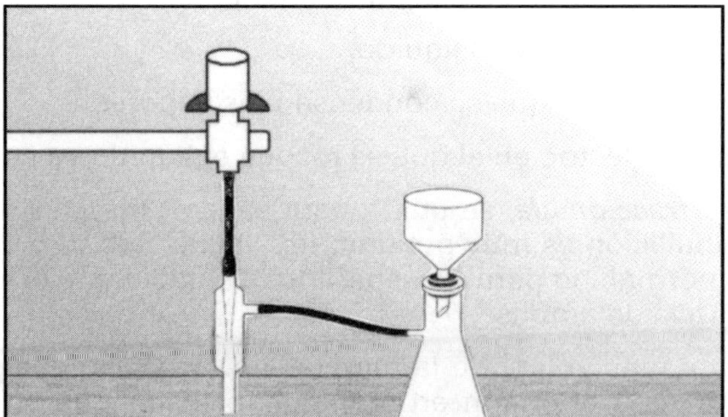

Figura 7.3. *Filtración por succión.*

Unidad didáctica 8

ELECTROFORESIS

CONTENIDOS

1. INTRODUCCIÓN / GENERALIDADES

Se define como electroforesis, a aquel proceso en el cual, las especies cargadas –iones o partículas coloidales– se separan, en función de su distinta velocidad de migración, cuando se encuentran sometidas a la acción de un campo eléctrico.

La velocidad con que las diferentes sustancias se desplazan durante el transcurso de la electroforesis, se denomina *velocidad de migración.*

Dicha magnitud, depende básicamente de la densidad de carga y ésta a su vez está condicionada por una serie de parámetros (pH, fuerza iónica, diferencia de potencial del campo eléctrico aplicado, naturaleza de la muestra, interacciones de la misma con el soporte elegido, etc.) que van a condicionar el desarrollo experimental de la técnica electroforética.

La electroforesis es una herramienta práctica para el análisis de mezclas de compuestos biológicos, ya que permite separar macromoléculas en una mezcla, sirviendo tanto de método *analítico*, como *preparativo* para la posterior realización de otras técnicas analíticas.

Para que esta separación tenga lugar, es necesario que la sustancia se encuentre cargada, de manera que al colocarla en el seno de un campo eléctrico se desplace hacia un polo u otro en función de su carga.

De forma general, las sustancias cargadas positivamente se dirigirán hacia el polo negativo –cátodo– y las cargadas negativamente hacia el polo positivo –ánodo–.

Es necesario que todos los componentes de la mezcla a separar se encuentren cargados de igual forma (todos positivos, o todos negativos) de manera que al hacer la siembra –depósito de la muestra sobre el soporte– en uno de los polos, se dirijan todas hacia el polo contrario, separándose unos de otros en función de la distinta velocidad de migración.

El desplazamiento de los distintos componentes de la muestra durante el transcurso de la electroforesis depende básicamente de:

- La carga de la sustancia.
- El voltaje del campo eléctrico creado.
- El coeficiente de fricción –rozamiento– entre el soporte y la sustancia depositada en el mismo (se opone al movimiento).

La velocidad de migración de los distintos componentes de la muestra que queremos separar, durante de desarrollo electroforético, por unidad de tiempo, recibe el nombre de *movilidad electroforética* (μ).

El procedimiento electroforético, desde sus inicios, ha sufrido múltiples variaciones encaminadas a obtener un mayor rendimiento y mejores resultados.

Actualmente, existe una gran variedad de cámaras de electroforesis en el mercado (generalmente, cada casa comercial elabora el modelo más adecuado, en función del soporte a utilizar). En general, son preferibles aquellas cuyo tamaño es deducido, porque:

- Presentan una menor superficie de evaporación.
- Las diferencias de temperatura se minimizan entre un compartimento y otro.
- Permiten una reducción del tamaño de las aplicaciones, con los que se pueden procesar un mayor número de muestras al mismo tiempo.

2. FACTORES QUE INTERVIENEN EN EL DESARROLLO ELECTROFORÉTICO

Los principales parámetros que afectan en el desarrollo de una electroforesis y que condicionan su utilidad en el laboratorio, son básicamente:

- La carga neta de la sustancia en migración.
- La fuerza iónica del medio.
- La estructura y el tamaño de la sustancia.
- El potencial del campo eléctrico aplicado durante el proceso.
- La intensidad y características generales de la corriente eléctrica aplicada.
- El soporte utilizado.
- El revelado.

Carga neta de la sustancia en migración

El grado de ionización y por tanto, la *carga neta* de las distintas sustancias de la muestra sometida a electroforesis depende del pH del medio en el que se lleva a cabo todo el proceso. A su vez, este parámetro queda determinado por el tampón elegido, que permite fijar el pH más adecuado en cada caso.

La influencia del pH sobre la carga neta es especialmente importante ya que hay sustancias que, dado su carácter anfótero (es el caso de las proteínas) pueden encontrarse cargadas positiva, o negativamente.

Se define punto isoeléctrico (pI) como, aquel valor de pH al cual el balance de cargas positivas y negativas superficiales de una sustancia es cero (carga neta nula). Al pH de su punto isoeléctrico, una sustancia no presenta carga neta alguna y por tanto, al ser sometida a un preceso electroforético no migra (permanece inmóvil en el punto de aplicación).

Cuando el pH es superior al pI, la sustancia se encuentra cargada negativamente (el número de cargas negativas supera al de positivas) y, sometida a una electroforesis migrará hacia el polo positivo –ánodo–. Cuando el pH del medio es inferior al de su punto isoeléctrico, la sustancia –cargada positivamente– se dirigirá hacia el cátodo –polo negativo–.

Fuerza iónica del medio

Al igual que el pH final, la fuerza iónica depende del tampón elegido para la electroforesis.

En un proceso electroforético, la corriente eléctrica es transportada por todos los iones presentes, tanto los debidos a la muestra en solución, como los del tampón utilizado. Cuanto más concentrado se encuentre el tampón, mayor es la proporción de corriente transportada por los iónes del tampón y menor la transportada por la muestra que se desea separar, de manera que esta última migrará más despacio.

En cualquier proceso electroforético, la concentración del tampón elegido en cada caso debe ser suficiente para:

- Mantener constante el pH adecuado.
- Proporcionar una fuerza iónica que permita el movimiento de cargas.

Cuando la concentración del tampón es superior a la requerida, la migración de las sustancias presentes en la muestra es más lenta y peor la separación conseguida.

Estructura y tamaño de la sustancia

Aunque estos factores no influyen por igual en todos los procesos electroforéticos, en ocasiones son de gran importancia. Tal es el caso de aquellas electroforesis en las que el soporte elegido permite el paso selectivo de las moléculas en función de su tamaño (retiene las partículas más grandes y deja pasar las de menor tamaño).

Potencial del campo eléctrico aplicado

Como se ha visto anteriormente, la movilidad electroforética de una sustancia es mayor cuanto mayor es el potencial eléctrico aplicado. No obstante, recurrir a un gran aumento de voltaje para acelerar el proceso electroforético presenta el inconveniente de que se produce un aumento de la temperatura, que, a su vez, es el responsable de:

- Alteraciones debidas al calor, de la muestra sometida a electroforesis (ejemplo: cuando se trata de proteínas plasmáticas se produce su desnaturalización por el calor).
- Evaporación del tampón utilizado.

Como consecuencia de la evaporación, el tampón queda más concentrado, aumenta su fuerza iónica y se dificulta el desarrollo electroforético.

Soporte

En general, una electroforesis puede realizarse directamente en una solución tamponada de la sustancia que se desea separar (electroforesis libre), o puede hacerse sobre un soporte de manera que una vez terminado el proceso, las fracciones queden permanentemente separadas y sea fácil proceder a su cuantificación (electroforesis zonal).

La electroforesis zonal, se usa ámpliamente en el laboratorio clínico. Los soportes más comúnmente utilizados (Cuadro 8.1. Soportes electroforéticos) son:

- Acetato de celulosa.
- Gel de agarosa.
- Gel de almidón.
- Gel de acrilamida.

La elección del tipo de soporte, depende muy directamente del objetivo del análisis. Para la mayor parte de los diagnósticos clínicos, es suficiente un soporte de ***acetato de celulosa*** o de ***gel de agarosa***.

En los últimos años, el ***gel de agarosa*** ha incrementado su popularidad ya que ofrece ciertas ventajas sobre otros soportes como pueden ser:

- Mayor resolución.
- Ausencia de efectos cromatográficos (como pueden ser la absorción y el intercambio iónico).
- No reacciona químicamente con la muestra analizada.
- Transparencia completa.

Al poseer una elevada y uniforme porosidad, favorece la migración uniforme de las sustancias cargadas, de manera que al moverse a la misma velocidad producen una banda homogénea y nítida, lo cual se traduce en un incremento de la *resolución.*

Debido a su gran contenido en agua, el gel de agarosa es completamente transparente y por ello, evita la distorsión en el trazado electroforético y los

Cuadro 8.1. *Soportes electroforéticos*

PREPARACIÓN			– Todos los soportes son sólidos, de consistencia gelatinosa e incluyen el solvente en su preparación. Ésta puede ser: • Homogénea: Misma concentración del gel en todo el soporte. Se utiliza normalmente para soportes planos. • En gradiente: La concentración del gel varía a lo largo del gel, de una forma continua (gradiente continuo) o discontinua (gradiente discontinuo) según los casos.
TIPOS DE SOPORTES	SOPORTES NO RESTRICTIVOS		– Las sustancias depositadas sobre este tipo de soportes, pueden moverse libremente de forma que su separación electroforética tiene lugar únicamente en función de su carga eléctrica. – En realidad, no hay ningún soporte que sea completamente "no restrictivo", las sustancias cuyo peso molecular es elevado pueden verse frenadas en su desplazamiento, o incluso no desplazarse en absoluto.
		PAPEL	– Primer soporte utilizado en la electroforesis de zona. – En la actualidad, prácticamente no se utiliza.
		ACETATO DE CELULOSA	– Se obtiene a partir de la reacción de anhídrido acético con los grupos hidróxilo de la celulosa. – Su estructura, deja gran cantidad de huecos llenos de aire. En el momento de ser utilizadas las membranas de acetato de celulosa se sumergen en el tampón que penetra en los huecos llenándolos. Este tampón es el encargado de transportar la corriente eléctrica a través del soporte, permitiendo así el desarrollo electroforético. – El más utilizado es el "cellogel" (acetato de celulosa gelatinizado) y sus principales ventajas son: • Fácil manipulación. • Elevada reproductibilidad. • Rapidez de ejecución. • Fácil lectura.
		GEL DE AGAROSA	– Está formado por agarosa, uno de los componentes del "agar". – Debido a su elevado tamaño de poro (mayor que el de los otros geles) las sustancias depositadas en él, migran únicamente en función de su carga eléctrica. – Pese a ser considerados soportes no restrictivos, las sustancias de peso molecular superior a $10 \cdot 10^6$ daltons, se ven totalmente frenadas en su desplazamiento. – Presentan las siguientes ventajas: • Carecen de cargas eléctricas que podrían interferir en la migración electroforética. • No presentan problemas de *endosmosis* [1]. • No captan el colorante (no dan lugar a colores de fondo no deseables) y son muy adecuadas para la cuantificación de las distintas fracciones por densitometría.
	SOPORTES RESTRICTIVOS		– Ejercen algún tipo de resistencia al desplazamiento electroforético de las sustancias depositadas en ellos. – Dicha resistencia dependerá fundamentalmente de: • El tamaño de poro de la sustancia que forma el soporte. • El tamaño y características estructurales, de las sustancias que vayan a desplazarse en el mismo. – En general, presentan la ventaja de proporcionar buenas separaciones de las distintas fracciones.
		GEL DE ALMIDÓN	– Su uso es limitado, debido a las dificultades derivadas de su preparación. – Proporcionan un mayor número de fracciones de la muestra a separar que otros soportes (eje. gel de agarosa). – Presentan –entre otros– los siguientes inconvenientes: • Considerable dificultad para obtener un soporte de espesor y porosidad uniforme. • La preparación del gel es extemporánea.
		GELES DE POLIACRILAMIDA	– Son el resultado de la polimerización de la acrilamida con diferentes compuestos. – Son los que proporcionan un mayor número de fracciones y la mejor resolución de las distintas bandas → Se utilizan sobre todo en laboratorios de investigación. – El tamaño del poro puede variarse, variando la composición del gel, de manera que las sustancias depositadas en ese tipo de geles se separan en función de: • Su carga. • Su tamaño. – Presentan las siguientes ventajas: • Químicamente inertes. • Elevada resolución (obtención de bandas más estrechas y nítidas). • Porosidad variable • Puede ser utilizados para electroforesis especiales (permiten la introducción en su estructura de determinados compuestos químicos). • Transparencia → Permiten cuantificación por densitometría
Aplicación de la muestra			– La aplicación de la muestra en el soporte puede realizarse: • Directamente sobre la superficie, dejando que penetre (eje. suero sobre gel de agarosa). • En el interior de orificios o ranuras, practicadas en el seno de los geles (inmunoelectroforesis). • Incluyéndola en el propio gel, durante el proceso de polimerización. – En general, para incrementar la resolución, debe tener las siguientes características: • Ser lo más estrecha posible. • No contener una cantidad de muestra excesiva. • Ser homogénea.

1 Endosmosis: Es especialmente importante cuando se utiliza agar par la electroforesis y es atribuible al gran número de grupos cargados negativamente –sulfato y carboxilo– presentes en el agar. Se traduce en que, debido sobre todo al propio movimiento del líquido y a la distinta calidad de agua presente en diferentes partes del gel los distintos grupos componentes de la muestra, sufren un arrastre de tipo osmótico hacia el cátodo.

posibles resultados erróneos producidos por efectos hipercrómicos, que sí se producen en otros medios opacos.

Concretamente, el acetato de celulosa es un material opaco que debe ser transparentado con disolventes orgánicos antes de proceder a su determinación mediante densitometría, lo cual puede hacer desaparecer las bandas más débiles.

Características generales de la corriente aplicada

El voltaje aplicado durante la electroforesis influye de forma decisiva en el resultado obtenido. En general, cuanto mayor es el voltaje aplicado, mejor es la resolución obtenida. No obstante, el calor generado durante el desarrollo electroforético, provoca la evaporación de parte del agua contenida en el soporte y puede deteriorar la muestra.

Los voltajes a los que habrá que trabajar en una electroforesis, estarán limitados por el exceso de calentamiento que pueda tener lugar. En el caso de una electroforesis convencional sobre gel de agarosa, esto no representa ningún problema, dada la breve duración del proceso –unos 20 minutos– y el moderado voltaje. En cambio, los sistemas que utilizan voltajes elevados deben estar provistos de dispositivos de refrigeración, capaces de mantener constante la temperatura durante todo el proceso.

Revelado

Para el revelado de los trazados obtenidos, correspondientes a cada una de las fracciones separadas de la muestra, puede recurrirse a diversos procedimientos, en función de la sustancia y de la sensibilidad requerida en cada momento

En el caso más típico, el de la electroforesis de proteínas plasmáticas, la sensibilidad mejoró considerablemente, con la introducción de los primeros colorantes histoquímicos –azul de bromofenol y negro amido– que han sido desplazados por colorantes que –como el azul brillante de coomasie– proporcionan una mayor sensibilidad, siendo capaces de detectar desde medio μ-gramo de proteína.

La utilización de sustancias fluorescentes –como la fluoresceína– aumenta la sensibilidad hasta un nanogramo, mientras que la tinción de plata, mejora en unas 100 veces la sensibilidad obtenida con el colorante de coomasie.

3. Electroforesis de proteínas séricas

Se utiliza tampón Veronal (pH = 8,6 / 0,075 M), cuya composición es la siguiente:

- Barbital sódico.
- Ácido bórico.
- Ácido dietil barbitúrico.
- Hidróxido sódico.

Al pH proporcionado por el tampón Veronal, todas las fracciones protéicas del suero se encuentran cargadas negativamente y por tanto, sometidas a una corriente eléctrica y aplicando la muestra en el cátodo, migrarán hacia el ánodo.

El procedimiento general (figura 8.1. Técnica electroforética de proteínas séricas), consiste básicamente en:

- Sumergir –durante diez minutos– las tiras de acetato de celulosa en el tampón.
- Colocar las tiras en el "puente" de la cubeta de electroforesis, una vez eliminado el exceso de humedad.
- Proceder al depósito individual de la muestra sobre el soporte, mediante el "aplicador" (micro o macro).
- Introducir el puente en la cubeta, en contacto con el tampón depositado en la misma.
- Una vez tapado convenientemente, conectar todo el dispositivo a una fuente de corriente contínua ajustando la intensidad de corriente en función de las necesidades.
- Una vez transcurrido el tiempo adecuado de migración, desconectar el equipo, y proceder al revelado de las tiras –normalmente mediante el empleo de colorantes adecuados que se fijen específicamente a la muestra elegida.

  Cuando la muestra elegida es plasma en lugar de suero, aparece una banda más, correspondiente al fibrinógeno.

  Cuando el soporte elegido para la electroforesis es acetato de celulosa, de la muestra de suero se obtienen 5 bandas (figura 8.2. Desarrollo electroforético normal y patológico), que son:

  - Albúmina → La que más migra, respecto del punto de aplicación de la muestra (cátodo).
  - Alfa-1.
  - Alfa-2.
  - Beta (cuando el soporte es gel de agarosa, esta banda se divide en dos, beta-1 y beta-2).
  - Gamma → Es la que menos se desplaza y –en sueros no patológicos– la banda más ancha.

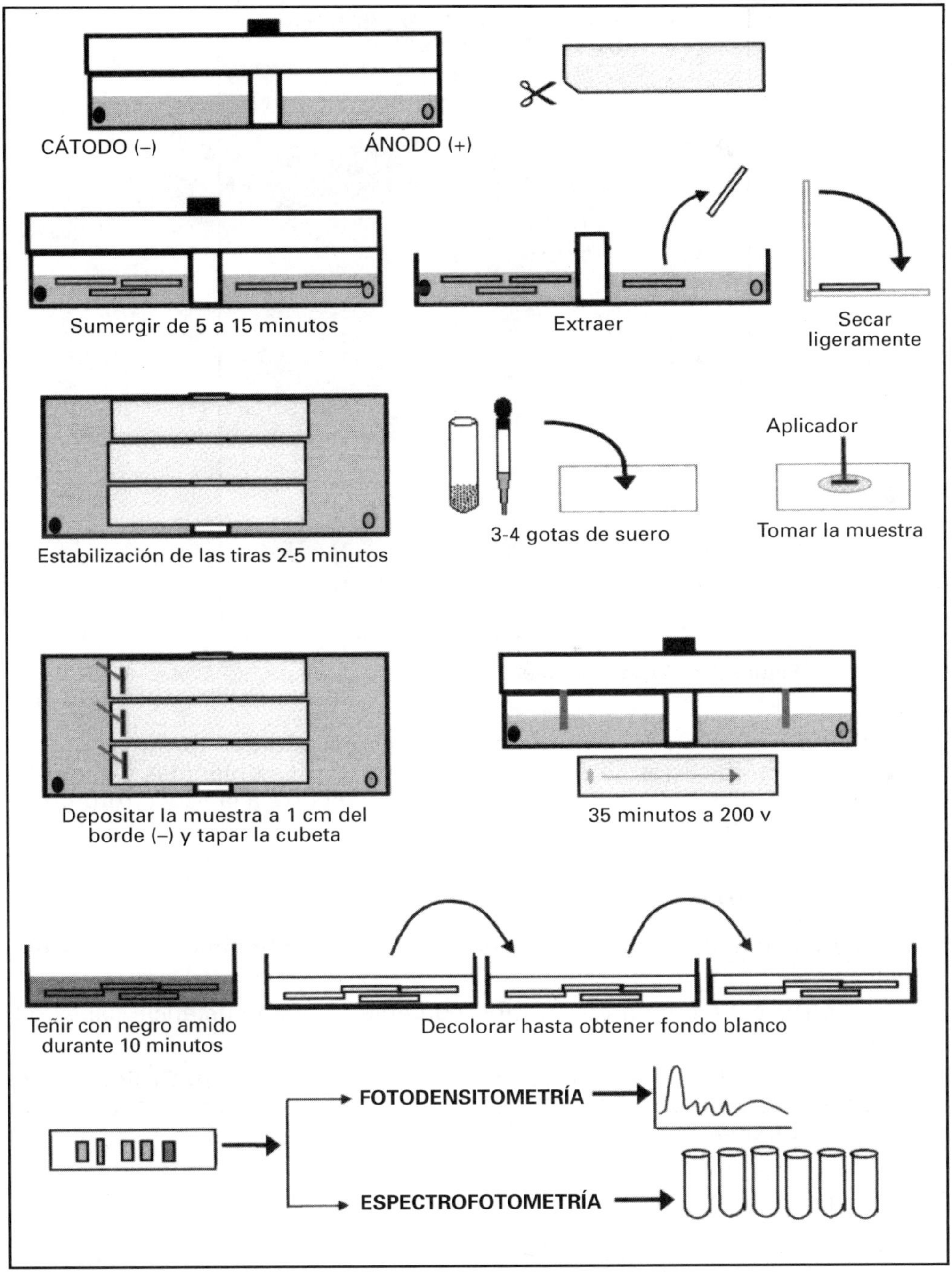
CÁTODO (–)
ÁNODO (+)
Sumergir de 5 a 15 minutos
Extraer
Secar ligeramente
Estabilización de las tiras 2-5 minutos
3-4 gotas de suero
Aplicador
Tomar la muestra
Depositar la muestra a 1 cm del borde (–) y tapar la cubeta
35 minutos a 200 v
Teñir con negro amido durante 10 minutos
Decolorar hasta obtener fondo blanco
FOTODENSITOMETRÍA
ESPECTROFOTOMETRÍA

Figura 8.1.

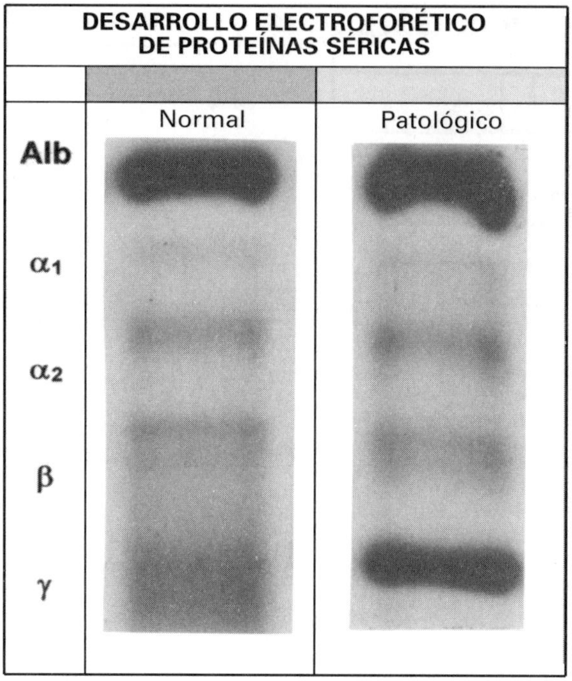

Figura 8.2. *Desarrollo electroforético de proteínas séricas.*

- Finalizado el revelado –tras la tinción y decoloración de las tiras– proceder a la cuantificación de cada una de las fracciones obtenidas a partir de la muestra inicial. Para ello, normalmente se recurre a la espectrofotometría o a la densitometría.

Espectrofotometría

- Recortar cuidadosamente, cada una de las bandas obtenidas tras la electroforesis.
- Introducir cada banda en un tubo conteniendo una sustancia capaz de disolverla completamente.
- Realizar la lectura del color así obtenido utilizando el espectrofotómetro (la D.O obtenida para cada una de las bandas, es proporcional a la concentración de la sustancia incluida en la misma).

Densitometría

- Proceder al transparentado del fondo de la tira mediante la utilizacion de una sustancia transparentadora adecuada. Resulta importante conseguir el punto óptimo de transparentado de las tiras.

- A continuación, introducir la tira en un densitómetro. Se obtiene una gráfica (figura 8.3. Trazado electroforético de proteínas séricas obtenido por densitometría), en el que aparecen cuantificadas cada una de las fracciones presentes en la sustancia sometida a la separación electroforética.

Precauciones generales

- Sumergir *completamente* las tiras utilizadas como soporte (normalmente gel de agarosa o de acetato de celulosa), evitando la formación de burbujas sobre la superficie que podrían dar lugar a manchas opacas sobre la tira.
- Aplicar cuidadosamente la muestra en forma de línea fina, mediante un capilar o –preferentemente– un aplicador, evitando el exceso de muestra que, podría dar lugar a distorsión en el trazado.
- No utilizar el tampón, para más de dos o tres separaciones.
- Asegurarse siempre de que el contacto con los electrodos –preferentemente de grafito- sea adecuado.
- Garantizar la correcta limpieza de la cubeta y de todos los recipientes utilizados.
- Mantener en todo momento un estado de hidratación de las tiras adecuado (ni demasiada humedad para evitar la difusión de las bandas, ni demasiada sequedad que podría propiciar el depósito de proteínas en exceso).

Electroforesis de muestras de orina

El objetivo fundamental de la electroforesis en una muestra de orina, es la detección de la proteína de Bence-Jones. Aparece como una o dos bandas en la zona beta-gamma y más raramente en la zona de alfa-2 o alfa-1. El método electroforético, es el procedimiento más seguro para su detección ya que el llamado "test del calor" para la búsqueda de esta proteína proporciona aproximadamente 2/3 de falsos negativos y 1/5 de falsos positivos, y las tiras reactivas que detectan proteínas en orina, no son útiles para el hallazgo de proteína de Bence-Jones.

Inmunoelectroforesis

De forma semejante a la descrita para las proteínas séricas, se realiza frecuentemente en el laboratorio, la electroforesis de otras sustancias de gran interés clínico como las lipoproteínas, la hemoglobina y otras, susceptibles de ionización en función del pH y, por tanto, de desplazarse en el seno de un campo eléctrico.

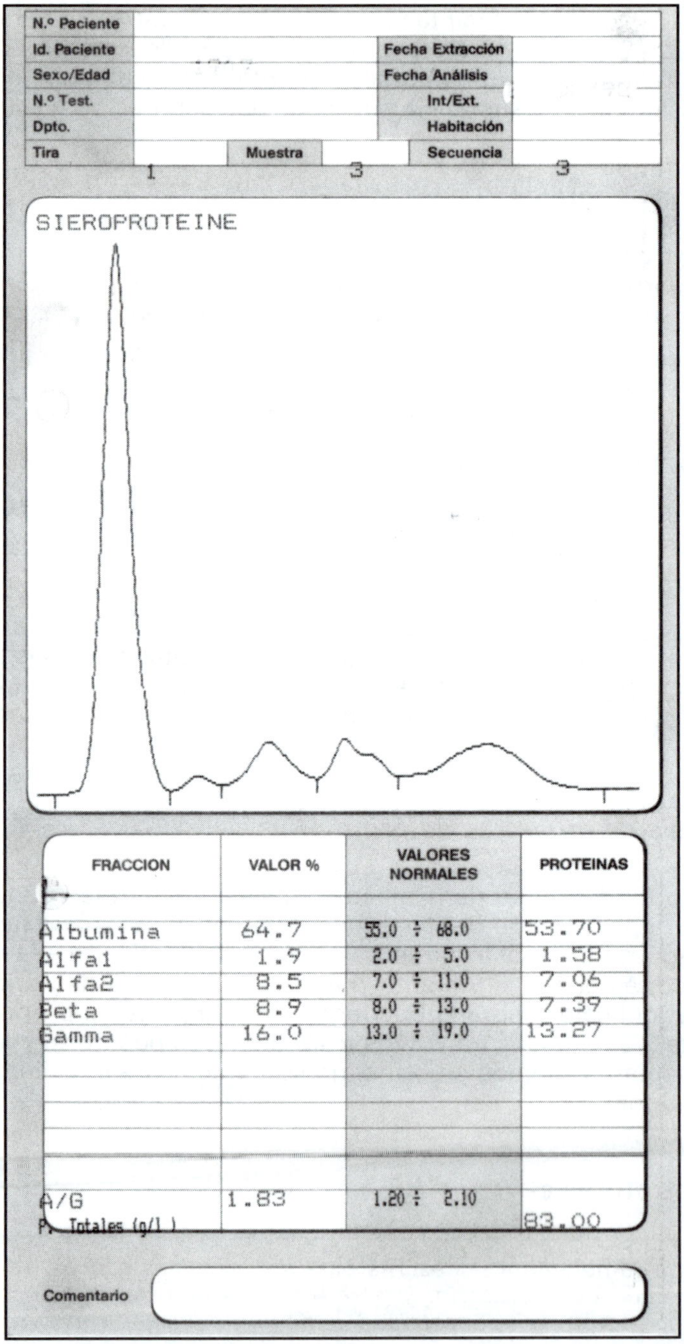

N.º Paciente			
Id. Paciente		Fecha Extracción	
Sexo/Edad		Fecha Análisis	
N.º Test.		Int/Ext.	
Dpto.		Habitación	
Tira 1	Muestra 3	Secuencia 3	

FRACCION	VALOR %	VALORES NORMALES	PROTEINAS
Albumina	64.7	55.0 ÷ 68.0	53.70
Alfa1	1.9	2.0 ÷ 5.0	1.58
Alfa2	8.5	7.0 ÷ 11.0	7.06
Beta	8.9	8.0 ÷ 13.0	7.39
Gamma	16.0	13.0 ÷ 19.0	13.27
A/G	1.83	1.20 ÷ 2.10	
P. Totales (g/l)			83.00

Comentario

Figura 8.3. *Cuantificación de proteínas séricas por densitometría.*

4. INTERPRETACIÓN DE LOS DISTINTOS TRAZADOS ELECTROFORÉTICOS

La mayoría de las ocasiones, el examen visual del trazado electroforético, realizado por una persona experta, es suficiente para poder llevar a cabo una interpretación. Frecuentemente, proporciona mayor información sobre una determinada patología que las concentraciones numéricas de las distintas fracciones, (mediante lectura por fotometría) de manera que existe una gran relación entre los distintos trazados o patrones electroforéticos (cuadro 8.2. Patrones electroforéticos más importantes) y ciertas patologías.

En general dichos patrones, proporcionan gran información acerca de lo que ocurre en el organismo durante determinados procesos. Las enfermedades tienen patrones predominantes, sin embargo, al no ser específicos, no permiten por si solos llevar a cabo el diagnóstico.

5. REALIZACIÓN PRÁCTICA DE LA ELECTROFORESIS DE PROTEÍNAS SÉRICAS

1. Preparación de la cubeta

- Cubeta límpia y seca.
- Rellenar con tampón ambos lados, sin que entren en contacto.
- Tapar para evitar la evaporación del tampón.

2. Preparación del soporte inerte

- Coger la tira por un extremo utilizando pinzas.
- Si no tienen ninguna marca que indique cúal es la cara absorbente, realizar un corte en la parte inferior derecha.
- Sumergir las tiras de 5 a 15 minutos en la solución tampón de la cubeta con la cara absorbente hacia arriba y procurando que no queden adheridas.
- Extraerlas con pinzas y eliminar el exceso de tampón, colocándolas entre dos papeles de filtro.
- Colocar las tiras sobre el puente de la cubeta con la cara absorbente hacia arriba, quedando los extremos en contacto con el tampón. Poner el extremo inferior derecho en la zona del cátodo (negativa).
- Tapar la cubeta y esperar de 2 a 5 minutos para la estabilización de las tiras en el medio.

Cuadro 8.2. *Patrones electroforéticos más importantes*

Patrón electroforético		Características		
RESPUESTA INFLAMATORIA		– En general un patrón de respuesta inflamatoria aparece en: • Postoperatorio inmediato. • Artritis reumatoide. • Infarto agudo de miocardio • Tumores. • Enfermedades infecciosas.		
RESPUESTA INFLAMATORIA	AGUDA	• No es específico de enfermedad. • Indica que la afección se encuentra en estadío agudo (normalmente por inflamación). • Se produce una elevación de los reactantes en fase aguda, y una disminución de algunas proteínas transportadoras.	↑	– Alfa-1 antitripsina. – Haptoglobina. – C_3. – Fibrinógeno. – Proteína C reactiva.
RESPUESTA INFLAMATORIA	AGUDA		↓	– Albúmina. – Transferrina.
RESPUESTA INFLAMATORIA	RETARDADA	• Aparece en infecciones subagudas y crónicas. • Es similar al anterior pero con un ↓ de las Ig. • En las infecciones crónicas se observa una ↓ de la fracción albúmina.	↑	– Alfa -1 glucoproteína (infeccion subagudas). – Haptoglobina y ceruloplasmina (subaguda). – Fibrinógeno (subagudas). – C3 (subagudas). – IgG, IgA e IgM (crónicas) – Proteína C reactivas (subagudas).
RESPUESTA INFLAMATORIA	RETARDADA		↓	– Prealbúmina (en subagudas y crónicas). – Transferrina (en ambas).
RENAL		– Refleja pérdida de proteínas por orina, especialmente de albúmina y gammaglobulinas. – Se caracteriza fundamentalmente por: • Hipoalbuminemia y descenso de prealbúmina. • Aumento acusado de alfa-1 antitripsina, alfa-2 macroglobulina y beta lipoproteína. • Hipogammaglobulinemia.		
HEPÁTICO		– Las alteraciones hepáticas tendrán siempre una gran repercusión en el nivel de proteínas plasmáticas. – En general, un patrón hepático grave (cirrótico) se va a caracterizar por: • Hipoalbuminemia y descenso de prealbúmina. • Aumento acusado de alfa-1 antiripsina, alfa-2 y beta. • Aumento de la banda de las gammaglobulinas debido a las IgA, IgG y las igM. Se va a producir una unión de las fracciones β y γ (el llamado puente beta-gamma) característico de la cirrosis hepática.		
HIPOPROTEINÉMICO		– En él se observa una disminución considerable de todas las fracciones excepto de las de las globulinas alfa-1 y alfa-2 que aparecen normales o ligeramente aumentadas.		
CARACTERÍSTICO DE GAMMAPATÍA MONOCLONAL		– Aparece un trazado hipergamaglobulinémico amplio caracterizado por una disminución de la fracción albúmina y un aumento importantísimo de la fracción γ.		

3. Aplicación de la muestra

- Colocar unas gotas de suero con una pipeta Pasteur en un portaobjetos y extender ligeramente.
- Poner en contacto el aplicador con la muestra, éste tomará la cantidad adecuada.

- Depositar la muestra sobre la tira a 1 cm del borde catódico (extremo negativo) por simple contacto del aplicador con la tira.

4. Migración electroforética

- Conectar la cubeta a la fuente de alimentación.
- Poner en marcha el alimentador y regularlo.

  I = 0,1 A Macro: 65 minutos a 200 v.
  Micro: 35 minutos a 200 v.

5. Revelado

- Introducir las tiras en una cubeta con **colorante** (negro amido) durante 10 minutos.
- Introducir las tiras en 3 o 4 cubetas con **decolorante** agitando suavemente hasta que el fondo de la tira no tenga color y únicamente se aprecien teñidas las bandas electroforéticas
- Eliminar el exceso de decolorante situando la tira entre 2 hojas de papel de filtro.

6. Cuantificación por espectrofotometría

- Poner en 6 tubos de ensayo el **disolvente** de la siguiente forma:

  Tubos números 1, 3, 4, 5 y 6 con 3 ml de disolvente.

  Tubo número 2 con 9 ml de disolvente.
- Cortar las fracciones de la tira y poner la fracción de albúmina en el tubo número 2 (fracción de más color). El tubo número 1 es el blanco y los restantes tubos se llamarán α_1, α_2, β y γ. Marcar todos los tubos e introducir las fracciones de la tira correspondientes.
- Tapar cada tubo con parafilm y agitar hasta que la fracción quede disuelta.
- Medir en espectrofotómetro la absorbancia de cada tubo a 640 nm.
- Cálculos:

  En el mismo suero se ha realizado la determinación de proteínas totales previamente y por relación con los valores de absorbancia y concentración obtener los valores de concentración y porcentajes de las diferentes fracciones.

Ejemplo:	0,820 (aborbancia del total de proteínas(*)).... 100 %
	0,279 (absorbancia de tubo n.° 2) x
	x = 34 % (Porcentaje fracción albúmina)

(*) La suma de las absorbancias de todas las fracciones obtenidas

Ejemplo:	6,4 mg/dl (concentración de PT)........... 100 %
	x .... 34 %
	x = 2,17 mg/dl (Concentración de albúmina)

7. Resultados obtenidos en la práctica

	%	mg/dl	Absorbancia	%	mg/dl	Interpretación
Albúmina						
α_1						
α_2						
β						
γ						
P.T.						

Unidad didáctica 9

CROMATOGRAFÍA

CONTENIDOS

1. INTRODUCCIÓN/GENERALIDADES.
2. CLASIFICACIÓN DE LOS MÉTODOS CROMATOGRÁFICOS.
3. APLICACIONES.
   Análisis cualitativo.
   Análisis cuantitativo.
4. ESTUDIO DE ALGUNOS DE LOS MÉTODOS CROMATOGRÁFICOS MÁS IMPORTANTES
   Cromatografía plana.
   Cromatografía en papel.
   Cromatografía en capa fina (TLC).
   Cromatografía en columna.
   Cromatografía de gases.
   Cromatografía de gas-líquido.
   Cromatografía de líquidos de alta resolución (HPLC).

1. INTRODUCCIÓN / GENERALIDADES

La cromatografía, agrupa un importante y diverso conjunto de métodos, que permiten separar componentes estrechamente relacionados en mezclas complejas.

En todas las separaciones cromatográficas, la muestra que se desea separar, se disuelve en la denominada "fase móvil" que, normalmente está formada por un gas, o un líquido.

Durante el proceso cromatográfico, se hace pasar la fase móvil a través de una "fase estacionaria", inmiscible, la cual se mantiene fija en una columna o en una superficie sólida que actúa como soporte.

Las dos fases –móvil y estacionaria– se eligen de tal forma que los componentes de la muestra, se distribuyen de forma distinta entre ambas. Aquellos componentes que son fuertemente retenidos por la fase estacionaria, se mueven lentamente con el flujo debido a la fase móvil. En cambio, aquellos componentes de la muestra que tienen una reducida afinidad por la fase estacionaria, se desplazan con una mayor rapidez al ser arrastrados por la fase móvil.

Como consecuencia de estas diferencias en la movilidad, las distintas sustancias que componen la muestra sometida a la cromatografía, se separan en una serie de bandas que, en última instancia, pueden ser analizadas tanto *cualitativa* como *cuantitativamente.*

En general, algunas de las ventajas que como métodos de separación y análisis de sustancias presentan las técnicas cromatográficas, –que explican su gran difusión– son fundamentalmente:

- Rapidez.
- Simplicidad.
- Moderado coste.
- Gran aplicación como métodos de separación.
- Posibilidad de proporcionar también resultados cuantitativos de las sustancias ya separadas.

2. CLASIFICACIÓN DE LOS MÉTODOS CROMATOGRÁFICOS

Algunos de los criterios que más frecuentemente sirven para clasificar los distintos tipos de cromatografía son:

- Aquel que hace referencia a la forma en que la fase móvil y la estacionaria se ponen en contacto.

- El que se realiza en función de la naturaleza de la fase móvil y de la fase estacionaria.
- El que únicamente hace referencia al tipo de interacción establecida entre las sustancias que se desean separar y la fase estacionaria.

Cuando el criterio de clasificación hace referencia a la forma en que las fases –móvil y estacionaria– se ponen en contacto, se distinguen básicamente, dos tipos de cromatografía:

- Cromatografía plana.
- Cromatografía en columna.

En la cromatografía ***plana***, la *fase estacionaria* se mantiene sobre una placa lisa, o impregnando un soporte plano de papel. Durante el proceso cromatográfico la fase móvil, se desplaza a través de ella por capilaridad o por gravedad.

En la cromatografía ***en columna,*** la fase estacionaria se encuentra en el interior de un tubo –normalmente de fino calibre– a través del cual, se hace pasar la fase móvil mediante presión o simplemente por acción de la gravedad.

Aunque ambos tipos de cromatografía tienen su propia identidad, los procesos físico-químicos en los que se basan son idénticos y por tanto, lo analizado para un tipo de cromatografía puede ser adaptado fácilmente a la otra.

Cuando la clasificación de los métodos cromatográficos se realiza en función del tipo de fase móvil y estacionaria, así como en la clase de equilibrios implicados en la transferencia de las distintas sustancias entre ambas fases (Cuadro 9.1. Clasificación general de métodos cromatográficos I) puede distinguirse entre:

- Cromatografía de líquidos.
- Cromatografía de gases.
- Cromatografía de fluidos supercríticos.

Dependiendo exclusivamente del tipo de interacción existente entre las sustancias que se desean separar y la fase estacionaria, las técnicas cromatográficas (Cuadro 9.2. Clasificación general de métodos cromatográficos II) pueden ser:

- De adsorción.
- De reparto.
- De intercambio iónico.
- De penetrabilidad.
- De afinidad (su empleo se restringe a trabajos de investigación).

Cuadro 9.1. *Clasificación general de técnicas cromatográficas*

<table>
<tr><td colspan="6">– Clasificación realizada en función del tipo de fase móvil y de fase estacionaria, así como del tipo de equilibrios implicados en la transferencia de las distintas sustancias entre ambas fases.</td></tr>
<tr><th>Técnica</th><th>Método específico</th><th>Fase móvil</th><th>Fase estacionaria</th><th>Equilibrio establecido durante el proceso</th><th>Observaciones</th></tr>
<tr><td rowspan="4">Cromatografía de líquidos (LC)</td><td>Líquido-líquido (reparto)</td><td>Líquido</td><td>Líquido adsorbido sobre un sólido</td><td>– Distribución entre líquidos inmiscilbles</td><td rowspan="4">Puede realizarse indistintamente, en columna o sobre superficies planas</td></tr>
<tr><td>Líquido-sólido (adsorción)</td><td>Líquido</td><td>Sólido</td><td>– Adsorción</td></tr>
<tr><td>Intercambio iónico</td><td>Líquido</td><td>Resina de intercambio iónico</td><td>– Intercambio iónico</td></tr>
<tr><td>Exclusión por tamaño</td><td>Líquido</td><td>Líquido en los intersticios de un sólido polimérico</td><td>– Distribución/exclusión</td></tr>
<tr><td rowspan="3">Cromatografía de gases (GC)</td><td>Gas-líquido</td><td>Gas</td><td>Líquido adsorbido sobre un sólido</td><td>– Distribución entre un gas y un líquido</td><td rowspan="5">Únicamente pueden ser realizadas en columna</td></tr>
<tr><td>Gas-fase enlazada</td><td>Gas</td><td>Especies orgánicas enlazadas a una superficie sólida</td><td>– Distribución entre un líquido y una superficie enlazada</td></tr>
<tr><td>Gas-sólido</td><td>Gas</td><td>Sólido</td><td>– Adsorción</td></tr>
<tr><td rowspan="2">Cromatografía de fluidos supercríticos (SFC)</td><td></td><td>Fluido supercrítico</td><td>Especies orgánicas enlazadas a una superficie sólida</td><td>– Distribución entre un fluido supercrítico y una superficie enlazada</td></tr>
<tr><td colspan="4">– Técnica híbrida entre la cromatografía de gases y la de líquidos (combina alguna de las mejores características de ambas).
– En una cromatografía en columna.
– Su importancia radica en poder separar y determinar compuestos que no pueden ser analizados por GC ni por LC:
• Compuestos no volátiles a los que no se les puede aplicar la GC
• Compuestos que no poseen grupos funcionales que hagan posible aplicar la LC.
Nota: Los fluidos supercríticos tienen densidades, viscosidades y otras propiedades que son intermedias entre las de una sustancia en estado gaseoso y en estado líquido.</td></tr>
</table>

3. APLICACIONES GENERALES DE LAS TÉCNICAS CROMATOGRÁFICAS

En la actualidad, las técnicas cromatográficas son las más utilizadas para *separar* sustancias químicas estrechamente relacionadas entre sí, siendo útiles también para *identificar* –análisis cualitativo– y *cuantificar* –análisis cuantitativo– dichas sustancias, una vez separadas.

Cuadro 9.2. *Clasificación general de las técnicas cromatográficas II*

<table>
<tr><td colspan="4">- Esta nueva clasificación está realizada en función del tipo de interacción existente entre las sustancias que se desean separar y la fase estacionaria.</td></tr>
<tr><td rowspan="4">DE ADSORCIÓN</td><td colspan="3">- Normalmente se realiza en columna (ésta se llena de una sustancia adsorbente adecuada).
- Las sustancias a separar se colocan disueltas en la parte superior de la columna.
- Los distintos disolventes que van pasando a lo largo de la columna, separan los diferentes componentes de la muestra, debido a la diferente solubilidad de cada uno de ellos en el líquido disolvente.
- Tras la cromatografía, cada componente va a salir de la columna -elución- en momentos diferentes pudiendo ser separados.
- Una vez separados puede procederse a la cuantificación de las diferentes fracciones.</td></tr>
<tr><td colspan="2">Adsorbentes más utilizados</td><td>Disolventes más utilizados</td></tr>
<tr><td colspan="2">- Alúmina
- Sílice
- Carbonato cálcico</td><td>- Eter de petróleo
- Tetracloruro de carbono
- Eter etílico
- Acetona
- Benceno
- Metanol
- Etanol
- Agua</td></tr>
<tr><td>Utilidad</td><td colspan="2">- Se suele utilizar en el laboratorio para la separación de diversas sustancias (17-cetoesteroides, 17-OH-corticoides, catecolaminas, etc.) en la orina.</td></tr>
<tr><td rowspan="2">DE REPARTO</td><td colspan="3">- Permite separar las sustancias en base a la diferente distribución de éstas entre una fase orgánica y una fase acuosa.
- Puede realizarse:
• En papel
• En capa fina
• En columna
- La cromatografía en papel, es fundamentalmente una técnica de reparto líquido-líquido, en la que el agua suele actuar como fase estacionaria y distintos disolventes orgánicos como fase móvil.</td></tr>
<tr><td colspan="3">- Se define Rf de una sustancia como el cociente entre la distancia recorrida por dicha sustancia y la recorrida por el frente cromatográfico. Es característico de cada sustancia y varía con la temperatura, el pH del medio, la cantidad de sustancia aplicada, etc.</td></tr>
<tr><td rowspan="2">DE INTERCAMBIO IÓNICO</td><td colspan="3">- Está basada en las interacciones electrostáticas entre grupos ionizables de la sustancia a separar y los grupos cargados unidos a un soporte inerte.
- Cambiadores iónicos: Sustancias insolubles que contienen grupos cargados unidos covalentemente a iones móviles de signo contrario que neutralizan los grupos fijos.
• Estos iones móviles, pueden intercambiarse de forma reversible con otros iones de la misma carga
• Los cambiadores (tanto los catiónicos como los aniónicos) pueden ser fuertes o débiles.
- El mecanismo de acción de esta cromatografía es una unión reversible entre los compuestos a separar y los cambiadores de manera que una vez introducidos en la columna los diferentes compuestos se quedan más o menos retenidos dependiendo de la interacción con los cambiadores presentes en la columna.
- A continuación, se introduce un tampón de pH adecuado que va a permitir que las sustancias separadas y retenidas se liberen de la unión con el cambiador y salgan ya separadas de la columna.</td></tr>
<tr><td>Utilidad</td><td colspan="2">- Aplicación en bioquímica para la separación de aminoácidos, péptidos,proteínas, nucleótidos y en general para todos aquellos compuestos que tengan naturaleza iónica (hemoglobinas, isoenzimas, etc.).</td></tr>
<tr><td rowspan="2">DE PENETRABILIDAD</td><td colspan="3">- Frecuentemente denominada "filtración en geles".
- Separa las distintas sustancias en función de su:
• Forma.
• Tamaño.
- Fase estacionaria: Es un gel -polímero anhidro muy hidrófilo- que se hincha al sumergirlo en agua o en soluciones electrolíticas.
- Fase móvil: Agua, o cualquier solución electrolítica.
- La elución o salida de las sustancias de la columna sólo depende de la forma y tamaño, y es independiente:
• Del eluyente o fase móvil utilizado.
• De su pH.
• De su fuerza iónica.
- Una vez introducidas en el gel, cuanto menores sean las moléculas de las sustancias a separar, más tardarán en salir de la red porosa → Eluirán más tarde.</td></tr>
<tr><td>Utilidad</td><td colspan="2">- Separación de sustancias de peso molecular elevado (péptidos, proteínas, polisacáridos, ácidos nucléicos), purificación de ciertas sustancias, etc.</td></tr>
</table>

Análisis cualitativo

A nivel *cualitativo*, la cantidad de información obtenida a partir de una cromatografía es limitada (se obtienen datos del tiempo de retención y de la posición de la sustancia en la fase estacionaria tras la elución), si se compara con la que proporcionan otras técnicas como la espectroscopía de masas o de resonancia magnética nuclear.

No obstante, a partir de cromatogramas obtenidos de una misma sustancia problema, con diferentes fases móviles y a diversas temperaturas de elución, (extracción de una sustancia del medio que la ha adsorbido) se pueden obtener datos adicionales de gran interés.

Pese a sus limitaciones, la cromatografía es una técnica muy utilizada para detectar la presencia y –sobre todo– la ausencia, de determinados componentes en mezclas con un número limitado de componentes de los cuales se conoce su identidad. Si en el desarrollo cromatográfico de una muestra no aparece el pico correspondiente a una determinada sustancia, quiere decir que está ausente (puede estar presente, pero a una concentración inferior al límite de detección del sistema utilizado).

A menudo, se recurre a la cromatografía para favorecer análisis espectroscópicos posteriores de muestras muy complejas, cuya utilidad sería muy limitada sin la separación previa obtenida tras un adecuado desarrollo cromatográfico.

Análisis cuantitativo

Las técnicas cromatográficas pueden también proporcionar información *cuantitativa* acerca de las especies separadas:

- En la *cromatografía plana*, el área cubierta por las sustancias separadas, sirve como parámetro para proceder al análisis cuantitativo.
- En la *cromatografía en columna*, se utiliza para ello, la altura o el área de los diferentes picos obtenidos, al compararlos con determinados "patrones".

En general, si se controlan adecuadamente, todos estos parámetros varían linealmente con la concentración de manera que, permiten llevar a cabo el análisis *cuantitativo* de las sustancias separadas.

El método más sencillo para dicho análisis, consiste en someter a una cromatografía, una serie de diluciones obtenidas a partir de un patrón cuya composición es similar a la de la muestra problema. Seguidamente se obtienen los "cromatogramas" de los distintos patrones y se representan gráficamente las alturas o áreas de pico, en función de la concentración.

La representación de los datos, debe dar lugar a una línea recta que pase por el origen de coordenadas. Los análisis *cuantitativos* están basados en la gráfica así obtenida.

4. ESTUDIO DE ALGUNOS DE LOS MÉTODOS CROMATOGRÁFICOS MÁS IMPORTANTES

Cromatografía plana

La cromatografía plana, la integran un conjunto de técnicas ampliamente difundidas por la sencillez del equipo experimental requerido, que pueden considerarse incluidas dentro de la cromatografía líquida (LC) debido a que la fase móvil es líquida.

En ella, la fase estacionaria no se encuentra en el interior de una columna sino extendida en una superficie plana y la fase móvil líquida se desplaza por *capilaridad* o por *adsorción.*

En función del tipo de superficie que actúe como soporte, se pueden distinguir dos tipos fundamentales de cromatografía plana:

- La cromatografía en papel (PC).
- La cromatografía en capa fina (TLC).

Cromatografía en papel

En la ***cromatografía en papel***, la fase estacionaria –generalmente de naturaleza líquida– se encuentra adsorbida entre las fibras de una tira de papel. Aunque intervenga también un proceso de adsorción sobre el soporte sólido, es esencialmente una cromatografía de "reparto" cuya técnica general de realización consiste básicamente en:

- Colocar en una tira de papel de filtro de tamaño adecuado, una gota de solución de la muestra que se desea analizar (con un capilar o una micropipeta) de manera, que el diámetro total de la misma no sea superior a 5 mm.

  Las características del soporte de papel, influyen decisivamente en la velocidad de desarrollo y por tanto en la eficacia de la separación.

- Dejar secar.
- Una vez seca, colocar la tira en una cubeta de vidrio bien cerrada, que contenga el eluyente (líquido de desarrollo). El proceso puede desarrollarse de dos formas:
  - Ascendente → El eluyente sube por el soporte de papel, apoyado en el fondo del recipiente.
  - Descendente → El papel se mantiene colgado de la parte superior del recipiente y el eluyente va descendiendo.

  El descendente es un método mucho más rápido, aunque no se consiguen tan buenas separaciones.

- Dejar que éste fluya por la tira de papel, pasando entre sus fibras por capilaridad (desarrollo del cromatograma).
- Una vez finalizada la cromatografía, sacar la tira de papel de la cubeta señalando el nivel exacto alcanzado por el líquido de desarrollo, secarla y proceder al revelado de las distintas manchas obtenidas.

La separación deseada, se produce por el reparto de las sustancias de la muestra entre la humedad retenida en el soporte (fase estacionaria) y el líquido eluyente que las atraviesa (fase móvil).

Las sustancias muy solubles en el líquido de desarrollo, se moverán libremente con éste, mientras que las que sean muy solubles en agua quedarán retenidas. Esta afinidad relativa se conoce como factor de retención (Rf) y representa la relación existente entre la distancia recorrida por la sustancia y la recorrida por el líquido de desarrollo:

$$\text{Rf} = \frac{\textit{Distancia recorrida por la sustancia}}{\textit{Distancia recorrida por el líquido de desarrollo}}$$

El valor de Rf está condicionado por diversos factores, entre los que destacan:

- La composición del líquido de desarrollo.
- La temperatura de realización de la técnica cromatográfica.
- Las características del soporte utilizado (grosor, tamaño de poro, etc.).

Para poder considerar el valor de Rf como característico de cada sustancia, es necesario especificar muy claramente las condiciones en que se ha realizado la medición.

La elección del líquido de desarrollo es fundamental para obtener una buena separación cromatográfica. El tipo seleccionado, va a depender de la naturaleza de las sustancias que se desean separar, de manera que:

- Para la separación de compuestos polares se utilizarán eluyentes con agua.
- Para separar sustancias poco polares se elegirán eluyentes no acuosos.

En ocasiones, se llevan a cabo dos desarrollos cromatográficos de este tipo, utilizando eluyentes distintos y en direcciones perpendiculares –*cromatografía bidimensional*– obteniéndose así mejores separaciones de los distintos componentes de la muestra.

Revelado

Para el revelado de las "manchas" puede recurrirse tanto a procedimientos de tipo físico como a procedimientos químicos.

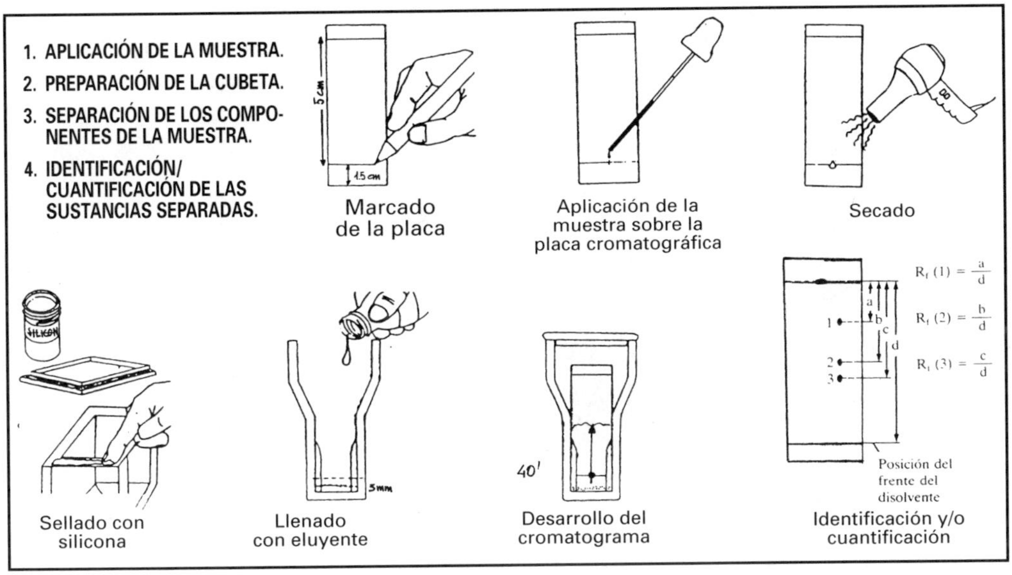

Figura 9.1. *Cromatografía en capa fina (EQ-100).*

Uno de los procedimientos *físicos* que pueden ser utilizados, consiste en pulverizar una sustancia fluorescente (eje., fluoresceína) sobre el soporte de papel, de manera que al iluminarlo con una fuente de luz ultravioleta, se observan las distintas manchas oscuras sobre un fondo fluorescente.

Los procedimientos *químicos* más usados, consisten en pulverizar el soporte de papel con agentes reveladores que den reacciones coloreadas con los distintos componentes de la muestra problema. Algunos de los agentes reveladores más utilizados para cromatografía en papel son:

- Ninhidrina al 0,25% en acetona (o al 3% en etanol) → Para el revelado de aminoácidos.
- Nitrato de plata amoniacal, o ftalato de anilina al 2,5% en butanol → Revelado de azúcares.

Tras el revelado (figura 9.2. Cromatografía plana con revelado químico) para la determinación *cualitativa* de los componentes de la muestra, se mide la distancia recorrida por cada uno de ellos y la recorrida por el disolvente, calculando para cada sustancia el valor de su Rf. Para ello, resulta imprescindible estandarizar convenientemente las condiciones –T.ª, pH, etc.– en las que se realiza el ensayo.

La determinación *cuantitativa* de cada componente, puede llevarse a cabo mediante fotometría (medida del color de las distintas manchas obtenidas tras el revelado). Otro método utilizado consiste en someter una mezcla patrón, al mismo desarrollo cromatográfico al que se somete la muestra problema y comparar los resultados obtenidos tras el desarrollo cromatográfico.

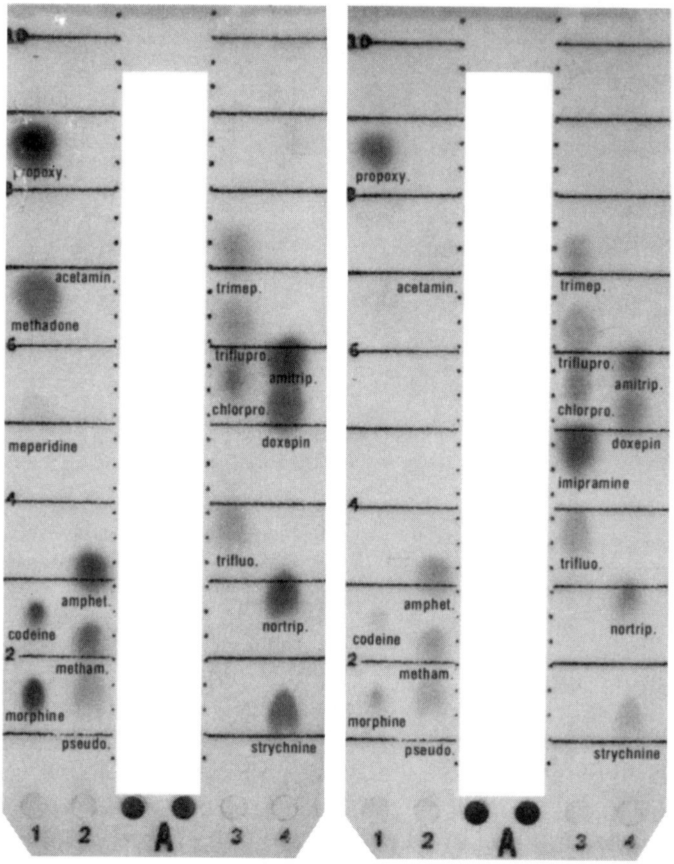

Figura 9.2. *Desarrollos cromatográficos en cromatografía plana, con revelado químico.*

Cromatografía en capa fina (TLC)

La TLC (Thin layer chromatography), es una técnica de reparto líquido-líquido, en la que también son muy importantes las interacciones por adsorción. El soporte de la fase estacionaria, es un material poroso, pulverulento, extendido sobre una superficie de vidrio, plástico o metal, por el que fluye la fase móvil por capilaridad.

El material poroso utilizado puede ser de:

- Celulosa.
- Gel de sílice.
- Poliamida.

- Gel de óxido de aluminio.
- Gel de silicato magnésico.

La CCF (figura 9.1. Cromatografía en capa fina EQ-100), es una técnica más rápida y más sensible que la cromatografía en papel y se utiliza para la separación de sustancias de bajo peso molecular (distintos aminoácidos, lípidos, hidratos de carbono, etc.).

Suele llevarse a cabo de forma ascendente –de forma semejante a la de papel– y frecuentemente se utiliza la técnica bidimensional, combinando dos sistemas distintos de disolventes.

La elución de los componentes se realiza mediante el raspado de las distintas manchas en el soporte y posterior extracción con disolventes adecuados. Una vez han sido extraídos se procede a la identificación (análisis cualitativo) y a la cuantificación (análisis cuantitativo) de los distintos componentes.

Cromatografía en columna

La denominada *cromatografía de elución en columna*, implica el transporte de una sustancia a través de una columna por la adición continuada de nueva fase móvil. Las sucesivas adiciones de fase móvil, hacen descender las moléculas de la muestra sometida a cromatografía por la columna en una serie continuada de transferencias que tienen lugar entre las fases móvil y estacionaria.

El desplazamiento de los distintos componentes de la muestra sólo puede ocurrir en la fase móvil y por tanto, la velocidad de migración va a depender del tiempo que cada componente permanezca en esta fase. Esta fracción de tiempo, va a ser pequeña para aquellas sustancias que son retenidas fuertemente por la fase estacionaria y viceversa.

En cualquier caso, la diferencia de velocidad de los distintos componentes va a permitir su separación, objetivo final de la cromatografía.

El aislamiento de las distintas sustancias que hayan podido ser separadas, se consigue haciendo pasar suficiente fase móvil a través de la columna, hasta que las diferentes fracciones individuales salgan de ella pudiendo así ser detectadas (mediante un sistema de detección adecuado), o recogidas independientemente.

Como *detector* debe ser utilizado aquel que sea capaz de identificar cada una de las fracciones de la muestra sometida al proceso cromatográfico.

Si la señal recogida por el detector es representada en función del tiempo (o del volumen de fase móvil añadida), se obtiene una gráfica donde aparecen una serie de picos –"cromatograma"– y que puede se utilizado tanto para el análisis cualitativo como para el cuantitativo.

El tiempo que transcurre desde que se inyecta la muestra en la columna hasta que el pico cromatográfico alcanza el detector, se denomina tiempo de retención (t_R)

Un proceso de separación cromatográfica será más efectivo cuanto más separadas aparezcan unas bandas de otras. Simultáneamente a esta separación –deseable– se procuce un proceso de ensanchamiento de las distintas bandas que disminuye la resolución (medida cuantitativa de la capacidad de una columna para separar dos sustancias) de la técnica cromatográfica empleada.

La utilización de columnas de desarrollo suficientemente largas, incrementa el grado de resolución cromatográfica.

Para obtener el máximo rendimiento de cualquier proceso cromatográfico en columna –***optimización***- se recurre a modificar de forma controlada todas aquellas condiciones experimentales implicadas en él, hasta conseguir que los distintos componentes de una mezcla se separen totalmente y en el menor tiempo posible.

Cromatografía de gases

En esta técnica de separación, la muestra se volatiliza y posteriormente es inyectada en una columna cromatográfica. El proceso de elución es llevado a cabo por la acción de un gas inerte (fase móvil), cuya única función es la de transportar la muestra a través de la columna.

En función de la naturaleza de la fase estacionaria, la cromatografía de gases puede ser de dos tipos:

- Cromatografía gas-líquido (GLC).
- Cromatografía gas-sólido (GSC).

La primera de ellas, conocida normalmente como *cromatografía de gases* (GC), es ámpliamente utilizada y está basada en la distribución de la muestra entre una fase móvil gaseosa y una fase líquida retenida sobre la superficie de un sólido inerte.

La *cromatografía gas-sólido* necesita de una fase estacionaria sólida en la cual, mediante adsorción física, son retenidos los distintos componentes de la mezcla problema. Su aplicación -bastante limitada- se reduce a la separación de ciertas sustancias gaseosas de bajo peso molecular.

Cromatografía de gas-líquido

Actualmente, dada su gran utilidad, existen una gran variedad de equipos de cromatografía de gases y todos ellos cuentan con:

- Un soporte informático que permite el control automático de la mayor parte de los parámetros que, de una u otra forma, pueden influir en el desarrollo cromatográfico (temperatura de la columna, caudal e inyección de la muestra, etc.).
- Una tecnología que les permite obtener un alto grado de rendimiento a un coste moderado.
- Columnas "capilares", capaces de separar una gran cantidad de sustancias en un tiempo relativamente corto.

De entre todos los componentes básicos de un cromatógrafo de gases destacan por su importancia, los siguientes:

- El gas portador.
- El sistema de inyección de la muestra.
- La columna de desarrollo.
- El sistema de detección.

El denominado ***gas portador***, debe ser químicamente inerte y su elección suele estar determinada por el tipo de detector utilizado en cada caso. Debe ser suministrado a la presión adecuada y estar libre de agua e impurezas. Entre los gases portadores más utilizados se encuentran:

- El helio.
- El nitrógeno.
- El hidrógeno.
- El dióxido de carbono.

El tamaño de la muestra y la forma en que ésta es introducida en la columna, determina en gran parte la eficacia del proceso cromatográfico. Concretamente, la ***inyección*** lenta de muestras demasiado grandes, da lugar a bandas anchas y por tanto a una deficiente resolución en el proceso de separación. El sistema más utilizado para la inyección de la muestra (líquida o gaseosa), consiste en la utilización de una microjeringa aplicada en la cabeza –parte inicial– de la columna.

El volumen de muestra inyectado depende del tipo de columna utilizado (ordinaria o capilar). Cuando la columna es capilar, el volumen de muestra requerido es tan pequeño, que se utiliza un "divisor", que únicamente deja pasar a la columna una parte de la muestra y desecha el resto

En la cromatografía de gases pueden ser empleadas dos tipos de ***columnas de desarrollo*** *(Cuadro 9.3. Características generales de las columnas cromatográficas)*:

- Columnas de relleno (empaquetadas).
- Columnas capilares (tubulares abiertas).

Cuadro 9.3. *Características generales de las columnas cromatográficas*

	Columnas de relleno	Columnas capilares
Diámetro interno	2 - 4 mm	0,1 - 0,75 mm
Longitud	1 - 6 metros	10 - 100 metros
Tamaño de la muestra	10 - 10^6 ng	10 - 1000 ng
Presión relativa	Alta	Baja
Velocidad relativa	Lenta	Rápida
Material de fabricación	– Vidrio – Sílice fundida – Acero inoxidable – Teflón	
Forma	– Normalmente helicoidal	

Aunque las *columnas de relleno* han sido muy utilizadas, actualmente, debido a su gran rapidez y eficacia las *columnas capilares* las están desplazando rápidamente en la mayor parte de las aplicaciones analíticas.

Un **detector** ideal para cromatografía de gases debería reunir, al menos, las siguientes características (actualmente, no hay ningún detector que las posea todas):

- Adecuada sensibilidad (la de los detectores actuales, oscila entre 10^{-8} y 10^{-15} g de muestra/s).
- Buena estabilidad.
- Gran reproductibilidad.
- Un amplio margen de temperaturas de trabajo posibles (desde temperatura ambiente hasta, al menos, 350 °C).
- Un reducido tiempo de respuesta, independiente de la cantidad de muestra detectada.
- Alta fiabilidad.
- Fácil manejo.
- Que no destruya la muestra.

Los detectores más utilizados hoy en día, son los siguientes:

– De *ionización de llama* → Uno de los más usados y útiles.

– De *conductividad térmica* → Uno de los primeros que se utilizaron y, todavía con gran aplicación.

- *Termoiónicos* → Selectivos de los compuestos que contienen fósforo y nitrógeno.
- De *captura electrónica* → De respuesta selectiva, muy sensible a los compuestos que contienen grupos funcionales electronegativos –halógenos, peróxidos, insecticidas clorados– e insensible a grupos funcionales como aminas, alcoholes e hidrocarburos.
- De *emisión atómica* → Es el más reciente, basado en la espectroscopía de emisión atómica.

Las aplicaciones más importantes de este tipo de cromatografía son básicamente:

- *Método de separación* inmejorable para muestras orgánicas complejas, compuestos organometálicos y sistemas bioquímicos.
- *Proporcionar un medio donde poder llevar a cabo determinados análisis.*

Para el análisis de tipo cualitativo, puede recurrirse a los tiempos o volúmenes de retención de las sustancias analizadas, en la columna cromatográfica, mientras que para el cuantitativo se utilizan los picos o áreas del cromatograma obtenido.

Cromatografía de líquidos de alta resolución (HPLC) (figura 9.3. HPLC)

En una primera etapa, la cromatografía de líquidos se realizaba en columnas de vidrio con diámetros comprendidos entre 1 y 5 cm y longitudes entre 50 y 500 cm. Los tiempos de separación de las distintas muestras, eran largos y frecuentemente duraban varias horas.

Los primeros intentos para acelerar el procedimiento clásico mediante la aplicación de vacío o por bombeo, no resultaron efectivos.

Los avances tecnológicos de los últimos años han permitido poner en funcionamiento una serie de métodos cromatográficos para los que se emplea la denominación de cromatografía de líquidos de alta resolución (HPLC) que son los más utilizados en la actualidad, y que se caracterizan por:

- Su gran sensibilidad.
- Su capacidad para proporcionar determinaciones cuantitativas exactas.
- Su gran utilidad a la hora de separar sustancias no volátiles, o termolábiles.
- Poder ser utilizados para sustancias de gran interés en la industria, en muchos campos de la ciencia, etc.

La cromatografía de líquidos de alta resolución, puede ser utilizada como método de separación de sustancias tan variadas como:

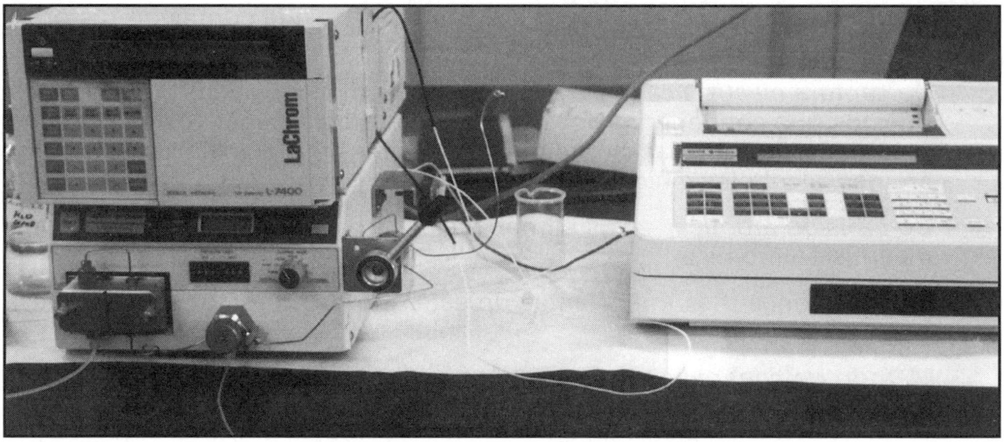

Figura 9.3. *Disposición de un HPLC.*

- Plaquicidas.
- Hidrocarburos
- Aminoácidos.
- Proteínas
- Ácidos nucleicos.
- Azúcares.
- Drogas.
- Terpenoides

Básicamente, un cromatógrafo de líquidos de alta resolución, consta de los siguientes componentes:

- Sistema impulsor de la fase móvil.
- Inyector.
- Formador de gradiente (no es indispensable).
- Columna.
- Detector.
- Registro-integrador.

El ***sistema impulsor***, es la parte más sensible del cromatógrafo. Debe estar libre de vibraciones que afecten al flujo y por tanto a la detección de los compuestos. Actualmente, los más utilizados son los de bombas de dos pistones que actúan de forma recíproca, desfasadas un ángulo de 180°, consiguiendo así un impulso constante (normalmente actúan a presiones entre 0 y 450 atmósferas, aproximadamente).

Los primeros ***inyectores*** usados en HPLC, eran de diafragma, entrando la muestra directamente en la corriente de disolvente. Con este sistema se afectaba la presión y además no resultaba útil cuando las presiones utilizadas eran muy elevadas. Los sistemas actuales de inyección, utilizan un dispositivo especial que evita las interferencias en la corriente de disolvente.

Los cromatógrafos de líquidos pueden utilizar fases móviles cuya composición varía contínuamente (gradiente). Los primeros sistemas que permitían la formación de estos gradientes, en este tipo de cromatografía eran de dos bombas. Hoy día, algunos sistemas utilizan ***formadores de gradientes*** con una sola bomba.

El sistema HPLC, emplea ***columnas*** muy variadas ya que utiliza para separar los componentes de la muestra problema, distintos tipos de interacción entre las moléculas. Por lo general, las columnas suelen ser de acero inoxidable (últimamente se ha introducido un sistema nuevo de cartuchos de un material plástico compresible, que hace desaparecer los espacios muertos de la columna).

Como relleno de la columna, en cromatografía de líquidos se han utilizado dos tipos básicos:

- Pelicular.
- De partícula porosa.

El primero, consiste en bolas de vídrio o de polímero, no porosas y esféricas con diámetros entre 30 y 40 micrómetros, en cuya superficie se deposita una capa delgada de sílice o de una resina de intercambio iónico.

El relleno de partícula porosa, lo forman micropartículas porosas (de sílice, alúmina o resinas de intercambio) con diámetros entre 3 y 10 micrometros.

Los ***detectores*** en cromatografía de líquidos presentan una baja fiabilidad y no son aplicables universalmente. Tres, son los sistemas básicos de detección en HPLC:

- La absorbancia.
- El índice de refracción.
- La fluorescencia.

Los *detectores de absorbancia* (los más usados) pueden ser de longitud de onda fija –son los más exactos– o variable. La sensibilidad de estos últimos es también aceptable.

Mediante el sistema de ***registro e integración***, se obtiene en forma de picos sobre una gráfica, cada una de las sustancias separadas. Mediante el dispositivo integrador, se calcula el área bajo cada uno de los picos del cromatograma. Utilizando patrones de concentración conocida, es posible obtener la concentración de cada una de las sustancias separadas (determinación cuantitativa).

Unidad didáctica 10

TÉCNICAS ELECTROQUÍMICAS

CONTENIDOS

1. BASES DE ELECTROQUÍMICA

La química electroanalítica abarca un grupo de métodos analíticos cuantitativos basados en las propiedades eléctricas de la disolución de un analito cuando forma parte de una célula eléctrica.

La **célula electroquímica** está constituida por dos conductores llamados **electrodos**, cada uno sumergido en una solución adecuada de **electrolito**, un **puente salino** inerte entre ambos para que circule la corriente eléctrica y un **potenciómetro** para medir la diferencia de potencial generada.

1.1. Fundamento

Cuando un metal se sumerge en una disolución de sus propios iones, se crea una diferencia de potencial entre el metal y la solución producida por la tendencia de los átomos del metal a pasar a la disolución como iones, liberando electrones en el proceso. La lámina de metal introducida en la solución se llama electrodo, el sistema completo se denomina semicélula y la reacción que se produce es :

$$\underset{\text{átomo metálico neutro}}{M^\circ} \longrightarrow \underset{\text{ion positivo}}{M^+} + \underset{\text{electrón}}{e^-}$$

ÁNODO

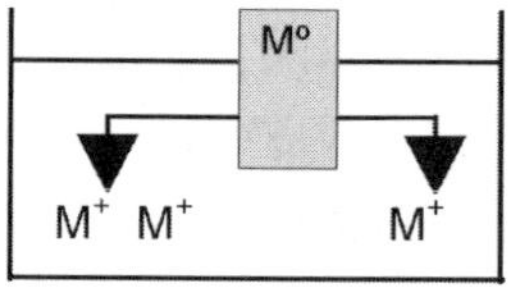

Figura 10.1. *Semicélula del ánodo.*

Esta es una reacción de oxidación ya que el metal pasa de estado neutro a positivo y el electrodo se llama, por definición, ánodo.

Con algunos metales ocurre el proceso contrario, los iones metálicos de la disolución toman electrones y pasan a átomos neutros que se depositan en el electrodo. Esta es una reacción de reducción del ión metálico y el electrodo recibe el nombre de cátodo.

$$\underset{\text{ion positivo}}{M^+} + \underset{\text{electrón}}{e^-} \longrightarrow \underset{\text{átomo metálico neutro}}{M^\circ}$$

CÁTODO

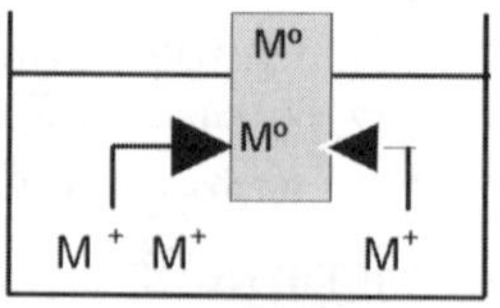

Figura 10.2. *Semicélula del cátodo.*

En ambos casos la magnitud del potencial generado se encuentra en relación con la concentración, o más bien la actividad, de los iones metálicos en la solución.

Algunos ejemplos de estos sistemas capaces de generar un potencial son: plata/iones plata, cobre/iones cobre, etc. Hay que tener en cuenta, sin embargo, que también existen otros sistemas generadores de este tipo de potencial como son elementos no metálicos (halógenos y oxígeno), sistemas de oxido-rreducción y ciertos sistemas de membranas.

1.2. Ecuación de Nernst

En los sistemas vistos anteriormente la relación entre el potencial generado en la semicélula y la concentración de la disolución implicada viene dada por la ecuación de Nernst:

$$E = E_o + \frac{RT}{nF} \, ln \text{ (concentración iónica molar)}$$

E = potencial de la semicélula.
E_o = potencial de la semicélula en condiciones estándar.
R = constante (8,314 J/grado).
T = temperatura absoluta.
n = número de electrones puestos en juego en la reacción (coincide con el cambio de valencia del metal).
F = constante de Faraday (96493 °C).
ln = logaritmo neperiano (en base e).

Se aprecia que el potencial de una semicélula es función de ciertas variables tales como:

- Temperatura.
- Concentración de la disolución.
- Número de electrones intercambiados.

Si se sustituye T por su valor a 25 °C (298 °K), las constantes R, F, y se multiplica por 2,303 para pasar de logaritmos neperianos a decimales, la ecuación anterior se transforma en:

$$E = E_o + \frac{0{,}0591}{n} \log \text{ (conc. iónica molar)}$$

Y si el proceso se considera como una reacción redox, la expresión de la ecuación será:

$$E = E_o + \frac{0,0591}{n} \log \frac{(ox)}{(red)} \qquad \text{o bien,} \qquad E = E_o - \frac{0,0591}{n} \log \frac{(red)}{(ox)}$$

Siendo: (*ox*) = concentración de la forma oxidada del ion metálico.
(*red*) = concentración de la forma reducida del ion metálico.

En la ecuación de Nernst el símbolo E_0 es el potencial de la semicélula en condiciones estándard y se define como el potencial del electrodo cuando todos los reactivos y productos tienen una actividad igual a la unidad. Los potenciales estándar de las distintas semicélulas están calculados experimentalmente.

1.3. La célula electroquímica

No es posible medir directamente la diferencia de potencial generado entre el metal y la solución de la semicélula. Para ello es necesario unir dos semicélulas de forma que los potenciales generados en cada una de ellas se combinen formando una célula electroquímica con una diferencia de potencial que se manifiesta por un flujo de corriente eléctrica mensurable con un voltímetro. El ejemplo más típico es el de la célula de cinc/cobre.

El ánodo de cinc tiene un exceso de electrones por el proceso de disolución. Simultáneamente, el cátodo de cobre se empobrece en electrones, que son captados por los iones de la disolución. El exceso de electrones va desde el ánodo hasta el cátodo (por el conductor) y este flujo constituye la corriente eléctrica; el exceso de electrones en una parte y el defecto en la otra son responsables de la diferencia de potencial que persiste hasta que la reacción

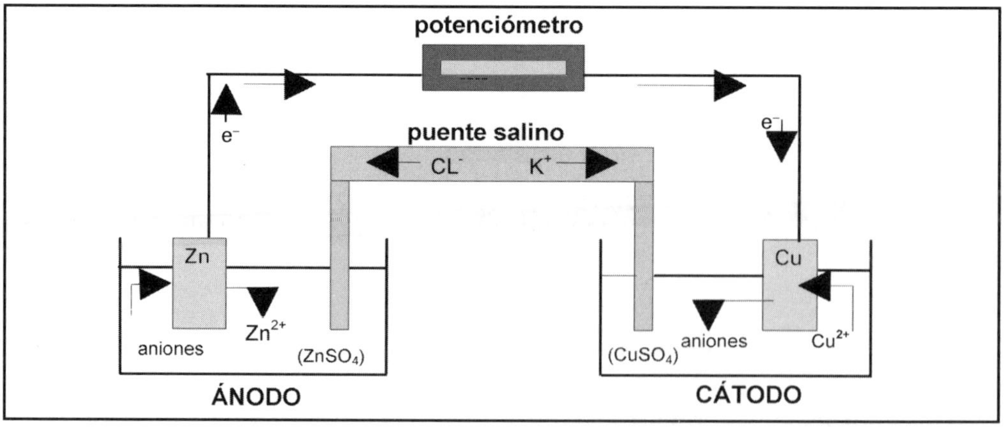

Figura 10.3. *Célula electroquímica de Zn/Cu.*

cesa. El circuito se completa con un potenciómetro y un puente salino que establece la conexión eléctrica y es habitualmente un gel en el que se disuelve un electrolito inerte (ClK).

Para medir el potencial (E) de una solución y relacionarlo con su actividad o concentración se necesita, por tanto, componer una célula electroquímica con dos semicélulas diferentes llamadas electrodo indicador y electrodo de referencia. El potencial del electrodo indicador responde proporcionalmente a la concentración de la sustancia de interés, mientras que el electrodo de referencia mantiene un voltaje constante y conocido. Lo que se mide realmente es la variación de potencial con respecto a esa semicélula invariable, que se considera de referencia:

$$E_{cel} = E_{cátodo} - E_{ánodo}$$

dónde $E_{cátodo}$ y $E_{ánodo}$ son los potenciales de electrodo para las semirreacciones catódica y anódica.

2. TÉCNICAS ELECTROQUÍMICAS

Los métodos electroanalíticos se dividen en dos grandes grupos:

- Métodos que tienen lugar en la interfase del electrodo con la fina capa de disolución adyacente.
- Métodos basados en fenómenos que tienen lugar en la disolución y en los que se intentan evitar los fenómenos de las interfases.

Aunque el fundamento de cada método varíe, todos se basan en el empleo de la célula electroquímica, ya sea galvánica (con producción de energía eléctrica) o electrolítica (consume energía eléctrica) y tienen en común las siguientes características:

- Las medidas son generalmente específicas para un estado de oxidación de un elemento.
- La instrumentación es relativamente barata.
- Proporcionan información sobre las actividades en lugar de las concentraciones lo que es interesante en estudios fisiológicos.

Las técnicas electroquímicas más utilizadas en el laboratorio clínico son las amperométricas y las potenciométricas, fundamentalmente estas últimas.

Los **métodos potenciométricos** se basan en la medida del potencial de las células electroquímicas en ausencia de corriente.

Cuadro 10.1. Clasificación de las técnicas electroquímicas.

MÉTODOS ELECTROANALÍTICOS	En la interfase electrodo/solución	Estáticos (sin corriente)	Potenciometría
		Dinámicos (con corriente)	Culombimetría Amperometría Electrogravimetría
	En el seno de la disolución	Conductimetría	

Los **métodos amperométricos** se basan en la medida de la cantidad de corriente que fluye cuando se aplica un voltaje constante al electrodo de medida.

Su **utilidad** en el laboratorio es la siguiente:

1. Medida del pH.
2. Determinación de concentración de iones.
3. Medida de la presión parcial de gases (CO_2 y O_2).
4. Medidas del punto final de métodos volumétricos.
5. Medida del poder de oxidación o reducción de una solución.

El **equipo** requerido para estos métodos es simple, consta de:

- Electrodo de referencia.
- Electrodo indicador.
- Dispositivo para medir el potencial.

3. ELECTRODOS DE REFERENCIA

Los electrodos de referencia son semicélulas de potencial conocido y constante que se utilizan para componer una célula con otra semicélula y obtener una diferencia de potencial proporcional a la actividad de la sustancia a medir.

3.1. Electrodo de hidrógeno/ion hidrógeno

Consiste en un electrodo de Pt en una solución de HCl con hidrógeno a presión atmosférica que borbotea sobre la superficie de platino. La reacción de la semicélula es: $H \longrightarrow H^+ + e^-$.

Este electrodo se considera el electrodo estándar. Tiene un E_0 asignado a 25 °C de cero voltios por lo que conectando cualquier semicélula a ésta y midiendo el potencial desarrollado, se obtiene directamente el potencial relativo de la segunda semicélula. Así se obtiene el potencial estándar (E_0) de la mayoría de las semicélulas.

Aunque el electrodo de hidrógeno es la referencia estándar, no se utiliza habitualmente en los sistemas de medida por la dificultad de su mantenimiento y, por ello se han desarrollado otras semicélulas de referencia más estables.

3.2. Electrodo de calomelanos

Los electrodos de referencia de calomelanos constan de mercurio metálico en contacto con una disolución saturada de cloruro mercurioso Hg_2Cl_2 (calomelanos) y una concentración conocida de cloruro de potasio. Se representa como Hg I Hg_2Cl_2 (sat), KCl (x M) II.

El potencial de electrodo para esta semicélula está determinado por la reacción :

$$\underset{\text{(forma oxidada)}}{Hg_2Cl_2\,(s) + 2e^-} \rightleftarrows \underset{\text{(forma reducida)}}{2Hg\,(l) + 2Cl^-}$$

y depende de la concentración de cloruro x, por lo que este valor debe especificarse en la descripción del electrodo.

Los electrodos de calomelanos más comunes son los calomelanos 0,1M, 3,5M y saturados. En cada uno de ellos, la disolución está saturada de cloruro mercúrico y difieren sólo con respecto a la concentración de ClK.

La estructura más común de los electrodos de calomelanos comerciales consiste en un tubo externo de vidrio o de plástico que contiene un tubo interno formado por una pasta de cloruro de mercurio con mercurio metálico. Esta pasta está en contacto con la solución de electrolito (KCl) del tubo externo a través de una pequeña abertura como se observa en la figura 10.4.

3.3. Electrodo de plata / cloruro de plata

Consiste en un electrodo de plata sumergido en una disolución de cloruro de potasio que ha sido saturada de cloruro de plata y se representa como Ag I AgCl (sat), KCl (x M) II.

El potencial del electrodo se determina por la semirreacción:

$$AgCl + e^- \rightleftarrows Ag\,(s) + Cl^-$$

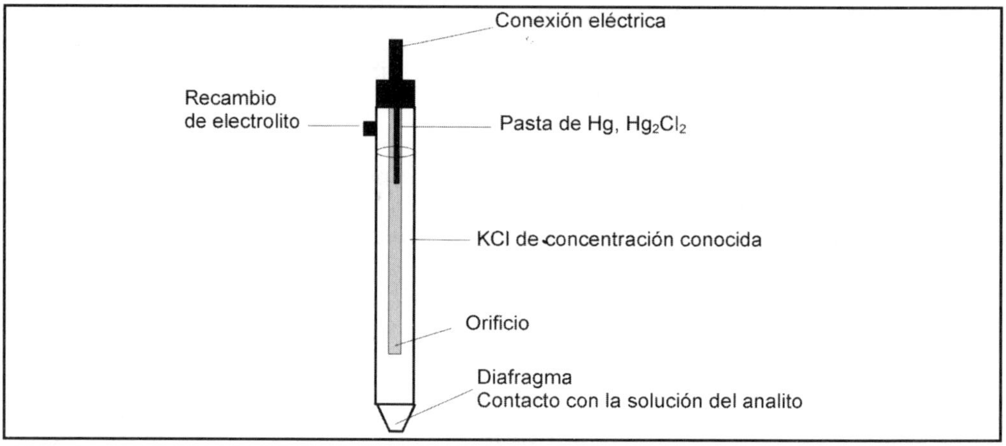

Figura 10.4. *Electrodo de calomelanos.*

Los modelos comerciales de estos electrodos son similares en apariencia externa a los de calomelanos, sin embargo el tubo interno se sustituye por un hilo de plata recubierto por una capa de cloruro de plata; este hilo está sumergido en una disolución de KCl saturada con cloruro de plata. Normalmente este electrodo se prepara con disoluciones de KCl 3M y saturada.

Los electrodos plata/cloruro de plata tienen la ventaja sobre los de calomelanos que se pueden utilizar a temperaturas superiores a los 60 °C.

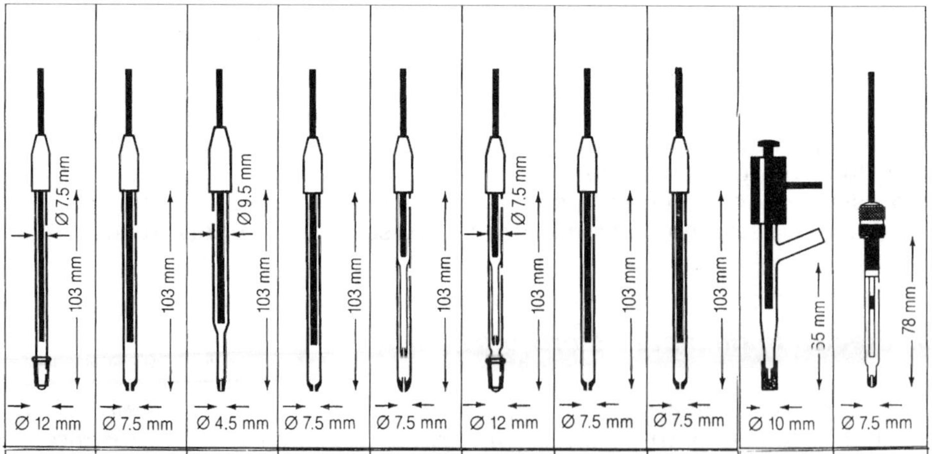

−10-60°C	−10-60°C	−10-60°C	0-60°C	−10-60°C	−10-60°C	−10-110°C	−10-40°C	0-60°C	0-60°C
Hg/Hg_2Cl_2	Hg/Hg_2Cl_2	Hg/Hg_2Cl_2	Hg/Hg_2SO_4	Hg/Hg_2Cl_2	Hg/Hg_2Cl_2	Ag/AgCl	Hg/Hg_2Cl_2	Hg/Hg_2Cl_2	Hg/Hg_2Cl_2
Sat. KCl	Sat. KCl	Sat. KCl	Sat. K_2SO_4	Sat. KCl	Sat. KCl	Sat. KCl	Sat. LiCl	Sat. KCl	Sat. KCl

Figura 10.5. *Electrodos de referencia comerciales.*

4. ELECTRODOS INDICADORES

Un electrodo indicador debe responder rápida y reproduciblemente a los cambios de actividad del analito cuando se pone en contacto con el mismo. Hay dos tipos de electrodos indicadores metálicos y de membrana.

4.1. Electrodos indicadores metálicos

Pueden distinguirse 4 tipos de electrodos:

- **Los de primera especie.** Se utilizan para determinar la actividad del catión derivado del metal del electrodo. En este caso interviene una única reacción. Por ejemplo, un electrodo indicador de cinc se puede utilizar para determinar iones Zn.
- **Los de segunda especie**. Un electrodo metálico puede determinar la actividad de un anión con el que su ion puede formar un precipitado o un ion complejo estable. Por ejemplo, la plata puede servir como un electrodo de segunda especie para aniones haluro.
- **Los de tercera especie.** Un electrodo indicador metálico puede dar respuesta a un catión diferente. Por ejemplo, un electrodo de mercurio se puede utilizar para la determinación de la actividad del calcio en disoluciones que contienen este ion.
- **Los electrodos redox.** Los electrodos construidos con platino, paladio, oro, u otros metales inertes sirven como electrodos indicadores para sistemas de oxido-reducción. Por ejemplo, la semicélula Pt I Fe^{2+} , Fe^{3+} II. El potencial de esta semicélula depende de las concentraciones de Fe^{2+} y Fe^{3+} presentes en la disolución y el platino actúa como electrodo inerte.

Los electrodos metálicos se usan para medidas directas. Los electrodos de platino y de oro se emplean para la determinación de potenciales de óxido-reducción en numerosos sistemas biológicos. Los electrodos de antimonio se utilizan poco, fundamentalmente sustituyendo a los de vidrio cuando éstos no resultan adecuados debido a su fragilidad.

4.2. Electrodos indicadores de membrana

Existe una amplia variedad de electrodos de membrana que permiten, mediante medidas potenciométricas directas, determinaciones rápidas y selectivas de **pH** y de numerosos cationes y aniones. Estos últimos se llaman **electrodos selectivos de iones (ISE)** debido a la alta selectividad de estos dispositivos.

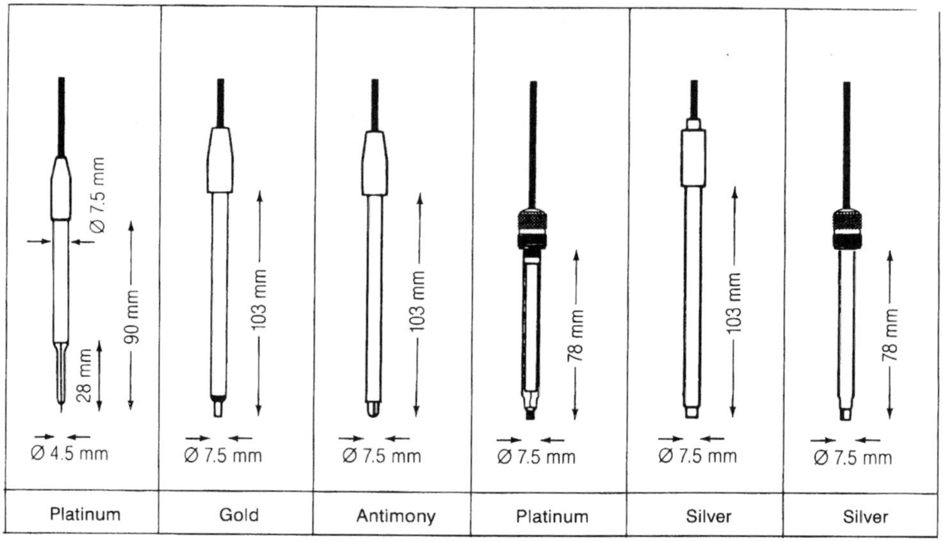

Figura 10.6. *Electrodos metálicos comerciales.*

Constan de una membrana que separa el interior del electrodo de la solución que hay que medir y tiene la función de permitir la difusión selectiva de los iones cuya actividad debe determinarse. En consecuencia, será necesario un electrodo diferente para cada sustancia. Son los electrodos más utilizados en el laboratorio clínico.

Tipos de electrodos de membrana:

- Electrodos de vidrio.
- Electrodos de membranas cristalinas.
- Electrodos de membranas líquidas.
- Electrodos selectivos a las moléculas.

4.2.1. Electrodo de vidrio para determinación del pH

El electrodo de vidrio consiste en una delgada membrana de vidrio sensible al pH dispuesta al final de un tubo de vidrio o plástico de paredes gruesas. El tubo contiene un pequeño volumen de ácido clorhídrico diluido saturado de cloruro de plata. Un hilo de plata inmerso en esta disolución de cloruro de plata, se conecta a una de las terminales de un voltímetro y un electrodo de referencia se conecta a la otra terminal. El pH se determina midiendo la diferencia de potencial a través de la membrana de vidrio que separa la disolución del analito de la disolución de referencia de concentración de hidrogeniones conocida (solución de HCl, generalmente 0,1N).

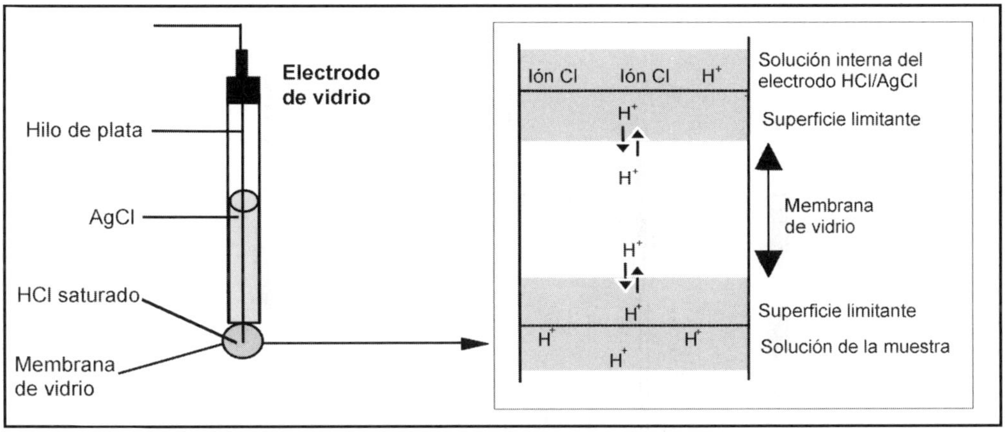

Figura 10.7. *Electrodo selectivo de pH.*

Como se observa en la figura, existe un transporte de carga eléctrica desde la superficie de vidrio expuesta a la solución de la muestra a la superficie interna del electrodo, por lo que se produce una diferencia de potencial entre ambos lados de la membrana sensible al pH proporcional a la actividad de los iones H^+.

El electrodo de vidrio tiene ciertas limitaciones que deben ser tenidas en cuenta como son:

- Error alcalino. Los electrodos de vidrio son algo sensibles a los iones de metales alcalinos a valores de pH superiores a 12. (Actividad de hidrogeniones baja y alta la de otros pequeños iones como Na^+. Se produce sensibilidad cruzada).
- Error ácido. A pH menor de 0,5 suelen obtenerse valores superiores a los reales.
- Potenciales de asimetría. Se originan por el envejecimiento del vidrio.

4.2.2. Electrodos ión-selectivos (ISE)

Se clasifican según las características de las membranas selectivas.

Electrodos de vidrio para cationes

Se ha comprobado que la corriente eléctrica es transportada por los cationes de menor carga del vidrio y cambiando la composición de éste, se han desarrollado electrodos que permiten la medida potenciométrica directa de iones monovalentes como Na^+, K^+, NH_4^+, Rb^+, Cs^+, Li^+, Ag^+. Así, por ejemplo, vidrios que contengan menos de un 1% de Al_2O_3 son sensibles a los iones hidrógeno pero casi insensibles a otros iones presentes en la diso-

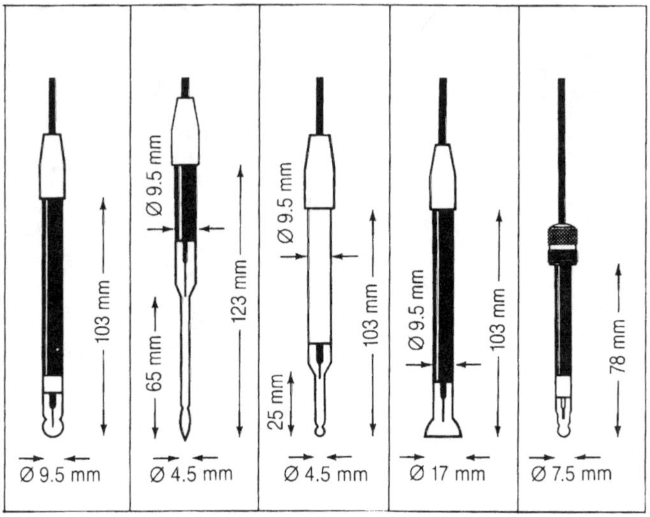

Figura 10.8. *Electrodos de vidrio comerciales.*

lución, mientras que el vidrio con un 18 % de $Al_2 O_3$ es altamente selectivo para el ion sodio. Estos electrodos son selectivos para cationes.

Electrodos de membranas cristalinas

Las membranas de los electrodos de vidrio descritos anteriormente contienen puntos aniónicos que atraen a ciertos cationes. En estos puntos, los cationes se fijan según su tamaño y carga. De forma similar, existen materiales que contienen huecos catiónicos para acomodar aniones de tamaño y carga adecuados. En este caso, los electrodos intercambian aniones.

Una membrana de este tipo suele tener un diámetro de unos 10 mm y un grosor de 1 ó 2 mm y se sitúa al final de un tubo plástico químicamente inerte como el teflón o el cloruro de polivinilo. Un ejemplo de este tipo de electrodo es el electrodo con membrana de fluoruro de lantano para la determinación del ion fluoruro.

El mecanismo de desarrollo de un potencial sensible al fluoruro es similar al descrito para las membranas de vidrio. La ionización crea una carga en la superficie de la membrana, en las dos interfases, como se observa en la figura 10.9. La magnitud de la carga depende de la concentración del ión fluoruro en la disolución.

Otros electrodos de este tipo son el electrodo de yoduro de plata para medida de los iones plata o yodo, el electrodo de cloruro de plata para la determinación de cloro iónico y se dispone de electrodos similares para la determinación de los iones cobre, cianuro, sulfuro, cadmio bromo y plomo.

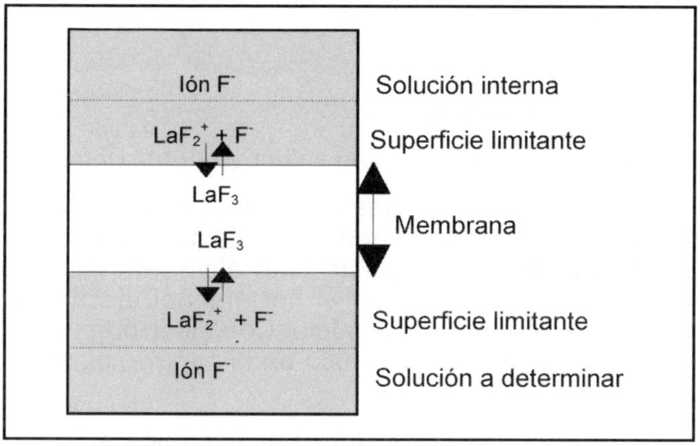

Figura 10.9. *Membrana del electrodo de fluoruro de lantano.*

Electrodos de membrana líquida

Las membranas líquidas se forman a partir de líquidos inmiscibles que se enlazan de forma selectiva con algunos iones (aniones y cationes). La membrana consta de un soporte sólido inerte que puede ser un disco de plástico poroso e hidrofóbico o membranas de cloruro de polivinilo que son más flexibles y manejables. Sobre el soporte se sitúa un intercambiador iónico líquido de naturaleza orgánica que penetra en los poros de éste.

En la figura 10.10 se observa un electrodo de membrana líquida sensible a un catión divalente. El líquido intercambiador iónico contenido en los tubos externos, por capilaridad llena los poros del soporte inerte. Para determinaciones de cationes divalentes, el tubo interno contiene una solución acuosa de concentración conocida de una sal del catión que se va a determinar (M_2Cl). Esta disolución está saturada de AgCl para formar un electrodo de referencia con el hilo de plata, el electrodo de Ag/AgCl.

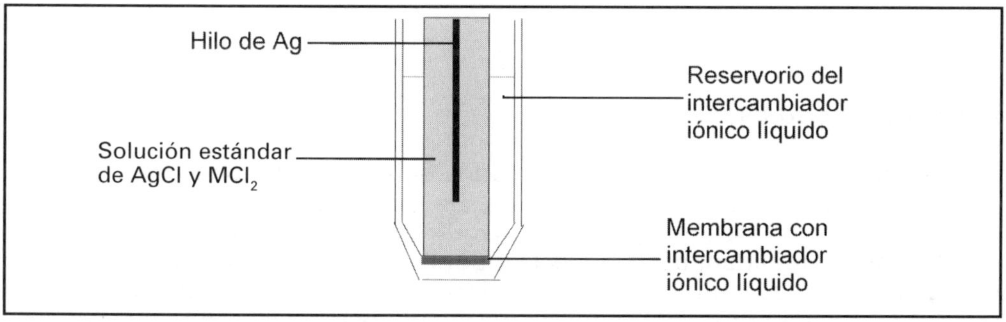

Figura 10.10. *Detalle de un electrodo de membrana líquida para cationes divalentes.*

Los líquidos activos en las membranas son de tres tipos:

- Intercambiadores catiónicos.
- Intercambiadores aniónicos.
- Compuestos neutros que complejan selectivamente determinados cationes.

Para la determinación de los iones **calcio** se ha desarrollado un electrodo selectivo en medio neutro que contiene el intercambiador iónico líquido ácido dodecilfosfórico en un disolvente polar. Este electrodo se encuentra en una matriz inerte de material sintético. En el interior del electrodo la membrana limita con una solución de cloruro de calcio. Con electrodos de este tipo puede determinarse la actividad del calcio iónico en la sangre, plasma, suero y otros líquidos biológicos.

Otro electrodo selectivo de gran importancia clínica es el de **potasio**. Existen algunas membranas líquidas selectivas para el potasio libres de interferencias con el sodio como la que se basa en el antibiótico valinomicina que presenta una gran afinidad por el potasio.

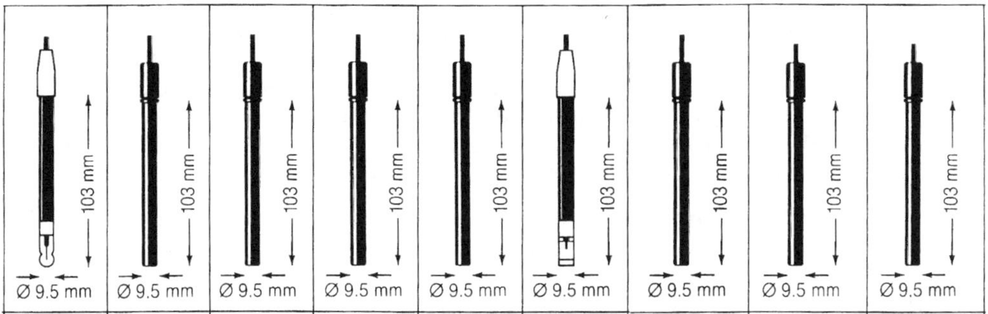

Na^+	Cl^-	Br^-	I^-	CN^-	F^-	Ca^{2+}	K^+	NH_4^+
10^0-10^{-5}	10^0-10^{-5}	10^0-10^{-6}	10^0-10^{-8}	10^{-3}-10^{-6}	10^0-3×10^{-7}	10^0-5×10^{-6}	10^0-10^{-6}	10^0-10^{-5}

Figura 10.11. *Electrodos ión-selectivos comerciales. Rango de concentración (M).*

4.2.3. Electrodos sensibles a gases

Aunque se trata también de electrodos selectivos de iones, se clasifican aparte por sus características especiales. Se utilizan para la determinación de gases disueltos o iones que pueden convertirse en gases disueltos por cambio de pH. Son en realidad, células electroquímicas construidas con un electrodo específico de iones y uno de referencia introducidos en una disolución interna que está retenida por una membrana permeable a los gases. En el laboratorio clínico, los electrodos gaseosos más importantes, desde el punto de vista práctico, son los utilizados para medir la presión de dióxido de carbono y oxígeno en sangre y en otros líquidos biológicos.

El **electrodo de CO_2** consiste en una modificación del electrodo de vidrio y mide el pH de una solución de bicarbonato. Está compuesto por un electrodo de pH, una membrana microporosa, de silicona o teflón, permeable al CO_2 y un electrodo de referencia de Ag/ClAg. Entre el electrodo de vidrio y la membrana permeable al gas, existe una disolución interna compuesta por una mezcla de bicarbonato sódico y cloruro sódico. Las propiedades de la membrana permiten que pasen a su través las pequeñas moléculas desprovistas de carga eléctrica (CO_2), impidiendo que lo hagan las cargadas, como el ion bicarbonato.

Cuando una disolución con CO_2 se pone en contacto con la membrana se produce la difusión del gas. En el medio acuoso se disocia y hace variar el pH de la solución de bicarbonato-cloruro de sodio, cambio que detecta el electrodo de vidrio. La reacción que se produce es:

$$CO_2 + H_2O \rightleftharpoons H_2CO_3 \rightleftharpoons H^+ + HCO_3^-$$

El valor del pH de la disolución interna depende únicamente de la P_{CO2}.

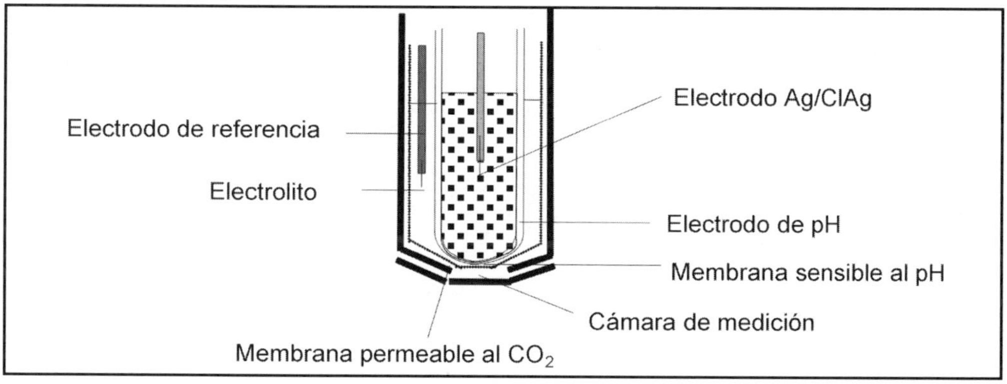

Figura 10.12. *Electrodo de CO_2.*

El **electrodo de O_2** o electrodo de Clark consiste en un cátodo de platino que está conectado a un ánodo de plata/cloruro de plata (electrodo de referencia), ambos sumergidos en solución electrolítica de ClK. La superficie del electrodo está recubierta por una membrana de polipropileno o polietileno que deja pasar las moléculas gaseosas como las de oxígeno y no es permeable para otros compuestos o iones. Este electrodo actúa en presencia de corriente eléctrica por lo que no se trata de un método potenciométrico, sino amperométrico. Cuando se aplica dicho potencial se lleva a cabo una reducción del O_2 en el electrodo según la reacción:

$$O_2 + 2\,H^+ + 4e^- \longrightarrow H_2O_2 + e^- \longrightarrow 2OH^-$$

Este movimiento electrónico del cátodo al ánodo constituye la corriente eléctrica cuya intensidad es proporcional al oxígeno difundido y se mide con un amperímetro.

Para compensar la alcalinización de la solución electrolítica debida a la formación de los hidroxilos en la reacción, se le añaden tampones fosfato.

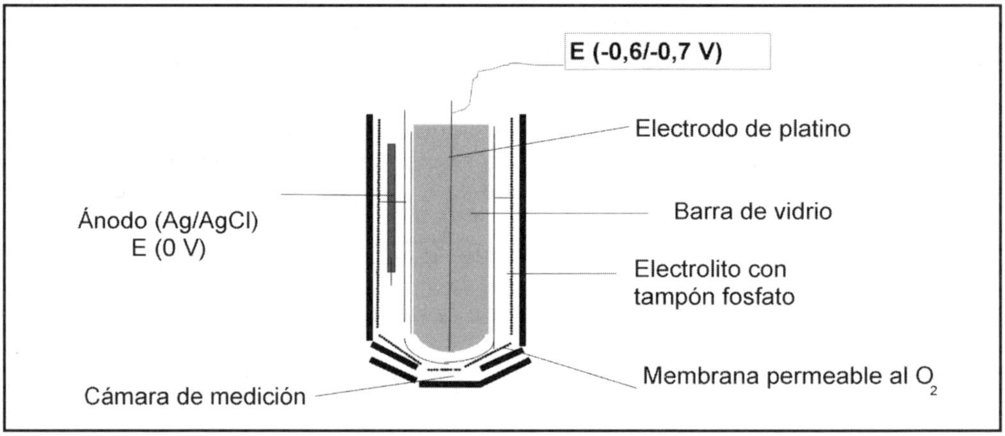

Figura 10.13. *Electrodo de O_2.*

5. DETERMINACIÓN DEL pH

5.1. Fundamento

El valor del pH se define como el logaritmo negativo de la actividad de los iones hidrógeno.

$$pH = -\log H^+$$

La actividad de iones H^+ puede determinarse potenciométricamente. Para ello se constituye una célula electroquímica con un electrodo indicador y otro de referencia, sumergidos en la solución cuyo pH se quiere determinar.

El electrodo indicador es el electrodo de vidrio cuyo potencial varía con la concentración de protones debido a la permeabilidad del vidrio a los iones hidrógeno.

El electrodo de referencia es de calomelanos saturado o de plata/cloruro de plata, de potencial conocido e independiente del pH.

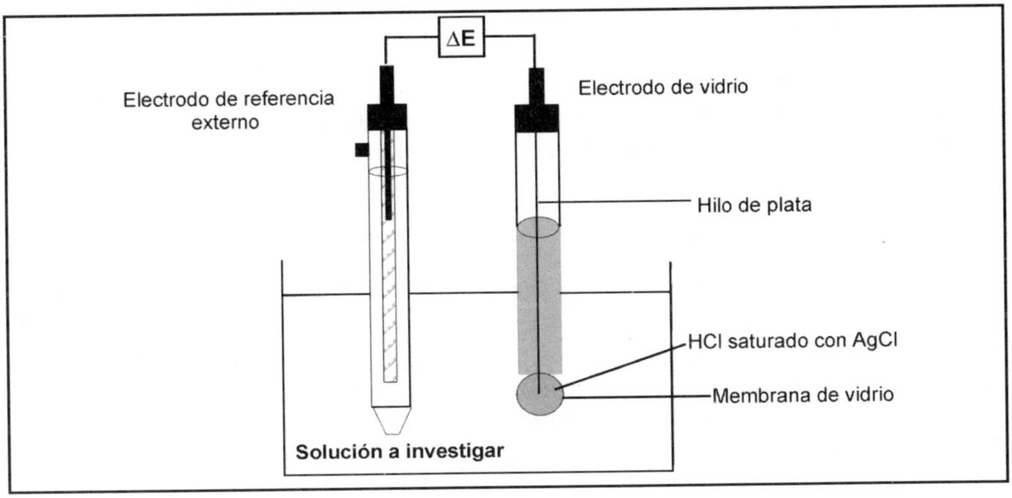

Figura 10.14. *Célula electroquímica para medida del pH.*

Esta célula de medida contiene en realidad dos electrodos de referencia, el electrodo externo de calomelanos y el interno de Ag/AgCl que lleva incorporado el electrodo de vidrio y que controla el potencial de la solución de HCl.

La fuerza electromotriz de la célula completa es:

$$\boxed{E\ (\text{célula}) = E\ (H^+) - E\ (\text{referencia})}$$

Como: $E\ (H^+) = E_o(H) + \frac{RT}{nF} \ln (H^+)$, despejando se obtiene :

$$E\ (\text{célula}) = E_o\ (H) + \frac{RT}{nF} \ln(H^+) - E\ (\text{referencia}) = E_o(H) + \frac{0{,}0591}{1} \log (H^+) - E\ (\text{referencia})$$

El potencial estándar $E_o\ (H^+)$ de la semicélula de hidrógeno es, por definición, igual a cero. Luego:

$$E(\text{célula}) = 0 + 0{,}0591 \log (H^+) - E(\text{referencia}) \quad \text{y despejando:}$$

$$-\log (H^+) = -\frac{E\ (\text{Célula}) - 0{,}246}{0{,}05991}$$

Siendo –0,246 el potencial estándar de un electrodo de calomelanos, si se sustituye este valor en la expresión matemática se obtiene la siguiente fórmula que relaciona el pH con el potencial medido de la célula:

$$pH = -\frac{E\ (\text{Célula}) - 0{,}246}{0{,}0591}$$

5.2. pH-metros

Los equipos potenciométricos que se emplean para la determinación cuantitativa del pH se denominan pH-metros y miden el potencial presentándolo en unidades de pH. Constan básicamente de los elementos siguientes:

- Electrodo indicador.
- Electrodo de referencia.
- Panel con escala en unidades de pH y mV y mandos para la calibración del pH y la temperatura.

Debido a que los cambios de temperatura modifican el potencial, (según la ecuación de Nernst), algunos pH-metros van equipados con una sonda de temperatura que realiza directamente la compensación de temperatura en las medidas del pH.

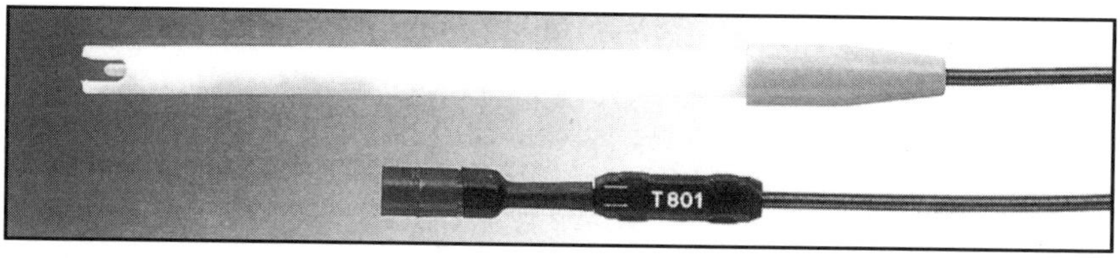

Figura 10.15. *Sondas de temperatura.*

Los electrodos indicador y de referencia pueden presentarse separados, o bien combinados en una misma unidad llamándose en este caso, **electrodo de pH combinado**.

5.3. Manejo del pH-metro

Aunque para manejar un pH-metro hay que seguir las normas e instrucciones indicadas por cada fabricante existen algunas consideraciones de carácter general a tener en cuenta:

- Después de conectar el pH-metro a la red y antes de su utilización :
  - Hay que esperar un tiempo de estabilización antes de utilizarlo.
  - Se debe hacer un lavado a fondo del electrodo con agua destilada y secarlo suavemente con un paño o papel de filtro procurando no tocar la membrana de vidrio.
- Debido a que el potencial varía con la temperatura habrá que efectuar la corrección, de forma manual o automática, ya que el valor de pH variará también.

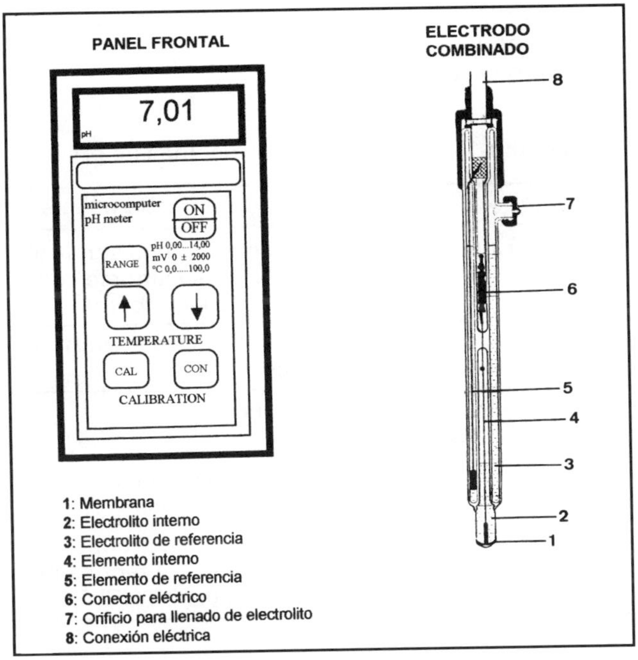

Figura 10.16. *pH-metro con electrodo combinado.*

- El electrodo de vidrio no realiza medidas absolutas de la concentración de hidrogeniones sino relativas, por lo que es imprescindible utilizar soluciones para el calibrado. Antes de cada serie de medidas debe calibrarse con soluciones de pH conocido (tampones). Normalmente se utiliza un tampón de pH neutro y otro de pH ácido o básico. La secuencia del calibrado es la siguiente:
  - Aclarar el electrodo con agua destilada, escurrir y secar suavemente.
  - Introducirlo en el tampón de pH 7 agitando ligeramente y ajustar hasta observar el valor 7 en la escala.
  - Aclarar el electrodo con agua destilada y escurrir bien.
  - Introducirlo en el tampón de pH 4 (u otro) y, si es necesario, ajustar.
  - Aclarar el electrodo con agua destilada.
- Para medir el pH de la muestra problema, sumergir el electrodo en la muestra previamente homogeneizada agitando durante unos segundos. El valor del pH aparecerá directamente en la pantalla del pH-metro. Entre muestra y muestra deberá aclararse el electrodo con agua destilada. Después de unas 10 determinaciones, volver a calibrar con el tampón de pH 7.
- Cuando no se utiliza, el electrodo debe mantenerse sumergido en una disolución de cloruro potásico o en agua destilada con el selector en posición cero.

A pesar de la buena utilización del electrodo de vidrio, se dan situaciones derivadas del uso que pueden conducir a medidas erróneas, estas anomalías y sus soluciones se detallan en el cuadro 10.2.

Cuadro 10.2. Errores en las medidas de pH

Si se observa	Soluciones
Nivel de electrolito (KCl) por debajo de 1 cm del orificio de entrada.	Reponer (algunos son irrellenables por lo que deben sustituirse cuando disminuye el nivel de electrolito).
Burbujas en el interior del electrodo.	Agitar el electrodo como un termómetro clínico.
Deterioro del tampón estándar (acción bacteriana sobre componentes orgánicos.	Sustituir.
Deshidratación del electrodo. (Demasiado tiempo destapado).	Dejar en solución de conservación (KCl) durante 12 horas.
Restos salinos en la superficie de la ampolla sensible.	Sumergir el electrodo en las soluciones indicadas por el fabricante o en: HCl, 0,1 M, NaOH, 0,1 M, HCl 0,1 M.

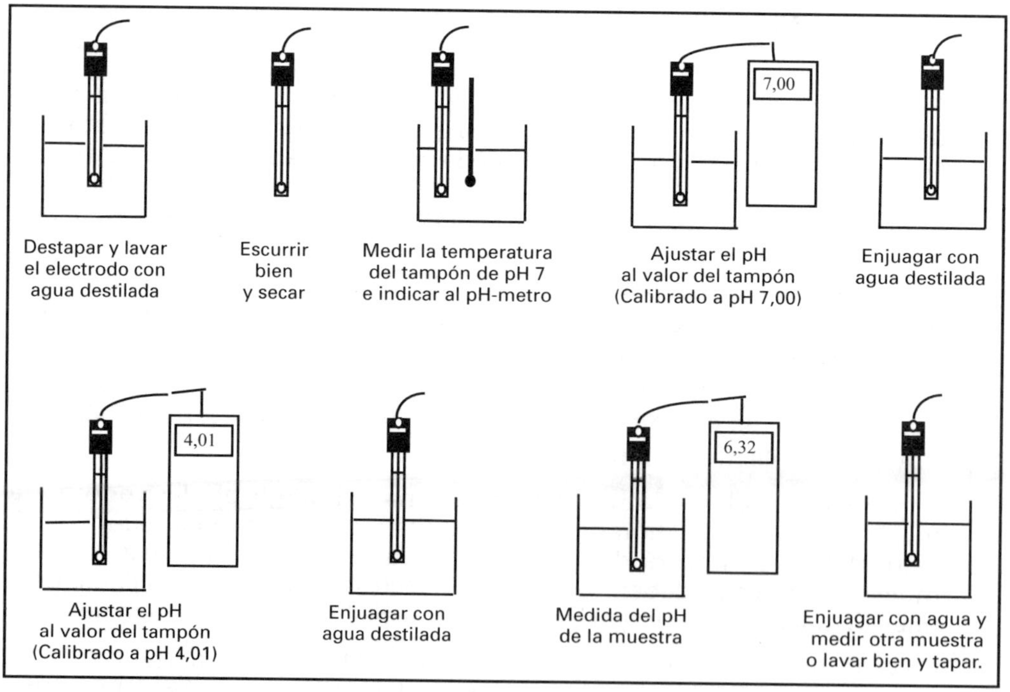

Figura 10.17. *Secuencia del manejo de un pH-metro.*

6. MEDIDA DE CONCENTRACIONES IÓNICAS

Estas medidas se llevan a cabo con los electrodos ión selectivos. Hay diferentes tipos de aparatos: desde ISE manuales hasta equipos automatizados combinados con PH-metro, ISE y medidas de gases, etc. Para su manejo deben seguirse las instrucciones del fabricante teniendo siempre en cuenta que:

- El electrodo selectivo no realiza medidas absolutas de la concentración sino relativas, por lo que son necesarias soluciones estándar para el calibrado. Normalmente se hacen calibrados a dos puntos, comenzando siempre con la solución de menor concentración.
- Los ISE suelen responder linealmente en el intervalo de concentraciones que va desde 10^{-7} hasta 10^{-3}. Sin embargo, cuando se trabaja con concentraciones cercanas al límite de detección habrá que utilizar más puntos de calibrado (calibrado a 5 puntos).
- Las medidas pueden hacerse de las dos formas vistas en la unidad didáctica 1.
  - Métodos de las adiciones.
  - Métodos de curvas estándar.
- Debido a que el potencial varía con la temperatura habrá que efectuar la corrección correspondiente (con sondas de temperatura o manualmente). Hay que asegurarse que las soluciones estándar y las muestras a analizar tienen el mismo pH, temperatura y fuerza iónica y, si es necesario, añadir tampón de ajuste de fuerza iónica.
- Algunos ISE son sensibles a la luz. Así, deben tomarse precauciones cuando se miden manualmente cloruros, yoduros y bromuros. Además, cuando se miden cloruros hay que tener en cuenta que no debe tocarse la zona sensible del electrodo con los dedos ya que la piel puede contaminar la muestra con Cl^-.
- Hay que asegurarse que la cámara de la membrana sensible contiene la cantidad correcta de electrolito, normalmente 250 µl, y que no haya burbujas en su interior. Una vez a la semana, debe aclararse el interior del electrodo con agua destilada y rellenarlo con electrolito fresco.

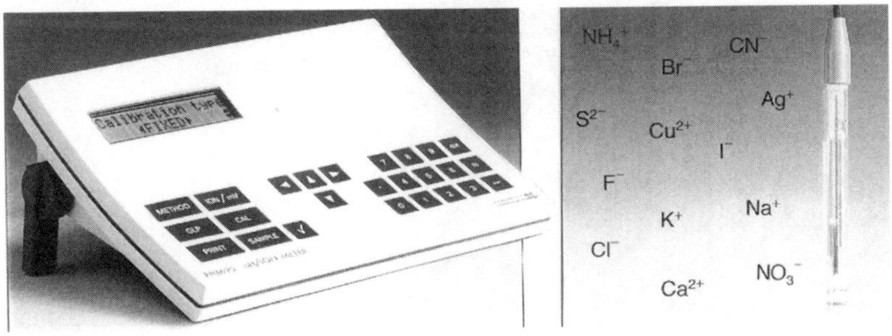

Figura 10.18. *Sistema electrodo ion selectivo.*

7. MEDIDA DE LA PRESIÓN PARCIAL DE CO_2 y DE O_2

Para la medida de la presión parcial de estos gases se dispone de diferentes aparatos (manuales y automáticos), la mayoría son equipos combinados para determinaciones del pH, P_{CO2} y P_{O2}. Son aparatos muy sensibles y para su manejo se deben seguir atentamente las instrucciones del fabricante y controlarse estrechamente las condiciones de medida.

- Hay que calibrar el aparato con un gas o un líquido de presión parcial conocida. El aparato debe ser calibrado varias veces durante la jornada de trabajo y lo ideal es que se realice antes de cada medición. Puede hacerse de forma manual o bien automáticamente dependiendo del tipo de aparato de que se disponga.
- Se utilizan soluciones electrolíticas compuestas por el conductor tamponado con bicarbonato o fosfatos.
- La temperatura del electrodo debe controlarse exactamente ya que la P_{CO2} y la P_{O2} ascienden entre un 4 y un 5 % por cada grado centígrado pudiendo llegar hasta el 10 % de variación. Cuando la muestra se ha conservado en el frigorífico hay que esperar hasta que alcance una temperatura de 37 °C, lo que se produce en la cámara de medición en pocos segundos. La medida se realiza a esa temperatura.
- Los volúmenes de muestra utilizados oscilan entre 100 y 500 μl. La muestra de sangre heparinizada debe ser analizada en un tiempo máximo de 15 o 20 minutos desde la extracción. El tiempo requerido para el análisis varía según los aparatos aunque normalmente oscila entre 1 y 3 minutos.
- Las burbujas de aire en los recipientes y la escasa limpieza de la cámara de medición del electrodo pueden ser causa de importantes errores en las determinaciones.

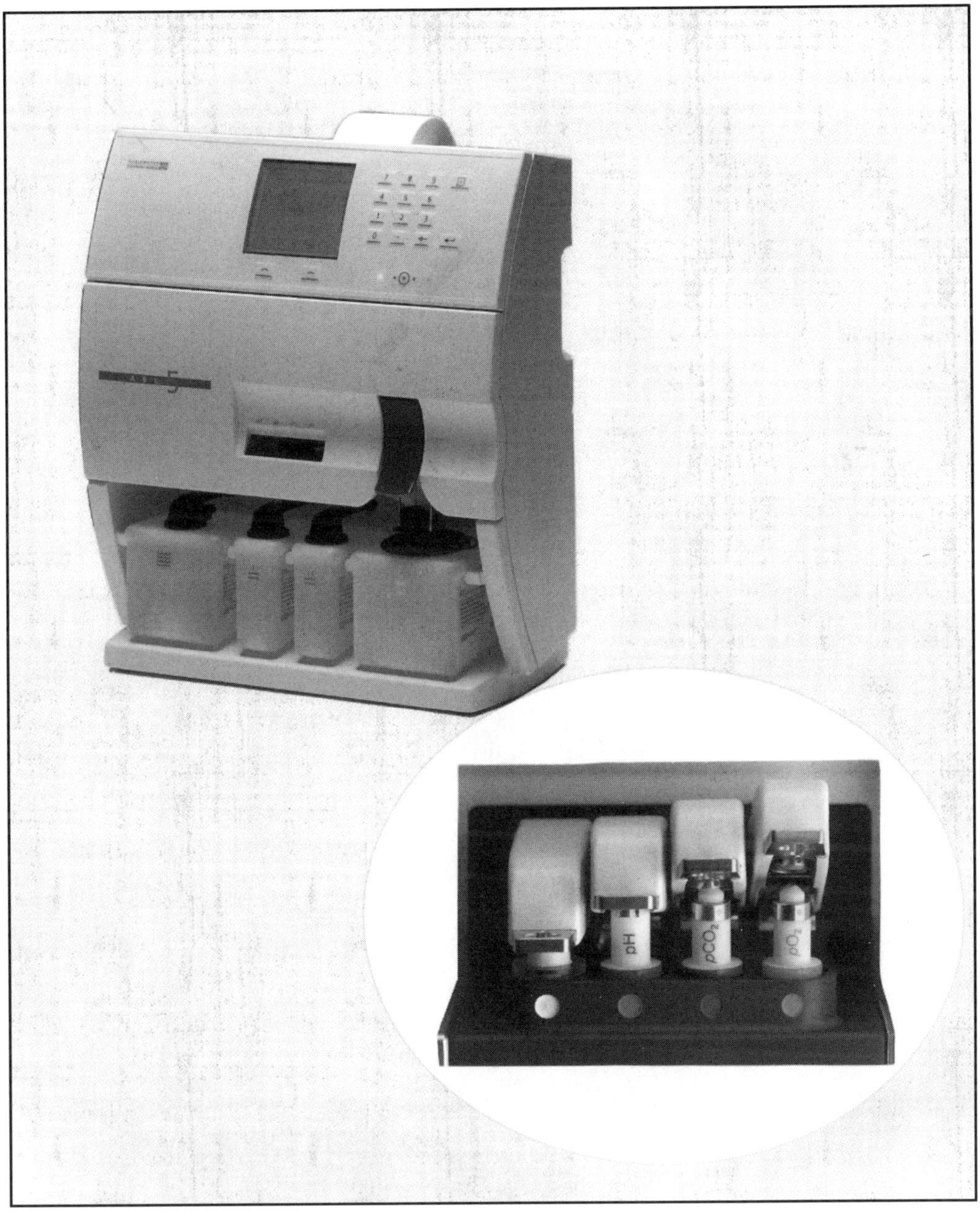

Figura 10.19. *Analizador de gases en sangre (permite determinar pH Po_2 y Pco_2. Detalle.*

Unidad didáctica 11

REFRACTOMETRÍA Y OSMOMETRÍA

CONTENIDOS

1. PRINCIPIOS BÁSICOS DE REFRACTOMETRÍA

La refracción de la luz es un fenómeno de desvío que experimenta el haz incidente al atravesar una solución, ocasionado por la diferente naturaleza del aire y de la solución sobre la que incide. El ángulo de desvío se denomina *ángulo de refracción*.

Se conoce como *índice de refracción (n)* de una solución a la relación entre la velocidad de la luz en el aire y la velocidad de la luz a su paso por esta solución. Su valor es directamente proporcional a la cantidad de sustancias disueltas en la misma. Esta relación varía dependiendo de características como la concentración de sustancias disueltas, el tipo de disolvente, etc. Se puede calcular la concentración de solutos en una solución midiendo su índice de refracción.

En suero y plasma, el índice de refracción depende fundamentalmente de la proteina mayoritaria, la albúmina.

2. REFRACTÓMETRO CLÍNICO

Los refractómetros clínicos son instrumentos basados en el fenómeno de la refracción de la luz para medir la concentración de sustancias disueltas en una solución acuosa. Las determinaciones se realizan gracias a la refracción entre el prisma, de índice de refracción elevado y la muestra.

En el caso de muestras de baja concentración (caso 1), la diferencia entre los índices de refracción de la muestra y el prisma es elevada y el ángulo de refracción es amplio. Cuando las muestras presentan una concentración de solutos elevada (caso 2), la diferencia entre los índices en menor y, por lo tanto, el ángulo de refracción es también menor (véase figura 11.1).

En el laboratorio de análisis clínicos se emplea el refractómetro para la medición de la concentración de solutos tales como la albúmina en muestras séricas y/o plasmáticas y la medida del peso específico en orina.

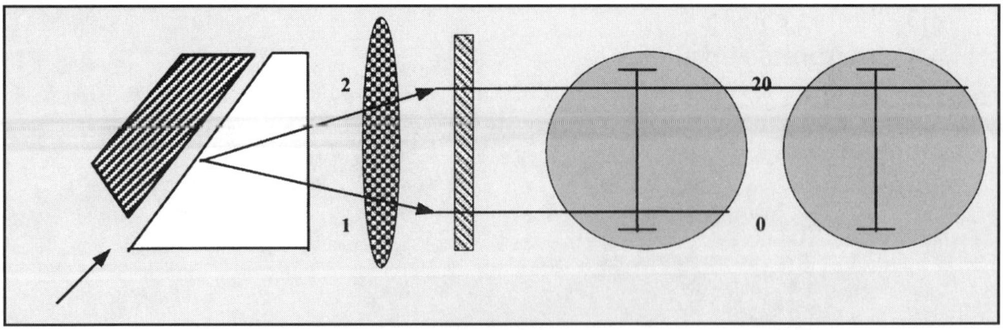

Figura 11.1.

Cuadro 11.1. *Características técnicas de un refractómetro clínico*

Prestación	Características
Rango escala proteica	0 - 12 g / 100 mL
Precisión	± 0.2 g / 100 mL
Rango peso específico	1.000 - 1.040
Precisión	± 0.002
Aumentos del sistema óptico	3.4x
Dimensiones	28x50x160 mm
Peso	180 g

2.1. Componentes de un refractómetro clínico

Están dotados de un elevado contraste de la línea de separación de la señal, lo que permite una lectura más fácil, rápida y fiable. Generalmente se emplean líneas de separación de colores, por ejemplo blanco-azul.

La anteojera de goma evita posibles interferencias originadas por la luz exterior, a la hora de realizar la lectura, entre el ojo y el ocular. Facilita además una mejor observación al resaltar la escala y la línea de separación.

El cuerpo está recubierto de goma para evitar que la temperatura de la mano se transmita a la muestra, ya que las variaciones de temperatura influyen en la validez de los resultados.

La escala de lectura está graduada y calibrada en términos de peso específico para sólidos totales en orina humana y para niveles proteicos en suero. Con

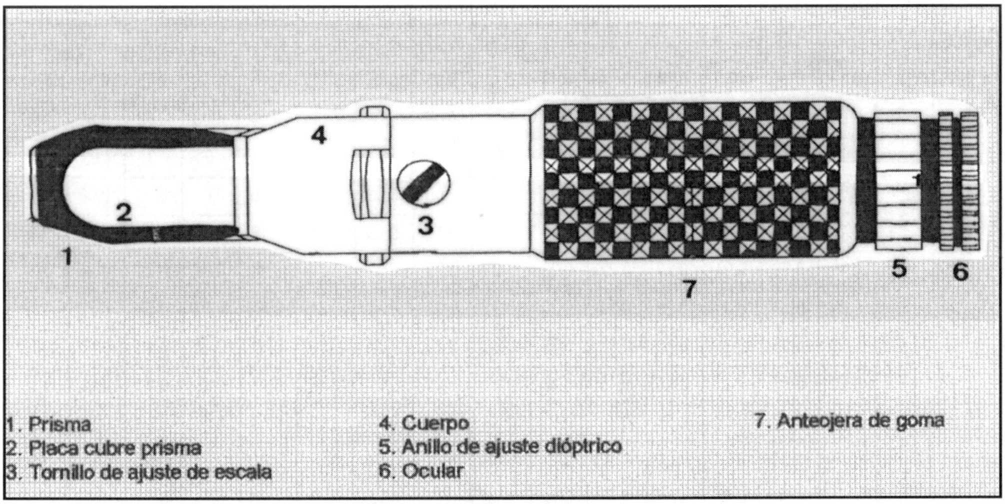

Figura 11.2. *Componentes de un refractómetro clínico.*

respecto a la lectura de peso específico urinario, en el refractómetro se obtienen datos del orden de 0,02 unidades menos que en los urinómetros de rutina.

Si se comparan las lecturas de peso específico obtenidas en varias soluciones estándard (soluciones acuosas de peso específico conocido) al medirlas por los diferentes sistemas, se observa que varían en milésimas (véase cuadro 11.2).

Solución	Refractómetro (20 °C)	Urinómetro (20 °C)	Tira reactiva automatizada	Tira reactiva manual
Agua desionizada	1.000	1.000	1.000	1.000
ClNa 750 mosm/Kg	1.011	1.020	1.017	1.020
ClNa 1000 mosm/Kg	1.015	1.024	1.023	1.025
ClNa 1600 mosm/Kg	1.024	1.036	≥1.030	≥1.030

Existen tablas de conversión de grados Brix a índice de refracción y de corrección de la temperatura como se muestra en el cuadro 11.3.

Cuadro 11.3. *Tabla de conversión de Grados Brix a índice de refracción*

Temperatura (°C)		Porcentaje de solución														
		0	5	10	15	20	25	30	35	40	45	50	55	60	65	70
10	Valor de corrección a deducir	0,50	0,54	0,58	0,61	0,64	0,66	0,68	0,70	0,72	0,73	0,74	0,75	0,76	0,78	0,79
11	Valor de corrección a deducir	0,46	0,46	0,53	0,55	0,58	0,60	0,62	0,64	0,65	0,66	0,67	0,68	0,69	0,70	0,71
12	Valor de corrección a deducir	0,42	0,45	0,48	0,50	0,52	0,54	0,56	0,57	0,58	0,59	0,60	0,61	0,61	0,63	0,63
13	Valor de corrección a deducir	0,37	0,40	0,42	0,44	0,46	0,48	0,49	0,50	0,51	0,52	0,53	0,54	0,54	0,55	0,55
14	Valor de corrección a deducir	0,33	0,35	0,37	0,39	0,40	0,41	0,42	0,43	0,44	0,45	0,45	0,46	0,46	0,47	0,48
15	Valor de corrección a deducir	0,27	0,29	0,31	0,33	0,34	0,34	0,35	0,36	0,37	0,37	0,38	0,39	0,39	0,40	0,40
16	Valor de corrección a deducir	0,22	0,24	0,25	0,26	0,27	0,28	0,29	0,29	0,30	0,30	0,31	0,31	0,31	0,32	0,32
17	Valor de corrección a deducir	0,17	0,18	0,19	0,20	0,21	0,21	0,21	0,22	0,22	0,23	0,23	0,23	0,23	0,24	0,24
18	Valor de corrección a deducir	0,12	0,13	0,13	0,14	0,14	0,14	0,14	0,15	0,15	0,15	0,15	0,16	0,16	0,16	0,16
19	Valor de corrección a deducir	0,06	0,06	0,06	0,07	0,07	0,07	0,07	0,08	0,08	0,08	0,08	0,08	0,08	0,08	0,08
20		0	0	0	0	0	0	0	0	0	0	0	0	0	0	0
21	Valor de corrección a sumar	0,06	0,07	0,07	0,07	0,07	0,08	0,08	0,08	0,08	0,08	0,08	0,08	0,08	0,08	0,08
22	Valor de corrección a sumar	0,13	0,13	0,13	0,14	0,14	0,15	0,15	0,15	0,15	0,16	0,16	0,16	0,16	0,16	0,16
23	Valor de corrección a sumar	0,19	0,20	0,21	0,22	0,22	0,23	0,23	0,23	0,23	0,24	0,24	0,24	0,24	0,24	0,24
24	Valor de corrección a sumar	0,26	0,27	0,28	0,29	0,30	0,30	0,31	0,31	0,31	0,31	0,31	0,32	0,32	0,32	0,32
25	Valor de corrección a sumar	0,33	0,35	0,36	0,36	0,37	0,38	0,38	0,39	0,40	0,40	0,40	0,40	0,40	0,40	0,40
26	Valor de corrección a sumar	0,40	0,42	0,43	0,44	0,45	0,46	0,47	0,48	0,48	0,48	0,48	0,48	0,48	0,48	0,48
27	Valor de corrección a sumar	0,48	0,50	0,52	0,53	0,54	0,55	0,55	0,56	0,56	0,56	0,56	0,56	0,56	0,56	0,56
28	Valor de corrección a sumar	0,56	0,57	0,60	0,61	0,62	0,63	0,63	0,64	0,64	0,64	0,64	0,64	0,64	0,64	0,64
29	Valor de corrección a sumar	0,64	0,66	0,68	0,69	0,71	0,72	0,72	0,73	0,73	0,73	0,73	0,73	0,73	0,73	0,73
30	Valor de corrección a sumar	0,72	0,74	0,77	0,78	0,79	0,80	0,81	0,81	0,81	0,81	0,81	0,81	0,81	0,81	0,81

3. UTILIZACIÓN DEL REFRACTÓMETRO

- Sacarlo del embalaje y abrir la placa que cubre el prisma.
- Limpiar la placa y el prisma con un paño suave y procurar no rayar la superficie del prisma.
- Dirigir la parte del prisma hacia la luz.
- Ajustar el anillo de dioptrías hasta que se pueda ver claramente la escala.

3.1. Calibrado

Puede realizarse ajustando la escala a cero con agua desionizada o empleando soluciones estándar, de la misma sustancia que luego se va a analizar, de baja y elevada concentración, respectivamente. Moviendo el tornillo de ajuste se hace coincidir la línea de separación con el valor exacto. Después, se limpia primero con un paño húmedo y luego con un paño seco.

3.2. Medida

- Colocar sobre el prisma una (s) gota (s) de la solución a analizar y se cierra la placa.
- Dejar un tiempo para que la solución problema fluya sobre la superficie del prisma.
- Colocar el refractómetro hacia la luz para obtener un buen contraste luz-sombra.
- Rotar el ocular hasta enfocar la escala.
- Mirar por el ocular leyendo directamente en la escala de concentración.
- Corregir la medida si la temperatura es diferente a la de calibración del refractómetro.

3.3. Utilización

Es un instrumento que se emplea poco en la actualidad ya que sus medidas están incluidas en otros sistemas analíticos más sencillos, rápidos (como la tira reactiva) y automatizados (autoanalizadores que incluyen tanto el peso específico como la concentración de albúmina).

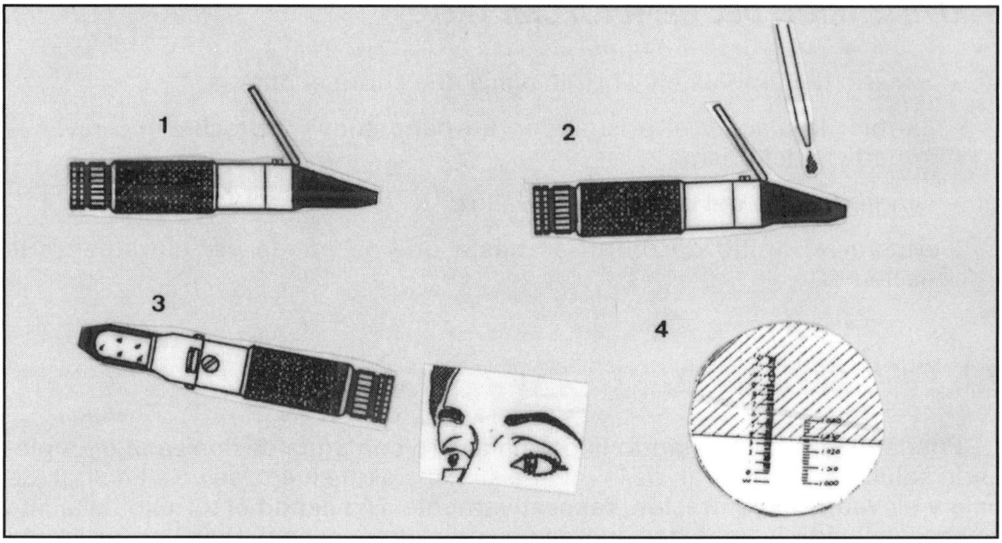

Figura 11.3. *Manejo de un refractómetro clínico.*

4. OSMOMETRÍA

4.1. Conceptos de osmolalidad y osmolaridad

La osmometría se define como la medida del efecto osmótico de una solución, es decir, del número de partículas de soluto disueltas en la solución y es independiente del tamaño o la carga del ión o molécula.

Un osmol de una sustancia equivale al peso molecular gramo dividido por el número de partículas (moléculas o iones) en los que la sustancia se disocia en solución. Por ejemplo:

1 osmol de glucosa = 1 mol = 180 g, ya que las moléculas de glucosa no se disocian en solución acuosa.

El NaOH se disocia en dos iones en solución acuosa por lo tanto, 1 osmol de NaOH = 0,5 mol o 40/2 = 20 g

Existen dos formas de expresar la concentración de partículas de soluto en solución:

- **Osmolalidad** es el número de partículas de soluto por unidad de masa de solvente (mOsm/kg). Una solución que contiene 1 osmol de soluto por kilogramo de disolvente tiene una concentración 1 osmolal.
- **Osmolaridad** es el número de partículas de soluto por unidad de volumen de la solución (mOsm/L). Una solución que contiene 1 osmol de soluto por litro de disolución tiene una concentración 1 osmolar.

La osmolalidad es una unidad de medida más adecuada porque es una relación constante peso/peso. Por el contrario, la osmolaridad varía debido a la variación del volumen de líquido con la temperatura y por el propio efecto de expansión debido al soluto disuelto.

Para soluciones acuosas de bajas concentraciones, como son los líquidos biológicos, la diferencia entre osmolalidad y osmolaridad es muy pequeña.

La utilidad de estas medidas es que proporcionan un cálculo del número efectivo de partículas en solución, incluso sin conocer la naturaleza ni la concentración de las sustancias disueltas.

4.2. Medida de la osmolalidad

La osmolalidad es una propiedad de las soluciones que depende del número de partículas presentes en ellas, cuanto mayor sea su número, mayor será su osmolalidad. Los solutos disueltos modifican cuatro propiedades físicas de las soluciones llamadas propiedades coligativas, que son:

1. Presión osmótica.
2. Presión de vapor.
3. Punto de ebullición.
4. Punto de congelación.

La amplitud de estas variaciones, a temperatura constante, únicamente está determinada por el número de las partículas en solución y no por su naturaleza. Así, cuando aumenta la osmolalidad de una solución se produce un descenso del punto de congelación y un aumento de la presión de vapor. Basándose en estos fenómenos puede determinarse la osmolalidad de una solución con un aparato llamado **osmómetro**. Hay dos tipos de osmómetros:

- Osmómetro de punto de congelación o crioscopio.
- Osmómetro de presión de vapor o de punto de condensación.

4.3. Interés clínico

La medida de la osmolalidad se utiliza como una indicación del equilibrio de líquidos y electrólitos y para conocer la existencia de ácidos orgánicos, azúcares y etanol. Sirve de ayuda en la evaluación del estado de hidratación, ataques, hepatopatía, función de la ADH, estado de coma y trabajos toxicológicos.

Osmolalidad plasmática

La determinación de la osmolalidad plasmática se emplea habitualmente para detectar los **estados hiperosmolares**. Se consideran como tales los que cursan con osmolalidades superiores a los 325 mOsm/kg. Cuando esta cifra alcanza los 350 mOsm/kg, la situación reviste extrema gravedad, y el paciente se halla habitualmente en coma hiperosmolar, dependiendo de la velocidad de instauración del cuadro.

Los valores normales son 280-300 mOsmoles por litro de plasma (o 320 por litro de agua de plasma), de los cuales los solutos no electrolitos representan sólo 10 miliOsmoles.

Aunque el efecto osmótico debería expresarse en milimoles por kilogramo de agua solvente, normalmente se expresa en milimoles por litro de solución careciendo de importancia clínica el pequeño error introducido. Sin embargo hay que tener en cuenta que el plasma es una solución compleja, contiene proteínas disueltas, y el volumen total de solución consta del volumen de agua más el de las proteínas. Las moléculas pequeñas están disueltas sólo en el agua y para una concentración de proteínas de 70 g/L el volumen de agua es alrededor del 6 % menor que el de la solución total (osmolalidad alrededor de un 6 % mayor que osmolaridad). Solamente cuando disminuye mucho la cantidad de agua en la muestra puede producirse un error sustancial. En la práctica, sólo se da en hiperproteinemias (mieloma múltiple) o hiperlipemias (hipercolesterolemia grave).

La mayor contribución a la presión osmótica del plasma se debe al sodio siendo el efecto de las proteínas despreciable. Debido a esto, los cambios rápidos en la concentración de sodio afectan la hidratación celular. Los niveles normales de glucosa y urea contribuyen poco a la osmolalidad plasmática. Sin embargo, las concentraciones elevadas de uremias e hiperglucemias graves contribuyen significativamente a aumentar la osmolalidad. Las concentraciones de otros solutos como el calcio, magnesio, potasio, raramente varían de forma significativa la osmolalidad, incluso en estados patológicos.

Osmolalidad urinaria

Se mide para controlar la capacidad de concentración del riñón. La osmolalidad **es una medida más exacta que la determinación de la densidad para conocer la concentración de la orina**. Depende del número de partículas de soluto en una unidad de solución, mientras que la densidad depende tanto de la cantidad como de la naturaleza precisa de las partículas. Las proteínas, la glucosa y los medios de contraste IV elevan en forma desproporcionada la densidad de la orina más que la osmolalidad.

Los valores normales de la osmolalidad urinaria son de 100 - 900 mOsm/kg. Después de una restricción de líquido de más de 12 horas, la osmolalidad urinaria debería ascender como mínimo a 800 mOsm/kg. Sin embargo, en el caso de la insuficiencia renal no se superan los 400 mOsm/kg de la misma manera que se pierde la capacidad de concentración en la diabetes insípida.

4.4. Interpretación clínica

La osmolalidad del plasma aumenta con la deshidratación y disminuye con la sobrehidratación. En general, las mismas condiciones que reducen o aumentan el sodio sérico afectan la osmolalidad.

Cuadro 11.4. *Alteraciones de la osmolalidad plasmática*

Osmolalidad	Patologías
Hiperosmolalidad	Diabetes mellitus descompensadas. Insuficiencia renal. Deshidratación hipertónica (además, hipernatremia). Nutrición parenteral (menos frecuente).
Hiposmolalidad	Excesiva hidratación. Deshidratación hipotónica. Hiponatremias. Secreción inapropiada de hormona antidiurética.

Cuadro 11.5. *Alteraciones de la osmolalidad urinaria*

Osmolalidad	Patologías
Hiperosmolalidad	Restricción o pérdida de agua. Diabetes mellitus descompensadas. Traumatismo cerebral con impedimento de liberación de ADH. Hipercalcemia. Diabetes insípida. Lesiones cerebrales.
Hiposmolalidad	Pérdida de sodio. Enfermedad de Addison. Síndrome adrenogenital. Secreción inadecuada de ADH (SIADH). Excesivo reemplazo de agua.

La comparación entre la osmolalidad urinaria y la sérica se utiliza para diferenciar las causas renales de la poliuria de las causas extrarrenales.

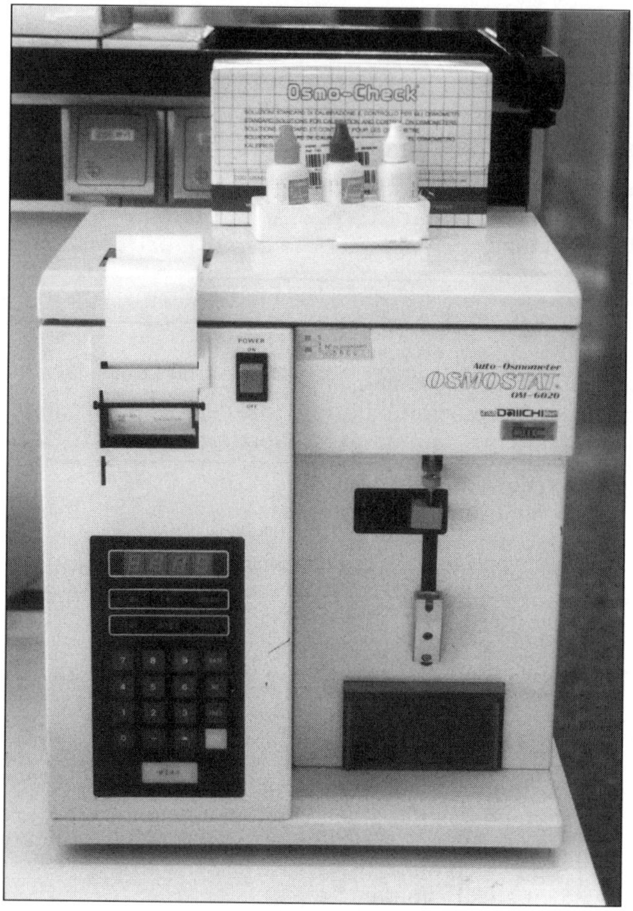

Figura 11.4. *Osmómetro clínico.*

Unidad didáctica 12

TÉCNICAS DE BIOLOGÍA MOLECULAR: HIBRIDACIÓN DE ÁCIDOS NUCLEICOS. AMPLIACIÓN DE ÁCIDOS NUCLEICOS MEDIANTE PCR

CONTENIDOS

1. INTRODUCCIÓN

El estudio del ADN ha ampliado los conocimientos de las bases moleculares de algunas enfermedades genéticas, lo que ha contribuido al aumento de su eficacia diagnóstica. Las técnicas de Biología Molecular se aplican en el labratorio de análisis clínicos para el diagnóstico de patologías de origen genético de las que es conocido el gen causante. En un principio eran técnicas lentas, complejas y su coste era demasiado elevado como para aplicarse en analítica de rutina. En la actualidad, se emplean en los laboratorios clínicos de Microbiología, Bioquímica, Hematología, etc.

Las endonucleasas de restricción (EdR) son enzimas que seccionan una cadena de ADN tras reconocer una secuencia específica constituida entre cuatro y ocho pares de bases nitrogenadas que delimitan las denominadas zonas de restricción. Los fragmentos de restricción pueden separarse y reconocerse mediante técnicas de separación tales como la electroforesis en gel de agarosa de poliacrilamida, de elevada resolución, capaz de diferenciar secuencias que difieren sólo en un nucleótido. Se han identificado más de cien enzimas distintas.

Algunas técnicas de biología molecular son: técnicas de transferencia de Southern Blot y de Nothern Blot en las que se realizan procesos de hibridación de secuencias determinadas de ADN y ARN respectivamente y, las técnicas de ampliación de ácidos nucleicos mediante la reacción en cadena de la polimerasa (RCP). Respecto a otras técnicas analíticas presenta la ventaja de necesitar una menor cantidad de muestra y, a su vez, es capaz de detectar cantidades de ácidos nucléicos muy pequeñas, del orden de los nanogramos.

2. HIBRIDACIÓN DE ÁCIDOS NUCLEICOS

La hibridación de ácidos nucleicos consiste en la fijación "in vitro" de una cadena de ácido desoxirribonucleico (ADN) o ácido ribonucleico (ARN) marcada a su correspondiente cadena complementaria procedente de la muestra biológica perteneciente al paciente.

Esta técnica se basa en la capacidad de los ácidos nucleicos de "autorreconocerse", es decir, de detectar y unirse única y exclusivamente a su secuencia complementaria. Para ello, son necesarios los reactivos siguientes:

a) Ácido nucleico diana. Es el ácido nucleico procedente de la muestra problema, cuya secuencia genómica se pretende detectar.

b) Sondas de hibridación. Son fragmentos de ácidos nucleicos marcados constituidos por un número de nucleótidos que oscila entre 15 y 100. Se elaboran en el laboratorio y su secuencia de bases es complementaria a la secuencia genómica del ADN diana. Los s*istemas de marcaje o sistemas indicadores* son aquellos sistemas mediante los cuales se marca la secuencia génica. Están en relación directa con el posterior sistema de detección y lectura de resultados y, pueden clasificarse atendiendo a múltiples criterios (véase cuadro 12.1).

En la mayoría de las técnicas de hibridación la sonda se marca con un isótopo radiactivo pero, también se emplean sistema de marcaje químico, con nucleótidos a los que se han unido determinadas sustancias químicas que pueden ligarse a enzimas como la fosfatasa alcalina o la peroxidasa y ser identificadas mediante técnicas espectroscópicas. A veces se combinan estas técnicas de marcaje para facilitar la identificación del ácido nucleico diana.

Cuadro 12.1. *Sistemas de marcaje de ácidos nucleicos*

Sistema de marcaje	Características
Químico	La sonda se une a sustancias tales como biotina, fotobiotina, digoxigenina, ésteres de acridina, a nivel de las bases nitrogenadas.
Radiactivo	Se incorporan a la estructura molecular de la sonda isótopos radiactivos como el ^{32}P o el ^{125}I.
Enzimático	Se une el enzima y la secuencia de ácido nucleico mediante una cadena carbonada (12C).
Antigénico	Se dota a la secuencia de la sonda de capacidad antigénica modificando alguno de sus nucleótidos.
Colorimétrico	Se une la sonda a compuestos coloreados o capaces de formar compuestos coloreados como la digoxigenina y fluorocromos.

Las técnicas más usuales para el marcaje de sondas son:

- *Método de transcripción de anclaje (nick translation).* El ácido nucleico se trata con soluciones enzimáticas de ADN-polimerasa I y ADN-asa I. La ADN-asa produce cortes al azar de la secuencia nucleotídica y la ADN-polimerasa I comienza la síntesis de una nueva secuencia a partir de estas secciones, incorporando los nucleótidos (dNTP*) marcados.
- *Método de hibridación al azar (random priming).* Después de la desnaturalización, las secuencias de ácido nucleico (ADN o ARN) se incuban con una mezcla de hexanucleótidos (dNTP*) marcados en solución de tal manera que se produce la unión de pares de bases complementarias.

2.1. Técnicas de hibridación

Las diferentes técnicas de hibridación empleadas en Biología Molecular responden todas a este esquema básico:

2.1.1. Extracción del ácido nucleico

También se conoce con el nombre de *purificación de ácidos nucléicos.* Se dispone en el mercado de sistemas de aislamiento de ADN a partir de sangre periférica o de células en suspensión. El material y reactivos se muestran en el cuadro 12.2.

Cuadro 12.2. *Material y reactivos empleados en las técnicas de hibridación*

Material y reacivos	
Muestra biológica	$MgCl_2$ 1M.
Suero fisiológico	EDTA 0.25 M, pH=7.
Tampón Tris clorhídrico, 2M pH=5 y pH=8.	Solución de lisis celular (SLC).
	Tampón para la SLC.
NaCl, 5 M	Urea, 7 M.
SDS-lauril sulfato al 20 % pH= 7.2	Solución fenol-cloroformo isoamílico (25:24:1) saturada con tampón Tris clorhídrico 20 M de pH= 8.1.
Solución cloroformo-isoamílico (49:1) saturada con tampón Tris clorhídrico 20 M de pH= 8.1	
PBS, pH= 7.2	Tampón Tris / EDTA 1 mM / 0.1 mM pH=8.
(TE: 1 / 0.1)	
NaCl, 0.15 M	Acetato sódico 3 M, pH= 5.2 (ajustar el pH con ác. acético).
Etanol absoluto	

Técnica de extracción (figura 12.1)

Lisis celular

- Añadir tampón de lisis agitando suavemente en alícuotas de 0.5 mL hasta que la suspensión sea lo bastante líquida.
- Añadir SDS al 20 %.
- Incubar a 37 °C durante media hora.

↓

Desproteinización

- Añadir fenol-isoanílico (1:1).
- Mezclar-centrifugar-decantar sobrenadante.
- Repetir hasta sobrenadante limpio.
- Añadir etanol absoluto (2:1) hasta precipitación del ADN.
- Transferir el ADN a un Eppendorf con etanol al 70 %.
- Centrifugar y decantar sobrenadante.
- Secar el ADN en una estufa (30') y disolver en TE (1:0.1).

↓

Comprobación de la efectividad de la desproteinización

- Absorbancia de los acidos nucleicos (λ=260nm) y proteínas ((λ=280nm).
- Solución patrón de ADN (50 mg/mL).
- Cálculo de la relación de absorbancias a dos longitudes de onda (260/280).
- La relación óptima oscila entre 1,6 y 2.

Figura 12.1.

2.1.2. Técnica de Southern blot

A. Digestión del ácido nucleico (ADN)

Incubar el ADN o ARN de la muestra problema con endonucleasas de restricción (EdR) en un tampón adecuado a 37 °C (según el cuadro 12.3) y comprobar la efectividad del proceso disolviendo una pequeña cantidad de ADN en azul de bromofenol y realizando una electroforesis en un minigel de agarosa (0,4 g) al 0,8% en TEB (50mL) con bromuro de etidio. Cuando solidifique la agarosa, se coloca la muestra de ácido nucleico en los pocillos y se realiza la electroforesis (100 voltios/30'). Para comprobar la digestión del ácido nucleico, se observan sus fragmentos bajo la luz UV.

Cuadro 12.3. *Digestión de ácidos nucleicos. Modo operatorio*

	Volumen	Concentración final
Tampón de la EdR	6 μL	1 x
ADN (1 μg/μL)	x μL	10 μg
EdR (2 U μg de ADN)	x μL	20 U
Agua destilada	Hasta 60 μL	—

B. Separación de los fragmentos de ADN

- Se disuelve el gel de agarosa en tampón TEB en el microondas y cuando la mezcla esté transparente se añade el bromuro de etidio, se vierte sobre una placa de vidrio y se hacen los pocillos.
- Se coloca en los pocillos el ácido nucleico y el marcador aplicando 40 voltios durante un período que oscila entre 15 y 20 horas. La efectividad de la electroforesis se comprueba observando la placa a la luz UV. Se hace una fotografía del gel de agarosa.
- Se corta la placa con los fragmentos de ácido nucleico separados a nivel de los pocillos, eliminando el del marcador. Después, se corta una placa de nitrocelulosa del mismo tamaño.

C. Desnaturalización del gel

Mezclar el gel de agarosa con diferentes soluciones de desnaturalización, centrifugar y decantar el sobrenadante hasta que quede limpio.

D. Transferencia a un filtro de nitrocelulosa

Hacer pasar por el gel una batería de soluciones de elevada fuerza iónica preparando un montaje de la manera que se indica en la figura 12.2.

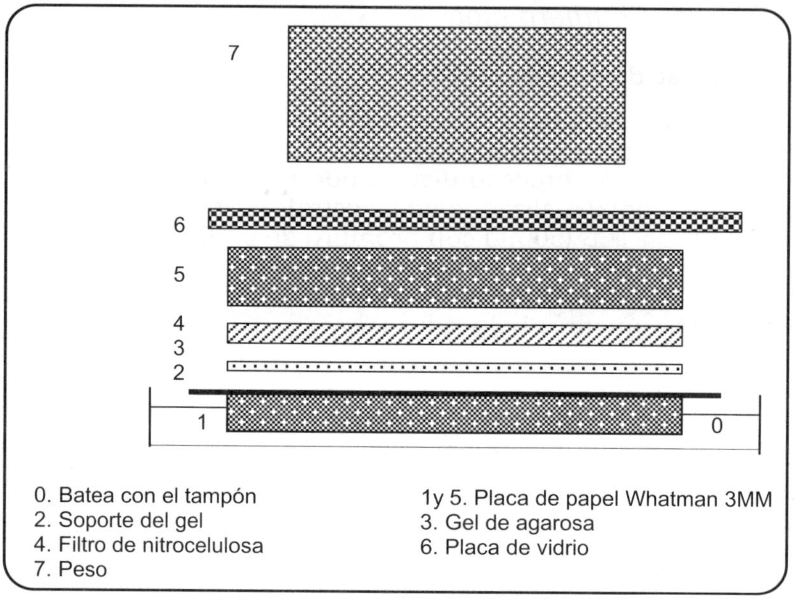

Figura 12.2. *Montaje para la transferencia a un filtro de nitrocelulosa.*

E. Prehibridación e hibridación de ácidos nucleicos

Es el proceso de unión de dos secuencias de ácido nucleico desnaturalizado de distinta procedencia (ácido nucleico diana y la sonda marcada) a través de puentes de hidrógeno entre los pares de bases Citosina-Guanina y Adenina-Timina. Este proceso se realiza en una **cámara de hibridación** en condiciones controladas de temperatura (42 °C), pH (tampones de prehibridación e hibridación), humedad, concentración de sales, etc.

Los ácidos nucleicos pueden unirse entre sí para reconstruir la doble hélice en el caso de ADN y/o pueden fijarse a la sonda de hibridación, al poseer la secuencia complementaria. Secuencias de nucleótidos diferentes nunca podrán hibridar en las condiciones del ensayo.

Si la sonda está marcada con isótopos radiactivos, una vez acabado el proceso de hibridación se elimina el exceso de radiactividad no fijada mediante el lavado de los filtros con soluciones de lavado diferente fuerza iónica. Se deja secar el filtro de nitrocelulosa y se pone en contacto con la película radiográfica a una temperatura cercana a los -80 °C. Transcurridos unos días, se revela la película y se realiza la lectura de los resultados (presencia o ausencia del fragmento de ácido nucleico responsable de alguna enfermedad genética.

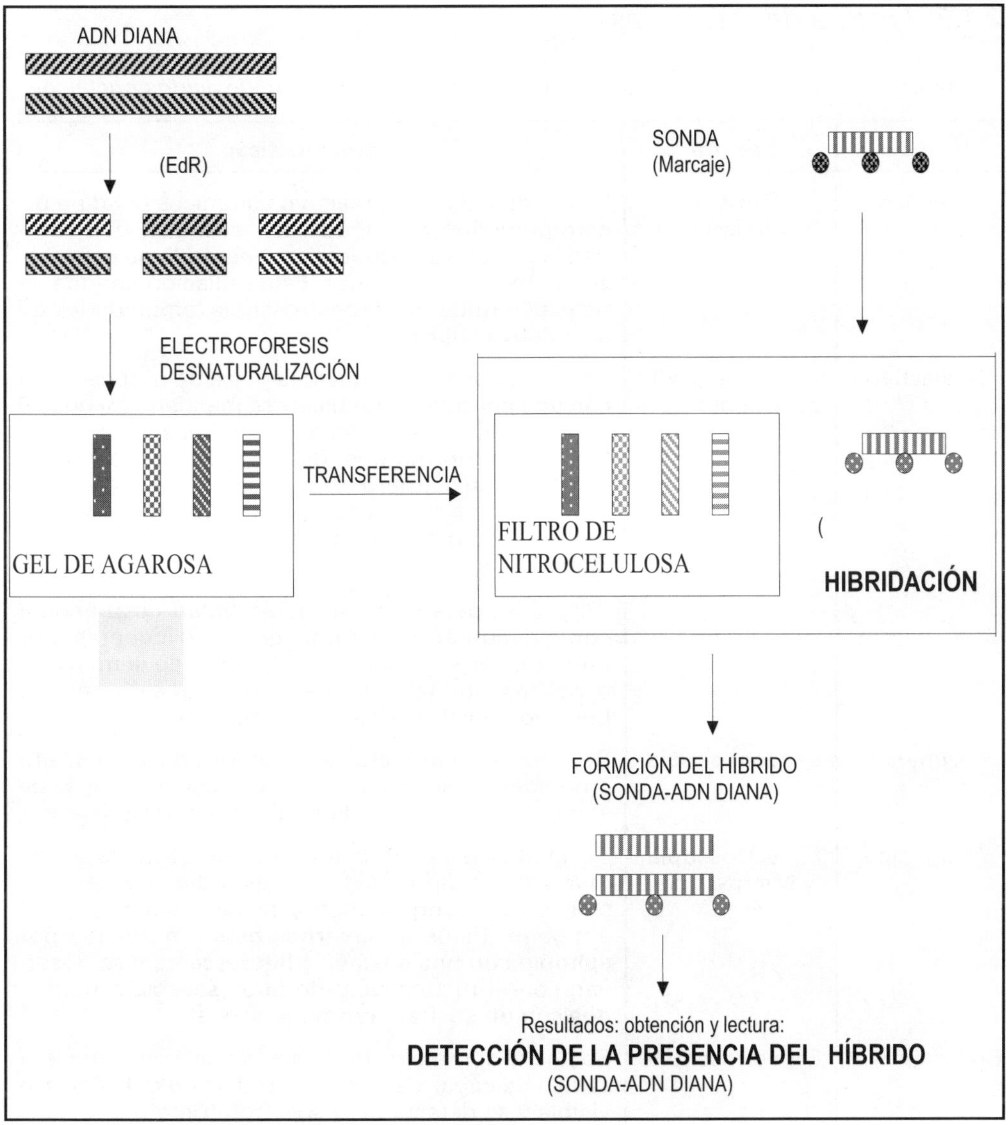

Figura 12.3. *Esquema del proceso de hibridación de ácidos nucleicos.*

El grado de interés o afinidad de la sonda por su ácido nucleico diana recibe el nombre de *astringencia*, propiedad que aumenta si las condiciones del ensayo son las óptimas.

2.1.3. Lectura de resultados

Cuadro 12.4. *Lectura de resultados en técnicas de hibridación de ácidos nucleicos*

Marcaje	Lectura	Características
Químico	Quimio-lumuniscencia	Se añaden al medio reactivos químicos (avidina o estreptavidina conjugada con enzimas) que rompen la molécula de marcaje, generando en el proceso la emisión de fotones. Esta radiación emitida se detecta y mide por espectroscopía, en unidades de luz relativa (ULR).
Radiactivo	Autorradiografía Recuento de centelleo	^{32}P: Se pone en contacto la placa de nitrocelulosa con una película fotográfica y se mantiene así unos 5 días (–80 °C). Las radiaciones emitidas velan la película de tal forma que, después de un proceso de revelado en cámara oscura, se visualizarán las muestras que han desprendido radiactividad (sondas radiactivas hibridadas con el ácido nucleico diana). ^{125}I: Se determina la radiactividad desprendida con un contador gamma en cpm (cuentas por minuto), correspondientes a las cpm de la muestra, divididas por la línea de corte, considerándose positivo un valor superior a la unidad.
Enzimático	Espectroscopía	Se pone en contacto la muestra con el sustrato cromogénico sólo o unido a una sustancia capaz de absorber radiación de determinadas características.
Antigénico	Espectroscopía y Microscopia	Se añade a la muestra donde se encuentra la sonda marcada unida al ácido nucleico diana, una solución de anticuerpos monoclonales específicos del antígeno. Estos anticuerpos están marcados por ejemplo con una sustancia fluorescente y se observan con el microscopio de fluorescencia o marcados con un sustrato cromogénico, etc.
Colorimétrico	Espectroscopía	Se une al complejo sonda-ácido nucleico diana una sustancia capaz de absorber radiación del espectro visible y se detecta por espectrofotometría.

2.1.4. Aplicaciones de la técnica de Southern blot

El rango de ADN disponibles se incrementa rápidamente. En el cuadro 12.5 se muestran algunas de las enfermedades que se pueden diagnosticar mediante técnicas de hibridación de ácidos nucleicos.

Cuadro12.5. *Enfermedades genéticas de diagnóstico por hibridación de ácidos nucleicos*

Métodos	Sonda empleada	Resultado
Detección de talasemias: - Talasemia α+ - Talasemia α^{o}	– Sonda a del gen de la globina (inserto Pst de 1.1 kb) – Sonda ξ del gen ξ de la globina (inserto de 1.8 Sac I)	• Patrón normal α: Con Bgl II: Dos fragmentos de 7 y 12 kb • Patrón normal ξ: Con Bam HI: Tres fragmentos de 10, 11 y 12 kb
Reordenamiento de genes:		
Gen BCR/ABL	– 3'BCR (fragmento de 1 2 kb del 3') – Transprobe (TP) (casi toda la región del gen bcr 5,8 kb)	Línea germinal 3'BCR Bgl II 5kb Bam HI 3.3 kb Hind III 4 kb Eco RI 20 kb Línea germinal Transprobe Bgl II 1.1 kb 2.3 kb 4.8 kb
Gen receptor de células T (TCR)	Cb fragmento de 0.6 kb correspondiente a la región constante de la cadena b del receptor de células T J_γ fragmento de 0.8 kb correspondiente a la región de unión de la cadena γ del receptor de células T	Línea germinal Cb Eco RI 2 kb y 14 kb Hind III 3.5 kb y 7.5 kb Línea germinal J_γ Eco RI 1.8 kb y 3.5 kb Hind III 2 kb y 5 kb
Gen de las inmunoglobulinas Ig	J_H fragmento de 2.5 kb correspondiente a la región de unión del gen de la cadena pesada de Ig	Línea germinal J_H Eco RI 19 kb Hind III 10.5 kb

Otras patologías:

– Enfermedad de células falciformes.
– Hemofilia.
– Distrofia muscular de Duchenne.
– Enfermedad renal poliquística.
– Distrofia miotónica.
– Atrofia óptica de Leber.
– Déficit de α_1-antitripsina.
– Ataxia de Friedrich.
– Fibrosis quística.
– Neurofibromatosis.
– Corea de Huntington.
– Déficit de fenilalanina-hidroxilasa.
– Síndrome del cromosoma X frágil.
– Retinitis pigmentosa ligada al cromosoma X.
– Hidrocefalia ligada al cromosoma X.
– Intolerancia a la fructosa.

2.2. Técnica de Northern blot

Son similares a las técnicas de Southern blot. La diferencia radica en la composición y estructura del ácido nucleico que, en este caso, es ARN lo que hace que las técnicas sean similares desde el momento en que se han separado las dos cadenas del ácido nucleico, si es ADN.

3. AMPLIACIÓN DE ÁCIDOS NUCLEICOS MEDIANTE PCR (Polymerase chain reaction)

La reacción en cadena de la polimerasa (RCP o PCR) es un proceso de amplificación selectiva y enzimática, "in vitro", de una secuencia de ADN de hasta 3 kb. La capacidad de amplificación alcanza hasta más de 10^{+6} veces la secuencia original. Esta técnica la presenta Mullis en 1983 y permite, de forma teórica, la detección de una sola molécula de ADN en la muestra problema a pesar de estar mezclada con otras moléculas de ADN diferentes.

Es una técnica de gran especificidad y sensibilidad (la cantidad mínima de ADN que se necesita para poder aplicarla es del orden de los picogramos) pero, a su vez, da origen a falsos negativos, si no se tiene escrupulosidad en el desarrollo de la técnica, al contaminarse la muestra frecuentemente con ADN de amplificaciones anteriores.

Este proceso puede resumirse en cinco etapas:

A. Extracción y purificación de la molécula de ADN de la muestra problema

B. Desnaturalización de la doble hélice del ADN. Mediante la aplicación de calor.

C. Hibridación de las cadenas por separado con los cebadores.

D. Extensión del complejo cebador-ADN mediante la acción de la polimerasa.

E. Repetición de los ciclos de extensión hasta que se alcance la dimensión que se había pautado.

Los reactivos que intervienen y las condiciones del proceso se resumen en el cuadro 12.6.

Cuadro 12.6. *Reactivos y condiciones analíticas en las técnicas de amplificación de ADN*

Reactivos	Características
Diana o Target	Es la molécula de ADN que contiene la secuencia de nucleótidos se pretende amplificar.
Cebadores: Son oligonucleótidos (15-30 nucleótidos) que hibridan con el ADN desnaturalizado que se pretende amplificar en extremos opuestos de las cadenas complementarias. Son necesarios 2 cebadores por RCP, cada uno complementario a una cadena del ADN. Siempre se encuentran en exceso de concentración para favorecer el proceso.	En cada proceso de amplificación, los cebadores se seleccionan de manera empírica pero, se tienen en cuenta diferentes aspectos: – Que las secuencias de nucleótidos de los cebadores presenten una distribución de bases aleatoria con un contenido similar en los pares de bases nitrogenadas: GC y AT. – Que los cebadores no presenten las secuencias complementarias para evitar excesivos procesos de dimerización que disminuyan la eficacia de la amplificación. – Que la estructura secundaria de los extremos de la secuencia, en particular el extremo 3' no presente una estructura secundaria considerable Se obtienen mediante sintetizadores de ADN, una vez conocida la secuencia del ADN diana Ejemplo: Cebador con 20 bases y una proporción en porcentaje de AT:CG del 45:55 %
Desoxinucleótidos (dNTP)	Formado por: Pentosa (ribosa o desoxiribosa), Base nitrogenada (ADN: A, G, C yT; ARN: A, G, C y U) y ácido fosfórico Se emplean concentraciones de cada nucleótido que oscilan entre 50 y 20 μM, con lo que se consiguen del orden de 6 a 25 μg de ADN. Los dNTP son: dATP, dTTP, dCTP y dGTP
ADN polimerasa (Taq-P)	Cataliza la reacción de elongación de un cebador fijado en el extremo 3' a una cadena molde de ADN. Para ello, une dNTP al extremo 3' del cebador en dirección al extremo 5' del ADN molde. Se obtiene a partir de la bacteria Termus aquaticus (Taq-P).
	Se emplean concentraciones que oscilan entre 1 y 4 Unidades Internacionales de la enzima para cada reacción.
Otros reactivos	Agua desionizada estéril, tampón de RCP, mezcla de dNTP (2mM). 50 mM de $MgCl_2$, cebadores, 1 mg de ADN a amplificar, Agarosa. Aceite mineral, 2.5 UI/mL de Taq-P, CIK 5o mM, Tampón Tris HCl (10 mM pH = 8,4),
Condiciones de medida	Temperatura (°C): Desnaturalización: 90-95 (20"), Hibridación: 40-60 (20"), Extensión: 70-75 (30"). Tiempo de extensión: x min/kb (x suele ser menor de un minuto). Repetición de los ciclos de amplificación: del orden de 30 veces.
Aparataje	Termociclador. Controla los parámetros de temperatura, tiempo de incubación y número de ciclos.

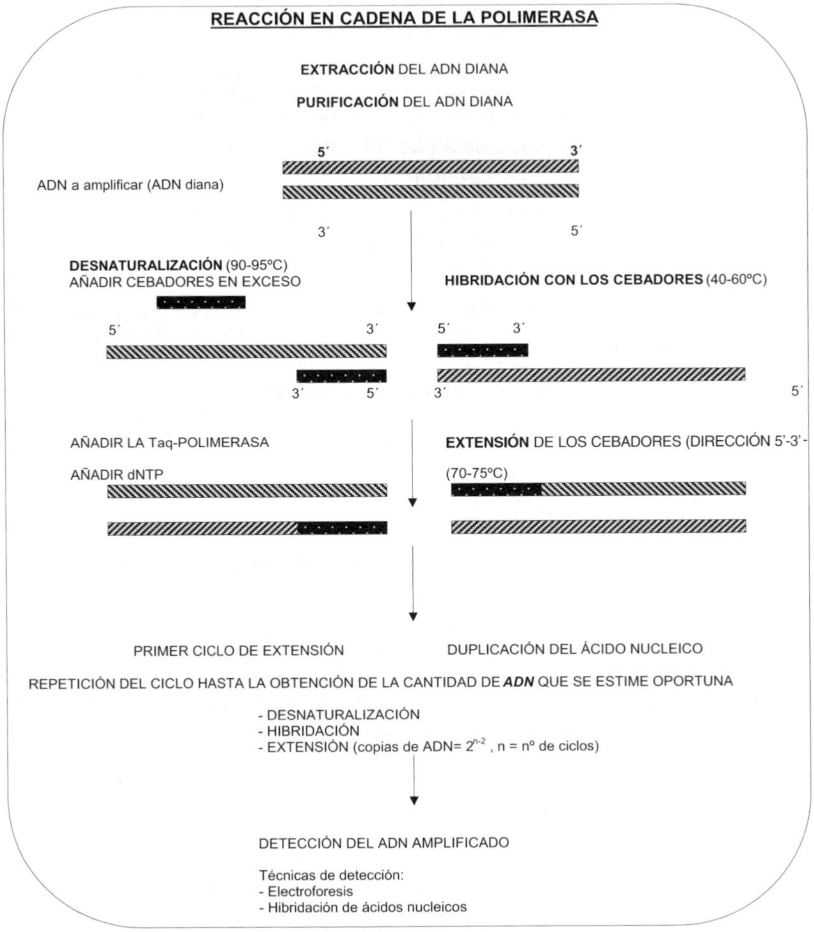

Figura 12.4. *Esquema del proceso de amplificación de ADN.*

Cuadro 12.7. *Algunas aplicaciones diagnósticas de la amplificación del ADN*

Patología	Características
LMC (leucemia mieloide crónica)	Reordenamiento del gen quimérico BCR-ABL. Proceso: – Extracción del ARN. – Transcripción reversa (retrotranscripción). – RCP anidada (nested PCR).
Talasemias	Detección de: - $\alpha^{3,7}$ talasemia. Triplicación $\alpha\alpha\alpha^{anti\text{-}3,7}$. $(\delta\beta)^0$ talasemia.

Unidad didáctica 13

MONITORIZACIÓN DE FÁRMACOS (MF)

CONTENIDOS

1. INTRODUCCIÓN.
   1.1. Criterios que justifican la monitorización de fármacos.
   1.2. Estudios de monitorización de fármacos.
2. FARMACOLOGÍA: GENERALIDADES.
   2.1. Conceptos básicos en Farmacología.
   2.2. Mecanismos generales de acción de los fármacos.
   2.3. Bases farmacocinéticas para la utilización de fármacos.
3. PROGRAMA DE MONITORIZACIÓN DE FÁRMACOS.
4. ETAPAS DE LA MONITORIZACIÓN DE FÁRMACOS.
5. TÉCNICAS ANALÍTICAS EN LA MONITORIZACIÓN DE FÁRMACOS.
   5.1. Inmunoensayos.
   5.2. Técnicas cromatográficas.
   5.3. Técnicas inmunonefelométricas.
   5.4. Otras técnicas analíticas de monitorización de fármacos.
6. FÁRMACOS A MONITORIZAR.
   6.1. Grupos terapéuticos.
   6.2. Indicación para la monitorización de los fármacos.
   6.3. Fármacos a monitorizar: razones y casos recomendables.
   6.4. Ejemplo de monitorización de fármacos.
7. INFLUENCIA DEL ESTADO FISIOLÓGICO EN LA MONITORIZACIÓN DE FÁRMACOS.

1. INTRODUCCIÓN

1.1. Criterios que justifican la monitorización de fármacos

1.1.1. Dependientes del individuo

a) Variabilidad fisiopatológica

Desde el punto de vista fisiopatológico, los individuos difieren entre sí en múltiples aspectos. Esta variabilidad inter e intraindividuo hace que la respuesta de los fármacos en el organismo pueda variar, dependiendo de factores como el metabolismo, la masa muscular, la volemia, la superficie corporal, la raza, la masa grasa, la funcionalidad hepática, renal, hábitos como el tabaquismo y consumo de alcohol, la alimentación, factores genéticos, etc., además del estado fisiopatológico (embarazo, lactancia, vejez, otras enfermedades...).

b) Cumplimiento y finalización del tratamiento

El incumplimiento del tratamiento hace que el efecto terapéutico no sea el esperado y que la patología no remita. En la población geriátrica, por ejemplo, es difícil grantizar la finalización de un tratamiento por el estado de confusión que pueden presentar algunos pacientes.

1.1.2. Dependientes del fármaco

a) Ventana o margen terapéutico

Es la diferencia existente entre la concentración plasmática mínima eficaz (CME, necesaria para provocar el mínimo efecto terapéutico) y la concentración mínima tóxica (CMT, que produce efectos adversos por exceso). En fármacos con un margen estrecho es necesrio controlar que los niveles plasmáticos son los terapéuticos, ni ineficaces ni tóxicos.

b) Forma farmacéutica, vía de administración y farmacocinética

Estos factores afectan a los niveles séricos de los fármacos.

c) Interacción con otros medicamentos y/o alimentos

Que pueden también alterar la biodisponibilidad y la concentración libre o activa de fármaco en el torrente sanguíneo.

1.1.3. Dependientes de la interacción fármaco-individuo

La situación fisiopatológica individual condiciona la farmacocinética por lo que la respuesta es diferente en cada persona.

Cuadro 13.1. *Recomendaciones de monitorización.*

Se recomienda la monitorización de un fármaco cuando:
– Su ventana terapéutica es reducida y bien definida. – Se sospecha incumplimiento del tratamiento. – Se sospechan interacciones con otros medicamentos. – Se observan posibles síntomas de toxicidad. – Se sospecha inefectividad (no se observa la respuesta terapéutica esperada). – Se observa gran variabilidad individual en la farmacocinética. – Existen otras patologías que pueden modificar la respuesta. – Existe un estado fisiológico que puede modificar la respuesta. – Se exige una revisión o seguimiento clínico-legal del tratamiento.

Al administrar el medicamento y dependiendo tanto de sus características como de las del individuo, se va a producir una respuesta farmacológica que puede ser, desde ineficaz hasta tóxica, dado que la posología recomendada de los medicamentos es, por lo general, común a todos los individuos.

Las diferencias que se indican en los tratamientos hacen referencia casi exclusivamente a la edad. Se ha comprobado que, con bastante frecuencia, las dosis administradas pueden ser inadecuadas por exceso o por defecto en una gran mayoría de pacientes.

La respuesta de los fármacos está más relacionada con la concentración plasmática alcanzada que con la posología.

1.2. Estudios de monitorización de fármacos

Bootman, Werhteimer y Zaske en 1979 realizaron un estudio retrospectivo coste-beneficio de monitorización de fármacos (MF) en la Unidad de Quemados, en pacientes que padecían septicemia por Gram– y estaban siendo tratados con gentamicina. Uno de sus objetivos era evaluar el impacto de la individualización de la dosis del antibiótico. Las conclusiones fueron muy significativas; en la población monitorizada:

a) La nefrotoxicidad de la gentamicina se redujo en un porcentaje cercano al 90.

b) La supervivencia alcanzó el 63% con respecto a los no monitorizados que fue del 33%.

c) El coste total relacionado con el tratamiento, incluyendo incluso el coste de la monitorización (tiempo de infección, tiempo de hospitalización, tratamiento de efectos adversos...) fue inferior a los de pacientes monitorizados.

La individualización y control del tratamiento farmacológico optimiza los efectos terapéuticos de los fármacos y reduce los adversos en el menor tiempo posible, logrando una racionalización de la terapéutica farmacológica que redunda en el estado de bienestar de los pacientes.

La implantación hospitalaria de programas de monitorización de fármacos aumenta la calidad de atención al paciente y reduce los gastos por lo que se considera una acción eficiente, es decir, mejora la relación beneficio-coste.

2. *FARMACOLOGÍA: GENERALIDADES*

2.1. Conceptos básicos en farmacología

2.1.1. Fármaco

Es, en sentido amplio, toda sustancia química que, aplicada en pequeñas cantidades, es capaz de interactuar con un organismo vivo y producir un efecto manifiesto. En un sentido más restringido, un fármaco es toda sustancia química capaz de provocar modificaciones bioquímicas específicas sobre determinados órganos o sistemas, modulando procesos patológicos o alterando funciones biológicas. Son utilizados en el tratamiento, curación, alivio, prevención o diagnóstico de una enfermedad o para evitar la aparición de un proceso biológico no deseado.

2.1.2 La Farmacología

Es la parte de la medicina que aborda todos los aspectos relacionados con los fármacos y los medicamentos. Dentro de esta ciencia, se incluyen varias disciplinas:

- *Farmacognosia* (estudia todo lo relacionado con el origen de los fármacos naturales).
- *Farmacodinamia* (estudia las acciones y los efectos de los fármacos. Se distingue la farmacodinamia fisiológica, bioquímica, molecular, etc.).
- *Farmacocinética* (estudia los procesos y factores que determinan la cantidad de fármaco presente en el sitio en que debe ejercer su efecto biológico en cada momento, a partir de su administración. Se distingue la absorción, distribución, almacenamiento, metabolismo y eliminación del fármaco).
- *Farmacología terapéutica* (estudia la aplicación de los fármacos al organismo con fines curativos o para alterar voluntariamente una función normal).
- *Farmacia galénica* (estudia la preparación de los medicamentos para que alcancen el sitio y la acción deseada).
- *Toxicología* (estudia los efectos nocivos o tóxicos de los fármacos, así como los mecanismos y condiciones que favorecen su aparición).

2.2. Mecanismos generales de acción de los fármacos

2.2.1. Lugar de acción

Cuando se define a un fármaco como una sustancia capaz de modificar la actividad celular, se está afirmando que el fármaco **no** origina mecanismos o reacciones desconocidos por la célula hasta entonces, sino que se limita a estimular o a inhibir procesos celulares. Para ello, el fármaco debe asociarse a moléculas o estructuras celulares.

Teóricamente, existen en los diversos órganos subcelulares innumerables moléculas capaces de asociarse con el fármaco formando un complejo que no ocasiona una respuesta celular. A estas estructuras se les denomina ***sitios de fijación inespecífica***.

Pero existen en las células moléculas cuya función es especial por cuanto, al ser modificadas convenientemente, inician, varían o cesan actividades importantes a nivel celular. Son los ***receptores farmacológicos*** y su unión al fármaco ocasiona una modificación constante, específica y previsible en la función molecular.

Los receptores farmacológicos son estructuras macromoleculares de naturaleza proteica asociada a veces con estructuras de diferente naturaleza como lipídica o glucídica que se encuentran localizados en su mayoría a nivel de membrana celular externa, del citoplasma o incluso en el núcleo celular.

Los receptores actúan como "sensores" en el sistema de comunicación química que coordina las funciones de todas las células del organismo. Sirven de sitio de reconocimiento específico de neurotransmisores nerviosos, hormonas y otras sustancias endógenas. En general se pueden considerar cuatro clases de estructuras orgánicas que pueden actuar como diana farmacológica: enzimas, moléculas transportadoras, canales iónicos y receptores.

2.2.2. Mecanismo de acción fármaco-receptor

Los dos requisitos básicos de un receptor farmacológico son la *afinidad* elevada por "su" fármaco con el que se fija aun en presencia de una concentración pequeña del fármaco y la *especificidad*, gracias a la cual puede discriminar una molécula de otra aun cuando sean parecidas.

Al unirse el fármaco, también llamado «ligando», al receptor o "diana farmacológica" forman un ***complejo "fármaco-receptor"*** y su función es la de iniciar complejos fenómenos intracelulares como son *modificaciones iónicas* (provocan cambios del potencial y movimiento de iones con consecuencias bioeléctricas y metabólicas), *modificaciones de la actividad de múltiples enzimas* (inhibición, activación, acción enzimática per se o actuando como falso sustrato) que repercuten en el metabolismo de proteínas, glúcidos, lípidos, ácidos nucléicos, etc.) y *modificaciones en la estructura de proteínas* que darán origen a cambios funcionales celulares.

2.2.3. Cuantificación del efecto farmacológico

El efecto de un fármaco se expresa como la relación entre la magnitud de la respuesta y la dosis administrada. Se representa gráficamente en curvas dosis-respuesta, dando lugar a los siguientes modelos de curva:

Si se administra en una ***dosis única***, en un principio su nivel sanguíneo va aumentando hasta alcanzar el máximo nivel, en el que se mantiene poco tiempo debido a la metabolización que sufre el fármaco. Poco a poco va disminuyendo la concentración de fármaco libre o activo en la sangre hasta que alcanza niveles subterapéuticos.

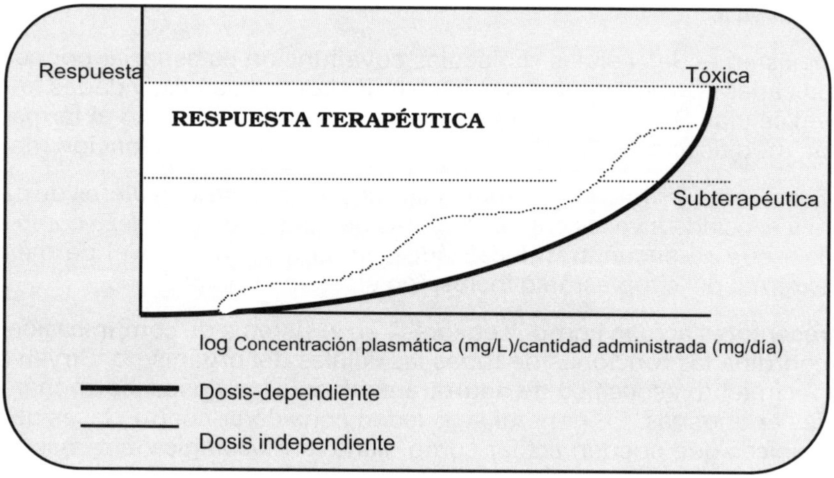

Figura 13.1. *Curva dosis-respuesta.*

La primera dosis que se administra es la ***dosis de choque o de carga***, cuya finalidad es la de alcanzar en un período de tiempo reducido el nivel terapéutico. Posteriormente se instaura la dosis de mantenimiento con el fin de mantener estos niveles terapéuticos en el suero. Para ello, se administran ***dosis múltiples***.

2.3. Bases farmacocinéticas para la utilización de fármacos

El objetivo de la administración de un fármaco es lograr un efecto terapéutico por lo que es necesario que alcance, en el lugar adecuado, la concentración necesaria para que logre una respuesta tras la formación del complejo fármaco-receptor.

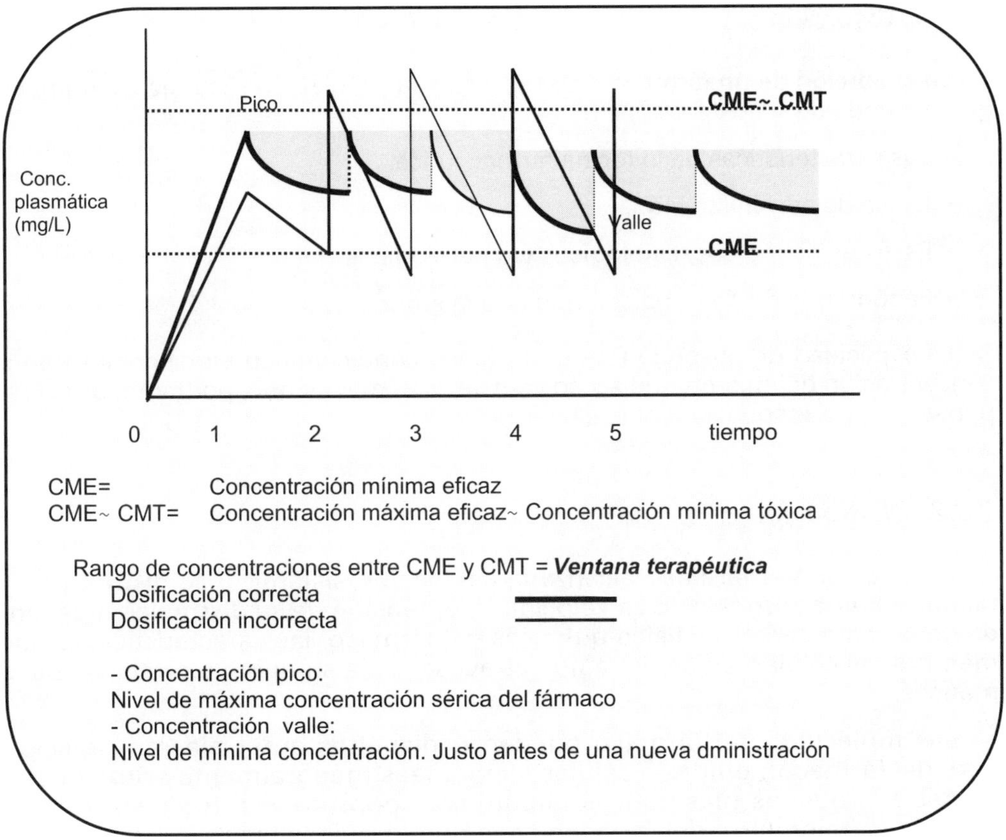

Figura 13.2. *Sistema multidosis de administración de fármacos por vía IV.*

La concentración del fármaco dependerá de su penetración en el organismo y su acceso a la circulación sistémica, es decir de su absorción; de su distribución tisular y su acceso al lugar de acción; de su almacenamiento y de su eliminación, bien sea por excreción directa a través de las vías naturales (bilis, orina y saliva) o habiendo sufrido previamente biotransformación o metabolismo.

La Farmacocinética clínica estudia la evolución de los fármacos en el organismo de las personas enfermas en función del tiempo y de la dosis. Trata dinámica y cuantitativamente los procesos de liberación, absorción, distribución, almacenamiento, metabolismo y eliminación de los fármacos y la interrelación de estos procesos.

2.3.1. Absorción

La absorción de un fármaco es su acceso a la circulación sistémica, fenómeno que depende de:

- Las características de la forma farmacéutica.
- La vía de administración.
- Factores biológicos, fisiológicos y/o patológicos.
- Fenómenos de degradación que pueda sufrir.

La capacidad de absorción de un fármaco condiciona su biodisponibilidad o concentración del mismo que accede a nivel sistémico y que, por tanto, es la responsable de la respuesta biológica.

2.3.2. Distribución

Una vez que el fármaco alcanza la circulación sistémica, se distribuye en tejidos y fluidos orgánicos. La velocidad y extensión de su distribución depende de las características fisico-químicas del fármaco, las características de las membranas celulares que tiene que atravesar y de su unión a proteínas plasmáticas.

Las moléculas del fármaco pueden ir disueltas en el plasma (fracción libre del fármaco), unidas a cálulas sanguíneas (generalmente eritrocitos) o unidas a proteínas plasmáticas (albúmina, lipoproteínas, α-glucoproteína, etc.). La fracción libre del fármaco es la que atraviesa las membranas celulares, interactúa con el receptor para ejercer su efecto y sufre los procesos de metabolización y eliminación por lo que esta fracción es decisiva para la intensidad y la duración del efecto farmacológico. A medida que la concentración del fármaco libre disminuye, se va liberando parte del fármaco unido a las proteínas plasmáticas por lo que se establece un equilibrio dinámico.

La fracción libre del fármaco atraviesa las membranas celulares a favor de gradientes de concentración, por lo que un factor limitante de su distribución es la morfología de la pared capilar. La limitación es máxima a nivel de capilares del SNC y mínima en el sinusoide hepático.

La distribución depende de forma directamente proporcional de la vascularización del tejido y de la afinidad entre fármaco y tejido o fluido. Así pues los fármacos liposolubles presentan afinidad por el tejido adiposo, las tetraciclinas por el tejido óseo, etc. Algunas zonas poseen características peculiares de paso de los fármacos como son el SNC (la barrera hematoencefálica, BHE, confiere especial resistencia al paso de fármacos por difusión pasiva), el globo ocular, la circulación fetal y las secreciones exocrinas (leche materna, saliva, lágrimas, etc.).

Existen determinadas situaciones fisiológicas y/o patológicas que varían la capacidad de distribución de los fármacos.

2.3.3. Eliminación

El organismo tiene la posibilidad de eliminar los fármacos administrados mediante excreción directa por vía renal o hepatobiliar o mediante procesos de metabolización.

a) Metabolismo

Se emplea este término para referirse a los procesos de biotransformación química que ocurren en el organismo encaminados a la reducción de la liposolubilidad de los fármacos y el aumento de su hidrosolubilidad con el objeto de facilitar su eliminación.

Mientras que las moléculas polares son fácilmente eliminadas a nivel renal, las moléculas liposolubles sufren oxidaciones y conjugaciones (uniones con moléculas solubles) para convertirse en sustancias más polares o hidrosolubles y permitir su eliminación. El hígado es el lugar donde se llevan a cabo la mayor parte de estos procesos a través de sistemas enzimáticos. En el pulmón, riñón, intestino y sangre están asimismo presentes estos sistemas enzimáticos, en cantidades menores, pudiendo metabolizar también los fármacos.

La mayor parte de las veces, la metabolización del fármaco supone la pérdida de su efecto biológico, pero, existen otras formas denominadas profármacos que, con la metabolización, se transforman en fármacos activos y también existen fármacos con actividad en alguno de sus metabolitos.

b) Excreción

- *Excreción renal.* Los procesos implicados son la filtración a nivel glomerular, la secreción activa a nivel tubular y la reabsorción pasiva también a nivel tubular. Tanto la filtración como la reabsorción son procesos no selectivos, bidireccionales y con la posibilidad de ser influenciados por sustancias o situaciones fisiopatológicas.
- *Excreción fecal.* Parte del fármaco administrado vía oral no se absorbe y, por tanto, se elimina directamente con las heces. También se produce un paso desde la circulación sistémica hacia la luz intestinal, una vez que ha sido metabolizado.
- *Excreción pulmonar.* Es la vía de eliminación de la mayoría de fármacos gaseosos como anestésicos locales. En los demás fármacos desempeña un papel de menor importancia.
- *Otras vías de excreción*: biliar a través de la bilis al intestino, salival, gástrica (desde el torrente al jugo gástrico), cutánea (a través del sudor), lacrimal y a través de las glándulas mamarias con la leche materna.

3. PROGRAMA DE MONITORIZACIÓN DE FÁRMACOS

Se basa en la relación individual existente entre la concentración sérica del fármaco y su respuesta clínica, estableciendo los indicadores de respuesta adecuados para cada fármaco.

En el hospital, la Unidad de Farmacocinética Clínica se encarga de realizar estos programas de monitorización e implica a varias disciplinas:

- Farmacología o Farmacia Clínica: relación de los niveles séricos y la respuesta.
- Análisis Clínicos: determinación de la concentración sérica de los fármacos.
- Medicina Clínica: evaluación de la relación dosis-respuesta en la evolución de cada paciente.

La Unidad de Farmacocinética Clínica establece los criterios de monitorización:

- Fármacos a monitorizar.
- Pacientes a monitorizar.
- Frecuencia de la monitorización.
- Tiempo de muestreo.
- Indicadores de la respuesta de cada fármaco.
- Pautas de posología.
- Fechas de inicio y terminación del programa en cada paciente.
- Evaluación de la relación dosis-respuesta.
- Adecuación progresiva de la posología dependiendo de la relación dosis-respuesta.
- Estudio de las causas de una respuesta inadecuada a la posología establecida.
- Evaluación coste-beneficio del programa de monitorización.

En el cuadro 13.2 se muestra un formato de monitorización con el que se consigue información importante de cada paciente.

Para asegurar una aplicación correcta del tratamiento es conveniente que exista una comunicación directa y continua del paciente y el facultativo o persona delegada.

Para adaptar la dosificación a cada individuo, en un principio se aplicaban unas fórmulas generales denominadas nomogramas obtenidas como resultado de estudios poblacionales de dosis-respuesta. En ellas se tiene en cuenta el peso, la talla y otras variables. Al ser valores medios poblacionales, la interpretación y la validez son limitadas.

En la actualidad existen ***programas informáticos de monitorización de fármacos*** que constan de una gran base de datos relativa a la relación dosis-respuesta

Cuadro 13.2. *Formato de monitorización.*

HOSPITAL CLÍNICO
PROGRAMA DE MONITORIZACIÓN DE FÁRMACOS

PACIENTE:........................ Fecha de ingreso: Historia Clínica n.°:

Unidad: Equipo médico:
Edad: Sexo: Peso(Kg): Talla(cm): Raza:

FÁRMACO:
Nombre comercial: **Pricipio activo:** **Dosificación:** **Vía de administración:**

Motivo de petición:
- ☐ Sospecha de intoxicación
- ☐ Sospecha de incumplimiento
- ☐ Fracaso terapéutico
- ☐ ORDINARIO
- ☐ Sospecha de dosificación insuficiente
- ☐ Control periódico
- ☐ Sospecha de ineficacia
- ☐ URGENTE

- ¿Desea un informe farmacocinético? ☐ SÍ ☐ NO
- Fecha y hora de la última dosis:

Muestra biológica: ☐ Sangre ☐ Orina ☐ Otros (especifíquese)........................
Nº muestra Fecha extracción: Hora de extracción:

Situación clínica:

Diagnóstico: Tratamiento: Inicio: Tiempo previsto:
Efectos secundarios:

Otras patologías: ☐ Renal ☐ Cardíaca ☐ Hepática
☐ Gastrointestinal ☐ Hormonal ☐ Endocrina
☐ Otras (especifíquese)........................

Otros tratamientos:

Analítica: Sérica: Renal: Otras:

Monitorización individualizada

Informe clínico:
Margen terapéutico general:
Niveles y evaluación dosis-respuesta:
Tratamiento individual establecido: Dosis: Frecuencia:
Duración: Facultativo responsable:
Recomendaciones:
Pauta de seguimiento de la monitorización:
Archivo n.°: Fecha y firma:

poblacional, teniendo en cuenta numerosas variables. Este programa es capaz de establecer un modelo de acción teórico de cada fármaco y adaptarlo en cada paciente para obtener de forma teórica un modelo bastante aproximado de la relación dosis-respuesta que se obtendría, dependiendo de los datos personales en las variables que controla el programa. También se facilita el establecimiento y seguimiento del tratamiento individual.

4. ETAPAS DE LA MONITORIZACIÓN DE FÁRMACOS

Cuadro 13.3. *Etapas de monitorización*

1. Estudio de la repuesta farmacológica previa a la monitorización: Eficacia-Ineficacia-Toxicidad.
2. Estudio de la dosificación previa.
3. Obtención de los niveles séricos previos.
4. Establecimiento de los objetivos de la monitorización.
5. Revisión de la farmacocinética del fármaco a monitorizar.
6. Estudio de la situación fisiopatológica previa.
7. Inicio de la administración controlada del fármaco. Forma farmacéutica-Vía de admón-Dosis-Frecuencia.
8. Muestra biológica: Técnica de extracción y manipulación. Tiempo de muestreo.
9. Estudio de los resultados analíticos: Fiabilidad-Posibles interferencias.
10. Comparación de, dosis-niveles séricos-respuesta, previa y posterior a la monitorización.
11. Validación de la monitorización y plan de seguimiento.
12. Archivo del plan de monitorización.
13. Evaluación y continuación o modificación del plan.
14. Inclusión del plan en estudios y programas poblacionales.

5. TÉCNICAS ANALÍTICAS EN MONITORIZACIÓN DE FÁRMACOS

5.1. Inmunoensayos

5.1.1. Inmunoensayo de polarización de fluorescencia (FPIA)

FPIA (Fluorescence polarized inmunoassay).

Esta técnica se basa en la capacidad de competición de un trazador (fármaco marcado con isotiocianato de fluoresceína, FITC:F*) y el fármaco a monitorizar (F) de la muestra problema, por el anticuerpo específico, que también está marcado (Ac*).

Se incuba a 37 °C la muestra (con el analito o fármaco a monitorizar, F), el Ac* marcado en exceso y el trazador, F*. El fármaco y el trazador compiten por la unión con el Ac específico; cuanto mayor sea la concentración del fármaco en la muestra, mayor será la cantidad de trazador libre o desplazado, F* y menor, la cantidad de trazador unido al Ac* específico. En el tiempo de incubación, se forma el complejo Antígeno-Anticuerpo (Fármaco, F-Ac específico, Ac*).

Posteriormente, se incide sobre la muestra con una radiación de longitud de onda cercana a lon 485 nm (radiación de luz polarizada), que estimula a los fluoróforos. El sistema óptico del fluorímetro de luz polarizada mide sólo la radiación de fluorescencia polarizada, (λ=525-550 nm), emitida verticalmente y producida por el complejo F*-Ac*. La emisión de fluorescencia procedente del trazador libre, F*, se realiza en una dirección no vertical, por lo que no se puede registrar ni medir con el detector.

La radiación detectada será pues, inversamente proporcional a la concentración del complejo F-Ac*.

F (suero) ↑ + Reactivos (*F*-Ac*)* → **F-Ac*** ↑ + *F*-Ac** ↓ + *F** libre ↑
↓
Medida de fluorescencia polarizada verticalmente:
F-Ac y F* no emiten fluorescencia polarizada verticalmente*
F-Ac* emite fluorescencia polarizada verticalmente:* ***A > F****, > F-Ac*, < F*-Ac* y*
< Señal de fluorescencia

5.1.2. Radioinmunoanálisis (RIA)

Se basa en la competición establecida por el fármaco de la muestra biológica (F), y el fármaco marcado con una sustancia radiactiva, (F^R), generalmente ^{125}I, ^{131}I o ^{58}C, emisores de radiación γ o ^{3}H, ^{14}C o ^{32}P, emisores de radiación β, hasta alcanzar un equilibrio. Se incuba a 37 °C la muestra (analito F) y los reactivos (F^R y Ac específico). F y F^R presentan la misma afinidad por Ac. El fármaco de la muestra, desplaza al fármaco marcado de su unión al Ac específico.

Se lava la muestra para eliminar los restos de sustancias que no están formando parte del complejo F^R-Ac, y que son: F^R y F-Ac. Se mide la radiactividad resultante con un contador de centelleo sólido, qu detecta la radiación (o uno de centelleo líquido, que detecta la radiación β, en cuentas por minuto (CPM). **La cantidad de radiactividad emitida es responsabilidad del complejo F^R-Ac específico y es inversamente proporcional a la concentración del fármaco en la muestra.** La radiactividad se compara con estándares de suero radiactivo cuya concentración de fármaco, F, es conocida.

F ↑ **(suero)** + Reactivos (*F^R-Ac)* → **F-Ac** ↑ + *F^R libre* ↑ + F^R-Ac ↓
↓
Lavado: elimina restos de F^R y F-Ac
↓
Medida de CPM
↓
*Complejo F^R-Ac radiactivo (**A > F** en la muestra, > F-Ac, <F^R-Ac y **< CPM***

5.1.3. Enzimoinmunanálisis (EIA)

a) EIA homogéneo

Se conoce también por las siglas de su nombre en inglés, EMIT, Enzyme Multiplied Inmunoassay Technique. Es una técnica similar al RIA pero en vez de emplear fármacos radiactivos, se une el fármaco comercial a una enzima, generamente la Glucosa-6P-deshidrogenasa o la lisozima. Se incuba a 37 °C la muestra (analito o fármaco sin marcar, F) y los reactivos (fármaco marcado con la enzima, F^E, el Ac específico y el sustrato, S). El fármaco de la muestra compite y desplaza al fármaco marcado con la enzima de su unión con el Ac específico, quedando el fármaco marcado libre, F^E.

El fármaco marcado enzimáticamente se une al sustrato, sustancia cromógena, dando lugar al complejo enzima-sustrato, F^E-S, un compuesto que absorbe la radiación incidente y se rige por la ley de Lambert-Beer. **La relación entre la intensidad de radiación absorbida y la concentración del fármaco en la muestra es directamente proporcional.**

F (suero) ↑ + Reactivos (*F^E-Ac*) → **F-Ac** ↑ + *F^E-Ac* ↓ + F^E libre ↑
↓ + sustrato
F^E+ *S* → *Compuesto absorbente*
↓
*(**A > F**, > F-Ac, < F^E-Ac, > F^E libre, > F^E-S, **>Absorción***

b) EIA heterogéneo o de enzima ligada (ELISA)

Se necesita realizar un ensayo de separación antes de medir la actividad enzimática. Los enzimas más empleados son la peroxidasa procedente del rábano y la fosfatasa alcalina. Antes de añadir el sustrato a la mezcla de la muestra con los reactivos es necesario separar la fracción del fármaco marcado libre y la del complejo del fármaco marcado con el Ac específico.

Una vez añadido el sustrato, se puede medir la absorción tanto en la fracción libre del fármaco marcado como en la del complejo. **La absorción será directamente proporcional a la concentración del fármaco libre marcado con la enzima e inversamente proporcional a la concentración del complejo fármaco marcado y su Ac específico.**

F (suero) ↑ + Reactivos (F^E -Ac) → **F-Ac** ↑ + (F^E-Ac ↓ + F^E libre ↑)
Separación

F^E-Ac ↓	**F^E** ↑
+ Sustrato	+ Sustrato
↓	↓
Compuesto absorbente ↓	Compuesto absorbente ↑
1/α concentración de F	α concentración de F

5.2 Técnicas cromatográficas

5.2.1 Cromatografía líquida de elevada resolución (HLPC)

La muestra se inyecta en una columna cromatográfica y atraviesa una sustancia de sílice que separa alguno de sus componentes. Debido a sus diferencias de estructura, solubilidad, afinidad y polaridad, salen por el extremo de la columna con un mayor o menor tiempo de retención en la misma y se compara con estándares que se tienen almacenados en el laboratorio (análisis cualitativo).

Los fármacos, una vez atravesada la columna, pueden unirse a sustancias que provocan la formación de compuestos que absorben en el UV o que emiten fluorescencia. Se mide con un detector electroquímico, de radiación UV o fluorescente, la intensidad de radiación absorbida o emitida por la muestra, que es directamente proporcional a la concentración sérica del fármaco (análisis cuantitativo).

También puede determinarse cuantitativamente la concentración del fármaco, al hallar el área o la altura de pico de concentración para el fármaco una vez atravesada la columna.

5.2.2. Cromatografía de gases

Se requiere la vaporización de la muestra y se calcula mediante los picos de tiempo de retención: altura y área.

5.3. Técnicas inmunonefelométricas

Se basan en la capacidad de competición del fármaco presente en la muestra y el Antígeno comercial, de naturaleza proteica, por el anticuerpo específico. Al desplazar al antígeno proteico, se forma un complejo Fármaco-Antígeno, de gran volumen, que dispersa la radiación incidente de una forma directamente proporcional a la concentración del fármaco en la muestra.

5.4. Otras técnicas analíticas de monitorización de fármacos

Espectrometría de masas, (mass spectrometry, MS), donde se incide sobre la muestra emergente de una columna de HPLC con una corriente de electrones de elevada intensidad. El impacto con las moléculas de la muestra provoca su fragmentación y ésta, se compara con estándares para la identificación del fármaco.

Cromatografía de gases, (gas chromatography, GC) Se vaporiza la muestra para obtener fracciones de vapores de componentes. Se aplica como complemento a la HPLC y se identifican los diferentes fármacos por sus tiempos de retención mediante compararación con estándares.

Espectroscopía: espectrofotometría UV-Visible, (EF-UV) por la formación y cuantificación de especies absorbentes del fármaco. Por ejemplo, la fotometría de llama en la determinación de los niveles séricos de litio.

En el cuadro 13.4 se muestran las técnicas más empleadas en la monitorización de los fármacos.

Cuadro 13.4

Fármaco	Técnicas más empleadas
Agentes cardíacos	RIA, ELISA,FPIA, HPLC
Antiasmáticos	HPLC
Antibióticos	RIA, ELISA
Antiepilépticos	GC, HPLC
Antineoplásicos	HPLC
Inmunosupresores	HPLC
Analgésicos	HPLC, EMIT, FPIA
Psicoactivos	Espectroscopía
	Li: fotometría de llama, F-AAS
	Electrodos selectivos de iones

6. FÁRMACOS A MONITORIZAR

6.1. Grupos terapéuticos

La clasificación de medicamentos más empleada y recomendada por el Drug Utilization Research Group (DURG) es la Clasificación Anatómica-Terapéutica-Química (ATC) que divide a las especialidades farmacéuticas en *14 grupos anatómicos* a los que se les asigna una letra en función del sistema u órgano donde ejercen su acción principal (véase cuadro 13.5).

Cada grupo, está a su vez subdividido en varios grupos designados con dos dígitos numéricos (01, 02, etc.), correspondientes al segundo nivel de división o ***grupo terapéutico principal***.

El tercer nivel se denomina ***subgrupo terapéutico***, designado con una letra en orden alfabético y correspondiente a la indicación principal. El cuarto nivel corresponde al ***subgrupo químico-terapéutico,*** designado por una letra en orden alfabético y en el quinto nivel de clasificación se hace referencia al ***principio activo*** de la especialidad farmacéutica.

Cuadro 13.5. *Grupos terapéuticos para la monitorización*

Letra	Primer nivel de clasificación: Grupo anatómico
A	Aparato digestivo y metabolismo
B	Sangre y órganos hematopoyéticos
C	Aparato cardiovascular
D	Especialidades dermatológicas
G	Especialidades genito-urinarias y hormonas sexuales
H	Preparados hormonales sistémicos excluidas hormonas sexuales
J	Antiinfecciosos vía general
L	Antineoplásicos
M	Aparato locomotor
N	Sistema nervioso central
P	Preparados antiparasitarios
R	Aparato respiratorio
S	Órganos de los sentidos
V	Especialidades varias

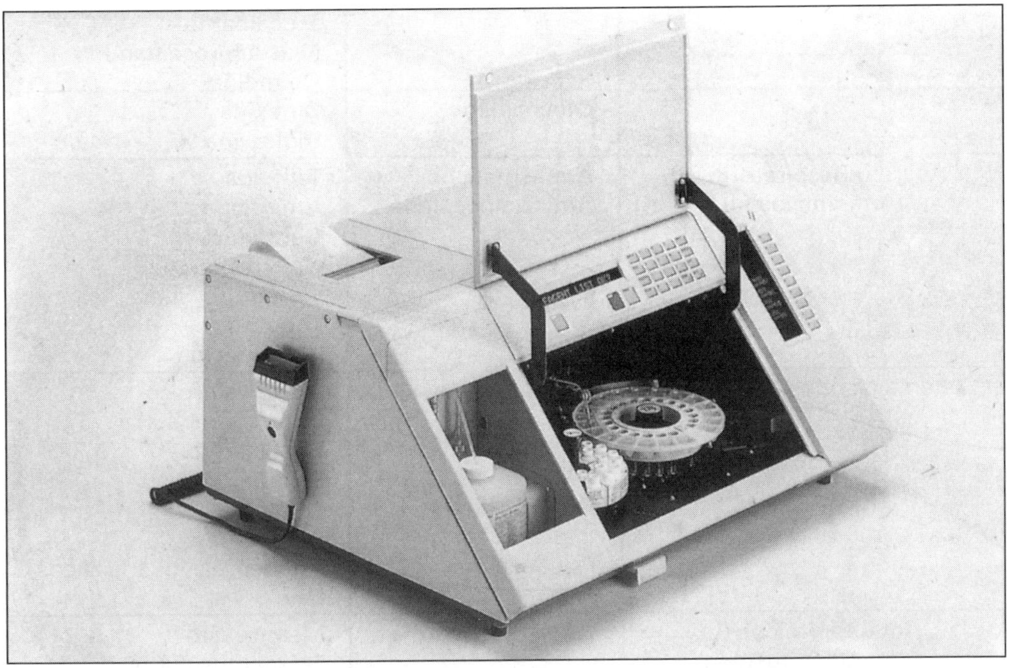

Figura 13.3. *Sistema automático de FPIA para monitorización de fármacos.*

Cuadro 13.6. *Ejemplo de clasificación de un fármaco por el sistema ATC*

Nivel		Descripción
Grupo anatómico	N	Sistema Nervioso Central
Grupo terapéutico	02	Analgésicos
Subgrupo terapéutico	B	Otros analgésicos y antipiréticos
Subgrupo químico terapéutico	A	Analgésicos no esteroídicos
Principio activo	01	Ácido acetil salicílico
Combinaciones con otros fármacos	5	N02BA51
Combinaciones con psicofármacos	7	N02BA71

Los principales grupos terapéuticos a monitorizar son los que se muestran en el cuadro 13.7.

Cuadro 13.7. *Fármacos a monitorizar*

Grupo terapéutico	Fármacos	Principo activo
Aparato cardiovascular (C)	Antiarrítmicos	Disopiramida Flecainida Lidocaína Procainamida N-acetilprocainamida Quinidina
	Glucósidos	Digoxina Digitoxina
Aparato Respiratorio (R)	Antiasmáticos	Teofilina
Antibióticos (J)	Aminoglucósidos	Amicacina Gentamicina Netilmicina Estreptomicina Tobramicina
	Otros	Vancomicina
Sistema Nervioso Central (N)	Antiepilépticos	Ácido valpróico Carbamazepina Etosuximida Fenobarbital Fenitoína Primidona
	Psicoactivos	Antidepresivos tricíclicos Litio
Antineoplásicos (L) Inmunosupresores		Metotrexato Tacrolimus (FK 506) Ciclosporina

6.2. Indicaciones para la monitorización de fármacos

Las características de los fármacos que les hacen susceptibles de monitorización son las que se exponen en el cuadro 13.8.

Cuadro 13.8. *Factores que hacen que un fármaco se monitorice*

Es aconsejable realizar la monitorización de fármacos cuando:
1. Se sospechan interacciones medicamentosas.
2. Se sospecha una mala aplicación del tratamiento (no respetar las dosis, no terminar).
3. Se conoce la dificultad de aplicación del tratamiento, por ejemplo en la población anciana.
4. El fármaco tiene un margen o ventana terapéutica estrecho.
5. No se alcanza el efecto terapéutico deseado con la dosis indicada.
6. Se observan síntomas y/o signos de toxicidad.
7. Se observa variabilidad interindividual con respecto al metabolismo.
8. El metabolismo está alterado debido a otra patología subyacente.
9. El metabolismo está alterado como consecuencia del estado psico-físico del paciente.
10. Se cuestiona la biodisponibilidad de la formulación administrada.
11. Se requiere un seguimiento o comprobación médico-legal del tratamiento.

6.3. Fármacos a monitorizar: razones y casos recomendables (cuadro 13.9)

Fármacos	¿Por qué?	¿En qué casos?
Aparato cardiovascular (C)		
Antiarrítmicos	– Estrecho márgen terapéutico – Efectos secundarios lesivos	– Sospecha de niveles séricos subterapéuticos – Aparición toxicidad – Cuando es necesario: • Mantener el nivel sérico • Alcanzar en poco tiempo el nivel terapéutico (urgencia)
Glucósidos cardiotónicos	– Elevada incidencia de toxicidad – Variabilidad interindividual alta	– Cuando es necesario: • Garantizar la efectividad del tratamiento • Comprobar los síntomas de toxicidad o de inefectividad • Alcanzar la biodisponibilidad terapéutica en todas las formulaciones • Controlar las interacciones con otros fármacos administrados • Reducir el nivel sérico en casos de insuficiencia hepatorrenal – Cuando existen patologías que pueden modificar la biodisponibilidad – Cuando existen patologías que alteran los niveles séricos
Aparato respiratorio (R)		
Antiasmáticos	– Efectos secundarios lesivos – Riesgo de toxicidad – Cofusión síntomas toxicidad – Vida media influenciable por: • Consumo de tabaco • Disfuncionalidad renal • Disfuncionalidad hepática • Disfuncionalidad cardíaca – Posibilidad de interacciones	– Cuando existe: • Variación en la relación dosis-concentración-efecto • Medicación concomitante con fármacos que interaccionan • Diferencia en el aclaramiento renal debido a: Edad EPOC Tabaquismo Insuficiencia renal o hepática Insuficiencia cardiaca congestiva
Antiinfecciosos: antibióticos (J)		
Aminoglucósidos	– Facilidad de destrucción por procesos digestivos – Resistencias de los gérmenes – Toxicidad: • Ototoxicidad • Nefrotoxicidad • Neurotoxicidad – Farmacocinética influenciable	– Control de infecciones nosocomiales – Cuando: • Se sospecha resistencia del microorganismo • Sólo puede administrarse vía oral • Se sospecha alteraciones metabólicas – En caso de urgencia, para alcanzar y mantener dosis terapéuticas – Para conrolar eficazmente la infección – Para evitar niveles séricos subterapéuticos o tóxicos
Sistema Nervioso Central (N)		
Antiepilépticos	– Ateración fisiológica del metabolismo: • Edad • Cambio de estilo de vida • Trastornos emocionales – Toxicidad – Variabilidad interindividual alta – Umbral actividad influenciable – Prtoblemas si no se cumple el tratamiento	– Para aumentar el umbral de compuestos desencadenantes – Para controlar: • La cantidad de impulsos eléctricos • La cantidad de impulsos químicos • La aparición de síntomas y signos de toxicidad • Los niveles séricos en algunos tratamientos coccomitantes – Para evitar o tratar los efectos adversos y sus complicaciones – Para optimizar la actividad antiepiléptica – Para ajustar la dosis en casos de insuficiencia hepática y/o renal
Antineoplásicos (L)		
	– Potencial tóxico elevado – Toxicidad dosis-dependiente: • Nefrotoxicidad – Interacciones medicamentosas por politerapia – Efectos secundarios lesivos – Variabilidad interindividual alta: • La dosis máxima depende de cada individuo	– Para dirigir el rescate por leucovirina (para revertir la toxicidad) – En caso de hipofuncionalidad renal, para evitar acumulaciones

Cuadro 13.9 (continuación)

Fármacos	¿Por qué?	¿En qué casos?
Inmunosupresores		
	– Margen terapéutico estrecho – Variabilidad farmacocinética: • Biodisponibilidad variable • Absorción influida – Interacción con otros fármacos – Elevada toxicidad: • Nefrotoxicidad • Hepatotoxicidad • Alteración gastrointestinal • Hepatotoxicidad • Hipertensión arterial	– Para: • Optimizar el nivel sérico terapéutico • Ajustar la variación de absorción de la dosis a cada individuo • Evitar la toxicidad • Determinar si el deterioro hepático y/o renal se debe A un rechazo del fármaco A un efecto tóxico del fármaco
Psicoactivos (N)		
Antidepresivos tricíclicos *Litio*	– Gran variabilidad individual – Estrecho margen terapéutico – Estrecho margen terapéutico – Toxicidad – Farmacocinética influenciable – Efectos secundarios digestivos	– Para la optimización del efecto farmacológico esperado – Para evitar tanto la inefectividad como la toxicidad – Para la optimización del efecto farmacológico esperado – Para evitar tanto la inefectividad como la toxicidad

6.4. Ejemplo de monitorización de fármacos

6.4.1. Agentes cardíacos (cuadro 13.10)

Fármaco (M.T.)*	DM**	Vida media (horas: h)	Tiempo de muestreo (TM)***	Tiempo hasta estado estacionario (TEE)****
Antiarrítmicos				
Quinidina	A:14-30 mg/Kg/día N:15-60 mg/Kg/día	Normal:6-7 hasta 9	Antes de la dosis siguiente	Sobre 2 días
Lidocaína	AIV:1.5-3mg/min NIV:1-2 mg/min	1-4	6-12h inicio tratamiento	5-10 horas
Disopiramida	A oral:0.4-0.8 g/día	5-9	Antes de la dosis siguiente	1-2 días
Procainamida	A oral: 35-50 mg/Kg/día	3-5	Antes de la dosis siguiente	15-25 horas
Flecainida	IV: 2mg/Kg/día Oral: 300 mg/día	16-24	Antes de la dosis siguiente	3-4 días
Glucósidos cardiotónicos				
Digoxina	A:0.12-0.5mg/Kg/día N:8-10 mg/Kg/día	A: 40 N: según edad	8-24 h después de administración	5-7 días
Digitoxina	A: 0.7-2.8mg/Kg/día N: 3 mg/Kg/día	6-8 días	8-24 h después de administración	Sobre 1 mes

M.T.* Margen terapéutico: mg/L.
DM** Dosis de mantenimiento. Dosis necesaria para mantener los niveles séricos terapéuticos.
A Adultos. N Niños. Nn Neonatos.
IV Administración intravenosa
(TM)*** Tiempo en el que se realiza la extracción sanguínea para la analítica.
(TEE)**** Tiempo hasta estado estacionario: Tiempo hasta que se alcanza el equilibrio, en tratamientos crónicos, entre la tasa de fármaco administrada y la tasa que se elimina.
Vida media. Tiempo hasta que la concentración sérica o la cantidad del fármaco en el organimo se reduzca a la mitad.

7. INFLUENCIA DEL ESTADO FISIOLÓGICIO EN LA MONITORIZACIÓN DE FÁRMACOS

7.1. Edad

Los factores expuestos en el cuadro 13.11 y otros más, influirán en la actividad ineficaz, terapéutica o tóxica del fármaco por lo que para optimizar su efecto, es necesaria una monitorización individualizada.

Edad/factor	Prot. plasmáticas	Metabolismo	Funcionalidad	Otros factores
Recién nacidos	—	↓	↓	—
Niños 6-10 años	—	↑	Buena	—
Adolescentes	—	↓	Buena	RAF**, ↑ Eliminación
Ancianos	↓ ↑ FLF	↓	Hepática ↓ Renal ↓	Es necesario conocer el AC***
Embarazadas	Alteración Cambios en la FLF*	Alteración	↑ inicio ↓ al final	Variaciones del flujo sanguíneo

FLF* Forma libre o activa del fármaco.
RAF** Reaccciones adversas a los fármacos.
AC*** Aclaramiento de creatinina.

Unidad didáctica 14

DROGAS DE ABUSO

CONTENIDOS

1. INTRODUCCIÓN

La OMS define la droga como: "Toda sustancia que introducida en un organismo vivo puede modificar una o varias de sus funciones, es susceptible de crear dependencia, y puede a la vez provocar tolerancia". En esta definición se incluyen sustancias como la nicotina, el alcohol y la cafeína. Asimismo, esta organización define a todos los cuadros clínicos relativos al consumo de drogas como trastornos mentales y de comportamiento derivados del consumo de sustancias psicotropas.

El término "droga de abuso" hace referencia a un tipo de sustancias que, administradas en un organismo vivo, son capaces de producir cambios en el estado de percepción, en el comportamiento, creando hábito de consumo y presentando una sintomatología psíquica y/o de dependencia. Su tráfico está penado en los países civilizados y, en algunos, también está penado su consumo.

La OMS clasifica los cuadros clínicos derivados del consumo de drogas de acuerdo con su diagnóstico médico. Estos cuadros clínicos junto con terminología relacionada con el consumo de drogas de abuso, se muestra en el cuadro 14.1.

Cuadro 14.1. *Terminología relativa a drogas de abuso*

Término	Definición
Intoxicación aguda	Estado transitorio consecutivo a la ingestión o asimilación de sustancias psicotropas o de alcohol que provoca alteraciones del nivel de conciencia, de cognición, de la percepción, del estado afectivo, del comportamiento o de otras funciones y respuestas fisiológicas y/o psicológicas.
Consumo perjudicial	Forma de consumo que afecta de forma negativa al estado de bienestar.
Síndrome de dependencia	Manifestaciones fisiológicas, comportamentales y cognoscitivas en las que el consumo de drogas adquiere prioridad para la persona, por encima de cualquier otro comportamiento.
Síndrome de abstinencia	Sintomatología agrupada según diferentes métodos y niveles de gravedad que se presenta cuando existe abstinencia absoluta o relativa de una sustancia tras su consumo reiterado y, generalmente prolongado o a dosis elevadas. Puede acompañarse de un estado de delirium.
Síndrome amnésico	Deterioro acusado y progresivo de la memoria para los hechos recientes.
Trastorno psicótico	Sintomatología derivada del consumo de sustancias psicotropas caracterizada por manifestar alucinaciones, falsos reconocimientos, ideas delirantes o de referencia, trastornos psicomotores y estados emocionales anormales.
Trastorno psicótico residual	Trastornos cognoscitivos, comportamentales y afectivos que persisten más allá del consumo de las sustancias que han provocado su alteración.

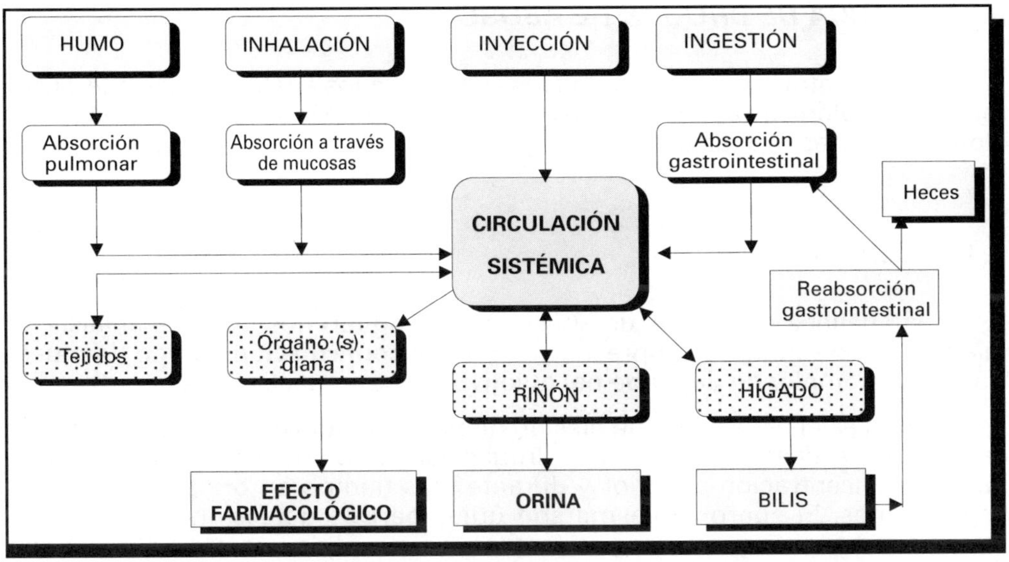

Figura 14.1. *Farmacocinética de la mayoría de las drogas de abuso.*

2. FARMACOLOGÍA

Cuadro 14.2. *Farmacología general de las drogas de abuso.*

Farmacocinética	Características
Vía de admnistración	Ingestión Inspiración o esnifado. Inyección Inhalación. Fumada Mucosas (vagina, ano, boca, sublingual).
Absorción	Paso de la sustancia al torrente sanguíneo. Según su rapidez de absorción se pueden clasificar de forma decreciente en absorción endovenosa, a través de mucosas, esnifada, fumada, oral y subcutánea.
Distribución	Una vez alcanzado el torrente sanguíneo y, dependiendo de sus características de solubilidad, se va a unir en mayor o menor medida a las proteínas plasmáticas, a las sustancias lipídicas o va a permanecer libre en el plasma.
Metabolismo	A su paso por el organismo, se convierte en una sustancia de hidrosolubilidad creciente con el objeto de ser eliminada vía renal.
Eliminación	La gran mayoría se elimina principalmente vía renal a través de la orina. En menor medida se eliminan también a través de la bilis y las heces.

3. ANALÍTICA DE DROGAS DE ABUSO

En el laboratorio de análisis clínicos se realizan los análisis de las diferentes muestras biológicas con la finalidad de detectar si el individuo ha consumido alguna (s) de las drogas de abuso.

3.1. Niveles de análisis

En la analítica de drogas de abuso, se distinguen dos tipos de análisis, el inicial, de **"screening"** o de presunción y el de **confirmación.** El tipo de muestra bilógica empleado depende del objetivo primario del análisis.

La orina es el especimen de eleción debido a múltiples razones tanto técnicas como prácticas. Las diferentes drogas así como sus metabolitos, presentan una concentración superior y durante más tiempo en orina que en otros especímenes. El suero o plasma son útiles para la detección del consumo reciente, en análítica toxicológica forense y en analítica post-morten aunque también se emplea la sangre competa, por la distribución de las sustancias psicotropas entre los diferentes componentes sanguíneos.

Cuadro 14.3. *Tiempo de detección de drogas en orina*

Droga	Prsentación	Vía de administración	Tiempo de detección en orina
Anfetaminas	Cápsulas/pastillas	Oral, inyección, inhalación	2-4 días o superior
Barbitúricos	Cápsulas/pastillas	Oral	1-21 días o superior
Benzodiazepinas	Cápsulas/pastillas	Oral	3 días o superior
Cannabinoides	Hierbas secas con semila	Fumada, oral	1-36 días o superior
Cocaína	Líquida o pulverizada	Inhalación, inyección, fumada	Hasta 72 horas
Etanol	Líquida	Oral	Depende del peso, la edad, la salud y el metabolismo individual
Opiáceos	Cristaes, líquida, pulverizada o pastilas	Oral, inyección, inhalación, fumada	2-5 días o superior

Se investiga si *la saliva* puede emplearse como muestra biológica sustitutiva de la orina, aunque los niveles de drogas parecen estar más relacionados con los séricos y se necesita la aplicación de una metodología de mayor sensibilidad, ya que su nivel de concentración es inferior. También se estudia *el cabello* como muestra biológica posible sustitutiva de la orina pero se refiere a estudios a largo plazo, ya que se puede detectar el consumo de sustancias psicotropas realizado hace varios meses en contraste con la orina cuyo margen de consumo se reduce a varios días.

En la analítica post-morten se emplean *extractos tisulares*. Para evaluar el consumo de drogas de abuso en el último trimestre del embarazo, se emplea *el meconio*.

En la figura 14.2 se muestra la trayectoria analítica de las muestras hasta que se elabora el informe de los resultados analíticos según el NIDA (National Institute of Drug Abuse).

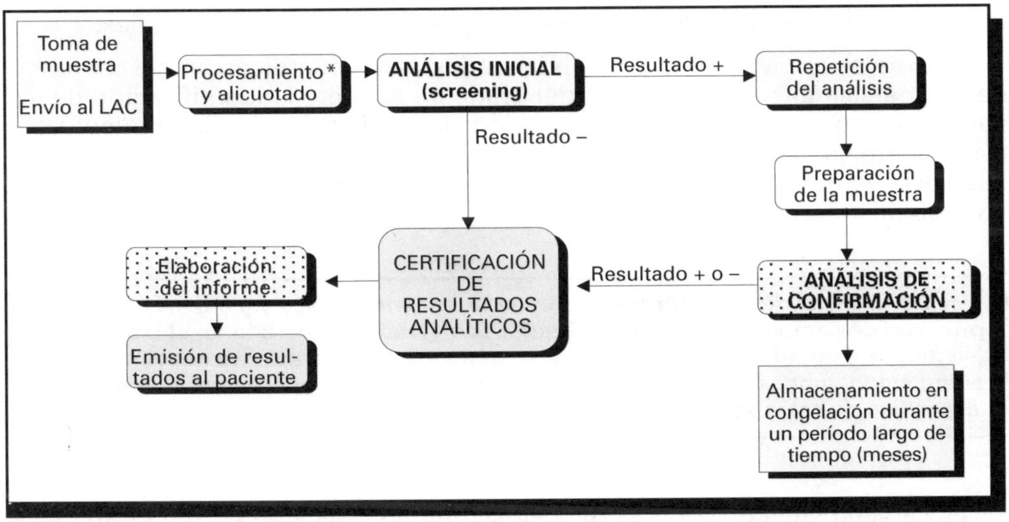

* Procesamiento: aceso de la muestra al laboratorio, almacenamiento temporal, aditivos de conservación, etc.

Figura 14.2. *Guía del NIDA. Cadena de custodia de los especímenes.*

Las ventajas del empleo de la orina como muestra de análisis inicial o de screening radican en la facilidad de su obtención al ser un producto de eliminación fisiológica, un procedimiento de obtención no invasivo y un medio en el que tanto las drogas como sus metabolitos presentan una solubilidad elevada.

La concentración urinaria de una sustancia no se encuentra directamente relacionada con su concentración sérica debido a que este nivel está influenciado por factores tales como el sexo, la edad, la funcionalidad hepática y/o renal, la vía de administración empleada, el consumo concomitante con otras sustancias (alimentos, drogas, etc.), la climatología... Es por lo que la mayoría de las pruebas comerciales, al menos en la analítica de screening, presentan un informe cualitativo de resultados (presencia/ausencia).

3.1.1. Screening

La finalidad analítica de estas pruebas es la de eliminar las muestras con resultado negativo y reducir al máximo el número de análisis de segundo nivel, es decir, el nivel de confirmación, debido a que sus pruebas son más sensibles y costosas.

Las analíticas de screening se conocen también como "pruebas de presunción" y facilitan la rápida realización de una amplia serie de determinaciones entre las que se incluyen las de drogas de elevado índice de consumo. Permiten una evaluación rápida y bastante aproximada del perfil de consumo del individuo, no precisan personal especializado al ser fáciles de realizar y evitan en gran medida errores debidos a la manipulación de los especímenes.

Los métodos de screening son adecuados para la verificación del consumo de estupefacientes, la evaluación del grado de abuso y la identificación de las sustancias consumidas, la comprobación de la eficacia y el seguimiento del tratamiento, la identificación de la dosis terapéutica eficaz del sustitutivo de la sustancia estupefaciente consumida y el conocimiento del modo de actuación en caso de emergencia.

***Las técnicas de screening* se basan en la *inmunoquímica* y, en concreto, en el principio de competición entre el trazador comercial o preparado en el laboratorio (sustancia estupefaciente marcada) y la sustancia estupefaciente consumida por el individuo, ambas con capacidad antigénica, por el sitio de unión al anticuerpo específico de estas sustancias.**

La característica de cada técnica de screening radica en el tipo de marcaje del antígeno: radiactivo (RIA: radioinmunoensayo), enzimático (EMIT: inmunoensayo múltiple enzimático) y/o químico, por ejemplo, con una sustancia fluorescente (FPIA: inmunoensayo de polarización fluorescente). Otros aspectos que caracterizan a estas técnicas son:

Cuadro 14.4. *Características de las técnicas de detección de drogas de abuso*

Característica	Descripción
Carry over	Arrastre. Fenómeno de contaminación de una muestra por restos de analito procedentes de la muestra anterior que no han sido eliminados del sistema de aspiración de las muestras.
Cut-off	Valor umbral de cada determinación. Es la magnitud que establece la concentración mínima de la muestra que debe estar presente para que se obtenga un resultado positivo. Una muestra con resultado negativo puede contener a la sustancia a analizar pero a un nivel inferior a su cut-off. El cut-off debe ser siempre superior a la sensibilidad de la técnica y/o método.
Otras	Especificidad, sensibilidad, precisión, exactitud...

Cuadro 14.5. *Valores del "cut-off" recomendados por el NIDA (National Institute of Drug Abuse)*

Droga	Cut-off inmunoensayo (mg/mL)	Cut-off GC/MS (mg/mL)
Anfetamina	1	0,5
Metanfetamina	1	0,5 + 0,2 de anfetaminas
Barbitúricos	–	–
Benzodiazepinas	–	–
Cannabinoides	0,1	0,015
Cocaína	0,3	0,15
LSD	–	–
Fenciclidina	0,025	0,025
Opiáceos	0,3	0,3

Técnicas de screening para la detección de drogas de abuso

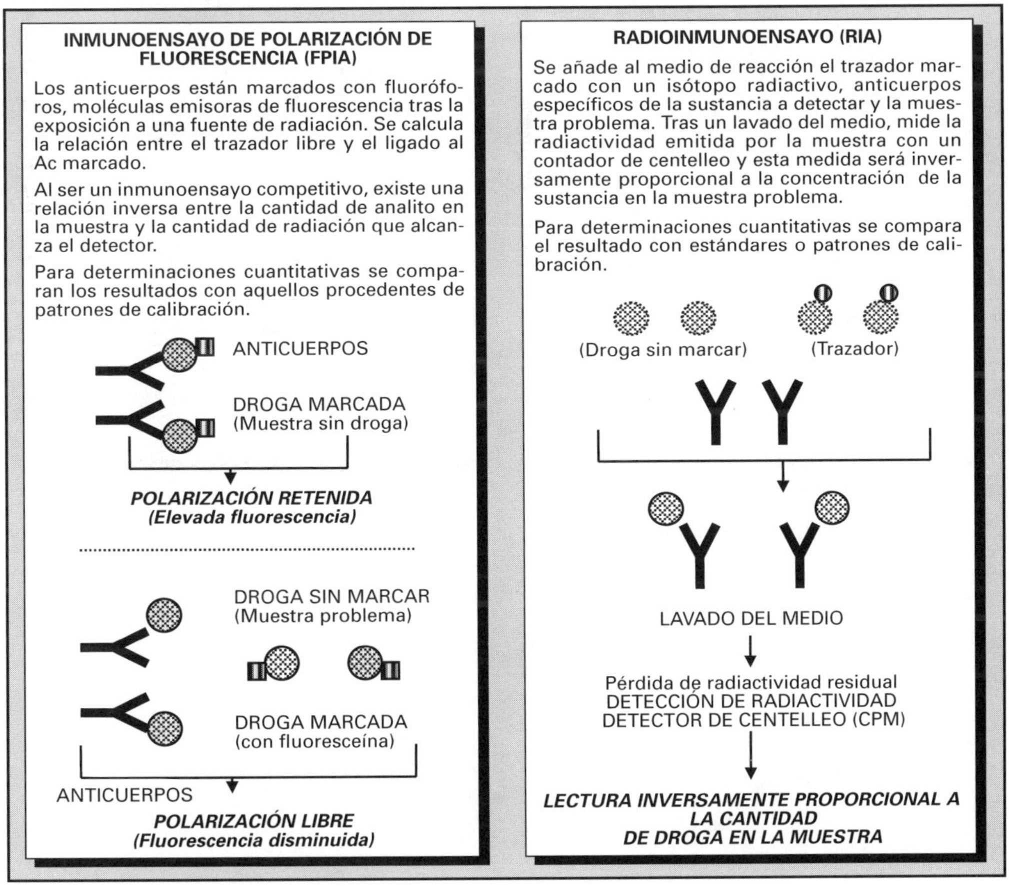

Figura 14.3. *Técnicas de screening para la detección de drogas de abuso.*

ENZIMOINMUNOENSAYO (EIA)

El trazador se marca con una enzima y, en el medio de reacción, compiten tanto el trazador como la sustancia que se pretende detectar en la muestra por su unión a anticuerpos específicos.

La concentración de la droga en la muestra se determina midiendo la cantidad de trazador que queda libre en el medio. Si la droga no está presente en la muestra, el trazador se une al Ac y no queda apenas enzima libre para reaccionar con el sutrato por lo que la radiación detectada es poca.

La droga desplaza al trazador de su unión con el Ac por lo que aumenta la cantidad de enzima libre productora de color. La lectura al espectrofotómetro será directamente proporcional a la concentración de la sustancia en la muestra problema.

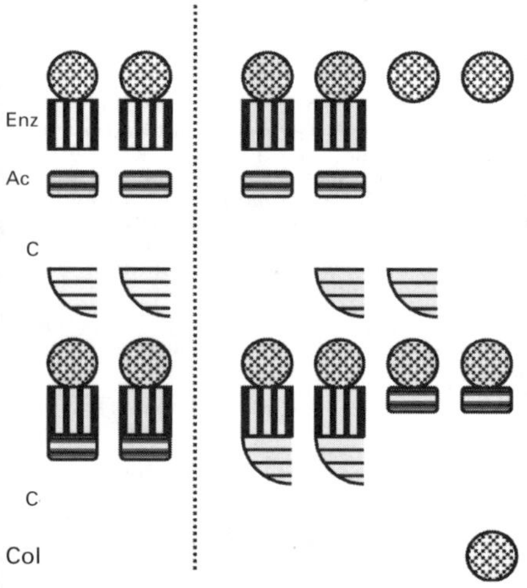

CROMATOGRAFÍA EN CAPA FINA (TLC)

Es una técnica sencilla y económica que, a pesar de su baja sensibilidad, permite detectar varias drogas en una misma muestra problema.

La fase estacionaria, el disolvente o fase móvil, el material poroso, las condiciones de ensayo y las técnicas de identificación convenientemente seleccionadas permiten la separación de las diferentes drogas dependiendo de sus características físico-químicas.

Se emplean diferentes estándares para facilitar la identificación de las drogas.

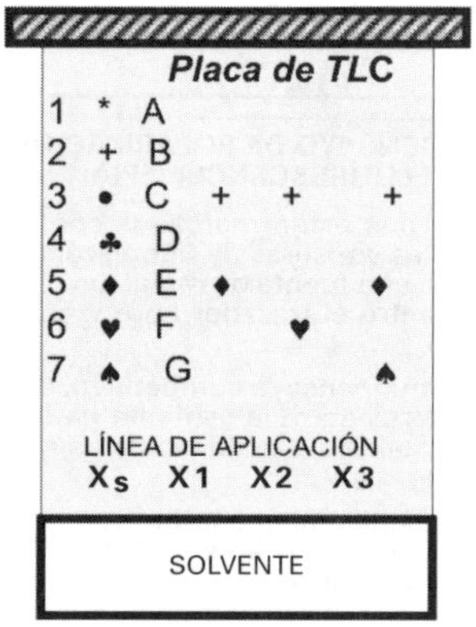

Figura 14.3. *Técnicas de screening para la detección de drogas de abuso* (continuación)

3.1.2. Métodos de confirmación para la detección de drogas de abuso

CROMATOGRAFÍA DE GASES (GC)- ESPECTROMETRÍA DE MASAS (MS)

GC: Gas Chromatography. MS: Mass Spectrometry. La fase móvil está constituida por un gas inerte (helio, argon, nitrógeno) y la fase estacionaria puede ser un soporte sólido (GSC) o líquido (GLC) adsorbido a un soporte sólido que discurren a través de una columna.

Los componentes de la muestra, evaporada y en el seno del gas, se separan dependiendo de sus características de polaridad, peso molecular y punto de ebullición.

Se mantienen dentro de la columna un determinado tiempo, denominado "tiempo de retención" (TR) o TR relativo, calculado en relación a un compuesto de referencia. Otro parámetro empleado se denomina índice d Kovats, que relaciona el TR de la sustancia con el de "n" hidrocarburos que eluyen antes o después de él. La señal se representa en un gráfico mediante un pico de altura, área y posición concreta, característico de cada sustancia, lo que facilita su identificación.

Los detectores empleados pueden ser: de fotoionización (PID), de captura de electrones (ECD), de ionización en llama (FID) y/o de ionización en llama alcalina (AFID).

Se emplea el método de patrón interno para reducir al máximo los factores de variabilidad.

ESPECROMETRÍA DE MASAS (MS)

Se basa en la posibilidad de separación de sustancias mezcladas debido a su comportamiento en el seno de un gas y después de incidir sobre ellas con un haz de electrones de elevada energía. Las moléculas se descomponen en varios fragmentos de masa inferior, comenzando así un proceso en cascada.

La fragmentación es la "huella" característica de cada molécula y depende de la naturaleza y las condiciones del proceso de ionización. La sensibilidad puede oscilar entre 1 y 5 pg.

La combinación de ambas técnicas permite la separación inicial de las sustancias de la muestra problema y su posterior fragmentación. Constituye una técnica de elevada sensibilidad y coste porque no puede aplicarse de manera rutinaria.

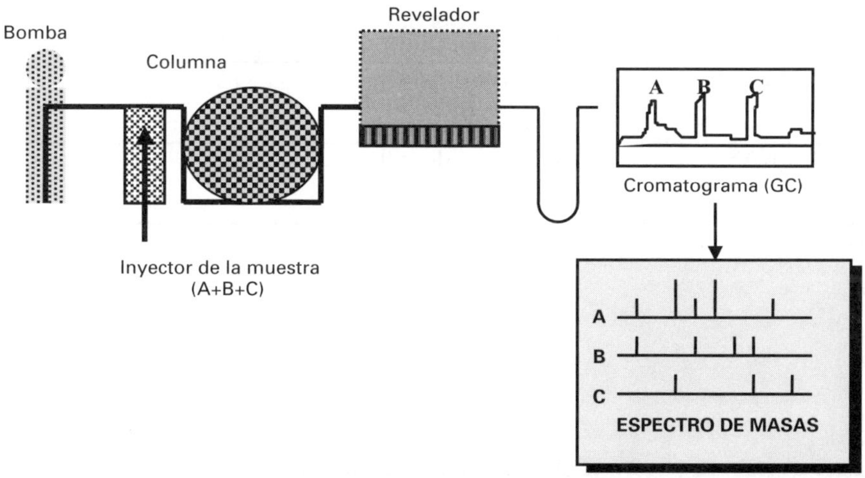

Figura 14.4. *Métodos de confirmación para la detección de drogas de abuso*

CROMATOGRAFÍA LÍQUIDA DE ELEVADA RESOLUCIÓN (HPLC)

HPLC: High Performance o Pressure Liquid Chromatography. La fase móvil está constituida por un líquido transportador y la muestra biológica atraviesa una columna bajo condiciones de elevada presión ejercida por diferentes bombas. Se aplica esta técnica para separar sustancias termosensibles y de elevado peso molecular. La muestra se introduce mediante un inyector y atraviesa la columna, eluyendo a diferentes tiempos dependiendo de sus características.

Los cromatogramas se interpretan midiendo el tiempo de retención, la altura y área de cada pico y su comparación con estándares. Dependiendo de la columna, bombas y fase móvil selecionada, se permite la separación de mezclas diversas. Los detectores pueden ser:

Detector	Sensibilidad
Ultravioleta	0,01-1 g
Fluorescencia	1 ng
Electroquímico (amperímetro)	40-50 pg
Electroquímico (culombímetro)	10-20 ng

Figura 14.4. *Métodos de confirmación para la detección de drogas de abuso* (continuación)

4. MÉTODOS DE DETECCIÓN DE LAS PRINCIPALES DROGAS DE ABUSO

Cuadro 14.6. *Principales drogas de abuso*

Tipo	Drogas
CANNABINOIDES	Cannabis Sativa D-9 Tetrahidrocannabinol (THC)
DEPRESORAS	Barbitúricos Benzodiazepinas Alcohol
ALUCINÓGENAS	Fenciclidina (PCP) LSD Mescalina
OPIÁCEOS	Heroína Codeína Dihidrocodeina Hidrocodona Hidromorfona Oxicodona Oximorfona Metadona Propoxifeno Anatgomistas opiáceos
ESTIMULANTES	Anfetaminas Cocaína
ORAS DROGAS	Tabaco Disolventes y sustancias volátiles

Cuadro 14.7. *Métodos de detección de las principales drogas de abuso*

TIPO / Métodos analíticos

4.1. ***CANNABINOIDES:***
Basados en la determinación de algunos metabolitos, tales como el carboxi-THC.
Muestras biológicas: orina, plasma y/o sangre completa.
Screening: RIA-EIA-FPIA-TLC.
Confirmación: GC/MS-GLC-HPLC.

4.2. ***DROGAS DEPRESORAS:***
****Barbitúricos***
Las características peculiares de estos compuestos hace que sea necesaria la defección de un número elevado de ellos en las muestras, sobre todo en algunos casos médico-legales.
Mét. inmunoquímicos
Screening: RIA, HI (con inhibición de la hemaglutinación)-EMIT-FPIA.
TLC (sensibilidad hasta 1 μg/mL) y HPTCL (de elevada resolución), Espectrofotometría UV.
Confirmación: GC/MS-GLC-HPLC.

****Benzodiazepinas***
La dificultad analítica que se plantea es la rápida metabolización a compuestos también activos que pueden interferir falseando los resultados. Muestras empleadas: plasma y orina.
Mét. inmunoquímicos
Screening: EMIT-FPIA, TLC (Diazepan y <nordiazepan, por ejemplo).
Confirmación: GC-HPLC.

****Alcohol***
Las muestras empleadas son: orina, sangre, LCR, aliento (aire espirado) y saliva.
Basados en sus propiedades reductoras: mét. De Cordebard, Widmark...
Mét. Enzimáticos (ADH), GC.

4.3. ***ALUCINÓGENOS:***
****Fencilidina***
Las muestras empleadas son: orina, sangre y cabellos.
Screening: FPIA-TLC.
Confirmación: HPLC-GLC-GC/MS.
****LSD y Mescalina*** Métodos inmunoquímicos.

4.4. ***OPIÁCEOS:***
Puede requerirse una hidrólisis ácida o enzimática previa del derivado glucurónico.
Muestras: sangre, plasma, saliva y/o orina. A veces, cabello.
- Extracción líquido-líquido a partir de una solución acuosa en un solvente orgánico (pH = 8-10). Se emplea cloroformo con un modificador orgánico tipo isopropanol, n-butanol o alcohol isoamílico en proporción 95:5 o 4:1.
- El aislamiento simultáneo de opiáceos se realiza mediante una extracción en fase sólida.
- Inmunoensayos: FPIA-GC/MS.

4.5. ***ESTIMULANTES:***
****Anfetaminas***
El problema común es la obtención de falsos resultados positivos por la posibilidad de reacciones cruzadas.
- espectroscopía: fluorimetría y espectrofotometría UV.
- Inmunoensayos:
  FPIA (específico, semicuantitativo, cut-off-ajustable y curvas de calibración estables).
  RIA-IH (^{131}I): es más sensible, pero más complicado.
  Interacción cinética de micropartículas en solución (KIMS).
- GCMS.

****Cocaína***
Las muestras empleadas son, frecuentemente, la sangre y la orina. El problema común es la obtención de falsos resultados negativos por la inestabilidad de la cocaína en las muestras biológicas. Sus metabolitos, a veces muy estables, son la base de su detección.
- Inmunoensayos: para el screening.

Para confirmar la presencia de esta sustancia estimulante se requiere la realización de otras técnicas no inmunoquímicas: GC/MS.

4.6. ***OTRAS DROGAS DE ABUSO***
Tabaco, Disolventes orgánicos. Se detecta mediante otros sistemas más simples (observación comportamental, comprobación directa del consumo, etc.

Unidad didáctica 15

MARCADORES TUMORALES (MT)

CONTENIDOS

1. INTRODUCCIÓN

Cualquier organismo multicelular es susceptible de experimentar crecimientos rápidos, desordenados y anormales de masas tisulares, que se desarrollan de forma independiente del tejido circundante. Estas masas anormales son los tumores que, habitualmente suelen ser benignos, sin riesgo de muerte para el organismo. Sólo entrañan peligro si interfieren con funciones vitales de los tejidos u órganos que la rodean.

Los tumores malignos son conocidos con el nombre de cáncer. Cuando la célula maligna se reproduce, comienza a dividirse y multiplicarse a un ritmo muy elevado y sin ningún orden, tendiendo a separarse de la masa tumoral inicial para invadir otros tejidos y/u órganos dando lugar a neoplasias. Este proceso característico del cáncer se conoce como metástasis.

Los marcadores tumorales (MT) son macromoléculas orgánicas que se encuentran en el torrente circulatorio y/o en diversos tejidos o fluidos y cuya presencia o variación en su concentración, presenta cierta relación con la aparición y/o desarrollo de algunos tumores malignos.

Su composición es generalmente proteica con una fracción lipídica o carbohidratada. Se originan en el espacio intracelular o en la superficie de las células tumorales aunque, a veces, pueden proceder de otras células donde han sido inducida su producción.

Si todas las células tumorales produjeran sustancias características, el diagnóstico precoz y la localización de los cánceres sería rápida y fácil. Pero, no todos los marcadores son conocidos y además no existen marcadores en sentido estricto de la palabra, es decir, marcadores con un porcentaje de especificidad y de sensibilidad del 100%.

No obstante, las técnicas de marcaje tumoral han experimentado un gran avance en la actualidad. El campo de aplicación primordial consiste en el control de la evolución (reconocimiento precoz de la aparición de recidivas y/o metástasis) y el tratamiento (postquirúrgico, radioterapia, quimioterapia) de las personas con tumores. Ha sido posible la detección de recidivas y/o metástasis hasta seis meses antes de su manifestación clínica, es decir, durante el período silente.

2. MARCADORES TUMORALES

2.1. Clasificación

Pueden clasificarse atendiendo a múltiples criterios. En los cuadros 15.1 al 15.4 se muestra una de las posibles clasificaciones de los marcadores tumorales:

Cuadro 15.1

ENZIMAS		
PAP	Fosfatasa ácida prostática Nivel de referencia (depende del método analítico)	Es una lisozima celular, isoenzima del grupo de las fosfatasas ácidas. Su PM es de 100.000 D. Se encuentra presente en el líquido seminal. Fue el primer marcador tumoral analizado en sangre.
TK		
NSE	Dímero del enzima enolasa (compuesto por tres isozimas). Nivel de referencia (<12,5 ng/mL)	Su PM es de aproximadamente 87.000 D. Se encuentra presente en las neuronas y células neuroendocrinas del SNC, en eritrocitos, en hepatocitos
Otros	Isozima AP, Lisozima	

Cuadro 15.2

ANTÍGENOS ASOCIADOS A TUMORES		
CEA	Antígeno carcinoembrionario Nivel de referencia (<3 ng/mL)	Glucoproteína (45-60% HC, PM 180.000 Daltons,D). Se encuentra en la mucosa intestinal cólica, embrionaria y fetal y en tumores de mama. Se considera un Ag oncofetal.
AFP	α1-fetoproteína Nivel de referencia (<15ng/mL)	Glucoproteína (4% HC, PM 70.000 D). Se encuentra en el saco germinal y en el hígado del feto.
PSA	Antígeno prostático específico Nivel de referencia (<3,7 ng/mL)	Glucoproteína secretada por la próstata. Su PM es de 36000 D. Se encuentra en los conductos excretores de la glándula prostática.
SCC	Antígeno del carcinoma de células escamosas. Nivel de referencia (<2,5 ng/mL)	Glucoproteína subfracción frente al antígeno tumoral T4. Su PM es de 48.000 D. Se encuentra esencialmente en el carcinoma de epitelio de células estratificadas de cérvix.
CA 19-9	Antígeno carbohidratado Oligosacárido Nivel de referencia (<37 U/mL)	Glucolípido hapteno de la determinante del grupo sanguíneo A de Lewis. Se encuentra presente en diversos carcinomas, epitelio fetal gastrointestinal, hepático y pulmonar, en células mucosas... El PM del antígeno es de 36.000 D y de la mucina, 1.000.000 D. Se considera el antígeno oncofetal.
CA 15-3	Antígeno de cáncer Nivel de referencia (<28 U/mL)	Glucoproteína 2 MAK. Se encuentra presente en células del carcinoma de mama y en algunas células epiteliales. Su PM es de 1115 D8:400.000, frente a la membrana lipídica láctea y de 2.DF3:290.000 frente a la estirpe celular del carcinoma de mama.
BCM	β2-microglobulina β2m Nivel de referencia (1,2 - 2,5 mg/L)	Homólogo con el segmento C de las cadenas H y L de la Ig. Idéntica a los segmentos del "segmento común-HLA. Su PM es de 11.800 D. Se encuentra presente en la superficie celular de linfocitos, macrófagos y algunas células epiteliales renales.
MCA	Glicoproteina	Antígeno de membrana presente en carcinoma mamario.
CA 125	Antígeno de cáncer Nivel de referencia (<35 U/mL)	Glucoproteina MAK, tras la inmunización frente a una estirpe celular de carcinoma ovárico. Su PM es de aproximadamente 200.000 D. Se encuentra presente en carcinomas epiteliales de ovario, ligado a membrana, y en epitelios bronquiales fetales y de adultos.
CA 72-4	Antígeno de cáncer Nivel de referencia (<3 U/mL)	Glucoproteína TAG 72 con 2 MAK, 1:CC49 y 2:B72-3. Su PM es aproximadamente 400.000 D. Se encuentra presente en las células epiteliales gástricas.
CYFRA 21-1	Fragmentos de citoqueratina Nivel de referencia (<3,3 ng/mL)	Citoqueratina 19 procedente fundamentalmente de tejido pulmonar. Su PM es de 43 kD). Se encuentra presente en tumores pulmonares y otro tipo de tumores sólidos.
CA 50 **CA 195** **CA 549**	Otros antígenos de cáncer	Se encuentran en membranas de células cancerosas de diferente procedencia.
ANTÍGENOS DE PROLIFERACIÓN		
TPA	Antígeno de proliferación Nivel de referencia (<80 U/L)	Polipéptido integrante de células epiteliales de múltiples vísceras huecas. Su PM es de aproximadamente 180.000 D. Se encuentra presente en carcinoma vesical.
Otros	TPS	

Cuadro 15.3

HORMONAS		
HCG	Gonadotrofina coriónica humana Nivel de referencia (hombres: 0-5 mU/mL)	Hormona glucoproteica formada por dos subunidades alfa y beta de unión no covalente. Su PM es de 14.000 y 24.000 D respectivamente. Se encuentra presente en sincitioblastos placentarios, tumores germinales de estructuras trofoblásticas, células gigantes sincitiotrofoblásticas...
TG	Tiroglobulina Nivel de referencia (<60 ng/mL)	Es precursor y depósito de hormonas y representa el elemento fundamental de almacenamiento de hormonas tiroideas. Se encuentra en células cancerosas tiroideas con funcionalidad casi normal.
Calcitonina	Nivel de referencia (<100 pg/mL)	Hormona polipeptídica (polipéptido de 32 aminoácidos) producida por las células del tiroides (células C) y algunas células de la cresta neural. Su PM es de 3.500 D y su acción se desarrolla a nivel óseo, renal e intestinal.
Otras	ACTH, VIP, Insulina, Prolactina	

Cuadro 15.4

OTROS MARCADORES TUMORALES	
Proteinas séricas	Metabolitos
Ferritina MIg, BJP, B 2-M Proteínas de fase aguda HTG	Melanina Neopterina Poliaminas Catecolaminas

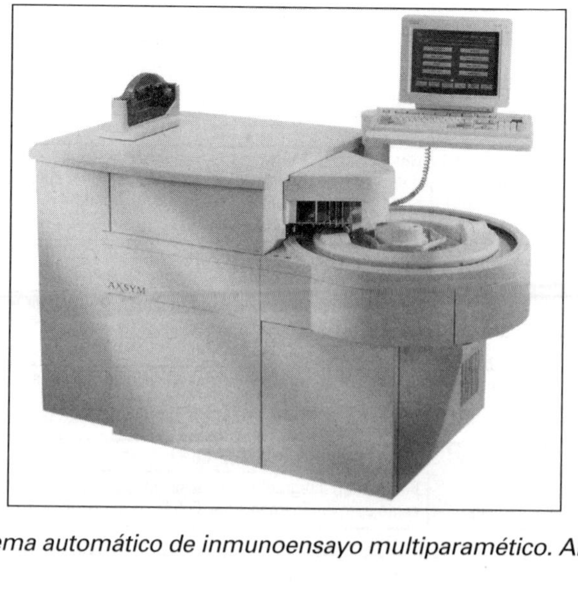

Figura 15.1. *Esquema automático de inmunoensayo multiparamético. Abbott Axym System.*

3. INDICACIONES PARA LA ANALÍTICA DE MARCADORES TUMORALES

Cuadro 15.5

TUMOR	MT	D	P	M	MONITORIZACIÓN		
					A	B	C
Sangre:							
Mieloma múltiple	β-2m	1	3	1	1 vez, 3m		
Linfoma	β-2m	1	2	1	1 vez, 3m		
Cérvix							
Adenocarcinoma	CEA			2			
Carc. adenoescamoso	SCC+CEA			3	dt, 3m	3m	anual
Carc. cél. escamosas	SCC	1		3			
Tiroides:							
Carcinoma medular	CEA	3	2	3	3m		6m
	Calcitonina						
Ovario:							
Tumor mucinoso	CEA			2	dt, 3m	3m	6m, a
Tumor epitelial	CA 125	1		3	dt, 3m	3m	6m, a
Tumor células germinales	AFPy/o bHCG	3		3	dt, 3m	3m	6m, a
Útero:							
Adenocarcinoma	CEA			2		3m	6m, a
Coriocarcinoma	βHCG	3	3	3			
Testículo:							
No seminoma	AFPy bHCG	3	3	3	diaria	3m	6m
Seminoma	βHCG	3	3	3			
Próstata:							
Adenocarcinoma	PAP	1	2	3	3m	6m	a
Todos los tipos	PSA	3	3	3	3m	6m	a
Estómago:							
Adenocarcinoma	CA 19.9,CA 72.4	2		2	dt, 3m	3m	6m, a
	CEA			2	dt, 3m	3m	6m, a
Hígado:							
Carc. hepatocelular	AFP	3		3	m, 3m	3m	6m
Metástasis de t. primarios	CEA	2	1	3	m, 3m	3m	6m
Páncreas:							
Adenocarcinoma	CA 19.9	3		3	m, 3m	3m	6m
	CEA	1		2			
Colo-rectal:							
Adenocarcinoma	CA 19.9 + CEA	1	1	3	m, 3m	3m	6m, a
	CEA	2	3	3	m, 3m	3m	6m, a
Pulmón:							
Microcítico	NSE	1	2	3			
No microcítico	CEA+SCC+CA 125	1	3	3	dt, 3m	3m	6m, a
Carc. cél. escamosas	SCC	1		2			
Mama:							
Carc. cél. escamosas	SCC	1		2			
Todos los tipos	CA 15.3+CEA	1	2	3	dt, 3m	3m	6m, a
Otras localizaciones:							
ORL	SCC			2			
Esófago	SCC			2			
Vejiga	TPA			2			
Células C	Calcitonina	2	2	2			

MT: Marcador tumoral. D: Diagnóstico. P: Pronóstico.
Diagnóstico y/ pronóstico 1. Útil. 2. Importante. 3. Muy importante.
Monitorización
Frecuencia de monitorización: dt (después del tratamiento) , m (mensual o por meses), a (anual o por años).
A. Preoperatorio y/o primer año postoperatorio.
B. Segundo año postoperatorio.
C. Del tercer al quinto año postoperatorio.

El screening de los niveles de CEA, AFP, calcitonina y HCG se realiza en los grupos de riesgo y de los niveles de PSA en hombres mayores de 50 años.

4. PRUEBAS ANALÍTICAS. GENERALIDADES

El valor diagnóstico de una analítica de marcadores tumorales viene determinado por el valor predictivo de la prueba, así como por las características de especificidad y sensibilidad del marcador.

4.1. Valor predictivo

Se refiere a la capacidad de la prueba de dar resultados fiables y verídicos tras el análisis de marcadores tumorales en una población previamente seleccionada y controlada formada por personas sanas (S, sin tumor) y enfermas (E, que presentan un cáncer) y donde las pruebas analíticas resultan positivas (+) o negativas (–). El abanico posible de resultados analíticos es el siguiente:

- **Verdaderos positivos, VP:**
  Existe un tumor y la prueba detecta la presencia y/o concentración del marcador.
- **Falsos negativos, FN:**
  Existe un tumor y la prueba no detecta la presencia del marcador. Debería haberse obtenido un resultado positivo.
- **Falsos positivos, FP:**
  No existe un tumor y la prueba detecta la presencia y/o concentración del marcador. Debería haberse obtenido un resultado negativo.
- **Verdaderos negativos, VN:**
  No existe un tumor y la prueba resulta negativa.

Para facilitar la comprensión se muestra el cuadro 15.6, donde se representa en las columnas al resultado de las pruebas analíticas y en las filas al estado de salud de las personas objeto del estudio.

Cuadro 15.6. *Resultados analíticos de las pruebas de marcaje tumoral*

	Positivo (+)	**Negativo (–)**	**Total**
Enfermos (E)	VP	FN	VP + FN
Sanos (S)	FP	VN	FP + VN
	VP + FP	FN + VN	VP + FN + FP + VN

4.1.1. Valor predictivo positivo (VPP)

Probabilidad de la existencia de un tumor entre un grupo de control heterogéneo, ante un resultado positivo de la prueba analítica:

$$VPP = \frac{VP}{VP + FP} \cdot 100$$

4.1.2. Valor predictivo negativo (VPN)

Probabilidad de ausencia tumoral, es decir, la probabilidad de que no exista realmente el tumor cuando es negativo el resultado de la prueba analítica:

$$VPN = \frac{VN}{VP + FN} \cdot 100$$

4.2. Especificidad

Es la capacidad de la prueba de resultar negativa en los casos en que no existe el tumor maligno y/o en personas sanas. La indicación sobre la especificidad de una prueba resulta fiable si se selecciona correctamente el grupo control.

También se conoce la especificidad en términos probabilísticos como la probabilidad de hallar un resultado negativo en una población de personas sanas.

$$E = \frac{VN}{FP + VN} \cdot 100$$

4.3. Sensibilidad

Es la capacidad del marcador tumoral de aparecer y ser detectado en los estadíos primarios de la enfermedad. En términos probabilísticos se dice que es la probabilidad de resultar positiva la prueba si se analiza el marcador tumoral en una población de personas enfermas.

$$S = \frac{VP}{VP + FN} \cdot 100$$

5. PRUEBAS ANALÍTICAS. EJEMPLOS

En el cuadro 15.7 se muestran algunos ejemplos de pruebas analíticas y sus características principales.

Cuadro 15.7. *Analítica de marcadores tumorales*

MT	Muestras	Técnica	Otras características
NSE	Suero	Enzimoinmunoensayo en fase sólida basado en el principio "sandwich"	Recta de calibración Combinada con: Técnica cinética Técnica espectrofotométrica
β2m	Suero Plasma Orina	Enzimoinmunoensayo de micropartículas (MEIA)	Recta de calibración Combinada con: Fluorimetría
CEA	Suero Plasma	Enzimoinmunoensayo de micropartículas (MEIA)	Recta de calibración Combinada con: Fluorimetría
AFP	Suero Plasma Líquido amniótico	Enzimoinmunoensayo de micropartículas (MEIA)	Recta de calibración Combinada con: Fluorimetría
Ferritina	Suero Plasma	Enzimoinmunoensayo de micropartículas (MEIA)	Recta de calibración Combinada con: Fluorimetría
β-HCG total	Suero Plasma	Enzimoinmunoensayo de micropartículas (MEIA)	Recta de calibración Combinada con: Fluorimetría

5.1. *Modo operatorio de los ensayos MEIA*

Muchas de las analíticas para la determinación cuantitativa de agunos marcadores tumorales en muestras biológicas, son ensayos IMx-MT, enzimoinmunoensayos de micropartículas (MEIA).

Como procedimiento general, los reactivos IMx-MT y la muestra problema se dispensan en la celdilla de reacción de acuerdo a la secuencia de actuación siguiente (véase cuadro 15.8).

Los calibradores empleados así como algunos parámetros analíticos para determinadas pruebas de una casa comercial se muestran en el cuadro 15.9. Es necesario basarse siempre en los datos aportados por la casa comercial para una correcta interpretación de los resultados, dado que los niveles de referencia de algunos marcadores tumorales varían dependiendo del tipo de técnica y/o método analítico.

Cuadro 15.8

(MEIA). Modo operatorio general
El conjunto sonda-electrodo dispensa la muestra biológica (con el MT), el diluyente y el tampón de dilución en el pocillo de predilución de la celdilla.
Una alícuota de la muestra diluida, el tampón de dilución y las micropartículas recubiertas de Ac anti-MT se añaden al pocillo de incubación de la celdilla de reacción.
El MT de la muestra problema se une a las micropartículas recubiertas de Ac, formándose el complejo Ag-Ac.
Se humedece la matriz de la celdilla donde se ha producido esta reacción con el tampón de dilución, cuya finalidad es la facilitar la toma de una alícuota del complejo Ag-Ac y depositarla en la matriz de fibra de vidrio, donde se unen las micropartículas de forma irreversible.
Se procede al lavado de la matriz para eliminar los restos de reactivos .
Se añade a esta matriz un conjugado formado por Ac-MT:fosfatasa alcalina se dispensa sobre la matriz. Los Ac-MT:Fosfatasa alcalina (PAP) compiten con los complejos Ag-Ac unidos a las partículas, por la unión al Ag. Si hay MT en la muestra, éstos se unen a los Ac de las partículas de vidrio y, posteriormente a los Ac unidos al enzima.
Se forma el complejo Ac-MT-fosfatasa alcalina ya que se desplaza la unión con las partículas de vidrio.
Se añade al medio un sustrato (4-metilumbeliferil fosfato) capaz de emitir fluorescencia al incidir sobre el con determinada radiación. Este en un fenómeno que sigue la Ley de Lambert-Beer.

Cuadro 15.9. *Parámetros analíticos de algunos inmunoensayos*

Calibradores	Sensibilidad	Especificidad	Precisión
		NSE	
ng/mL 0, 10, 25, 50 100 y 200	< 1ng/mL Concentración de 2 DS por encima del blanco	Frente a la subunidad g de la enolasa	Reproducibilidad < 8% Repetibilidad < 8%
		β2m	
ng/mL 0, 50, 150, 400 1.000, 4.000	0,5 ng/mL Concentración de 2 DS por encima del blanco	No interfiere: Muestra lipémica: TG < 1.023 g/dL M. Ictérica: BB < 41.9 mg/dL M. Hemolizada: Hb < 1g/dL	Reproducibilidad: Orina: 5,4-7,4% Suero: 6,6-7,3% Repetibilidad Orina: 4,5-4.7% Suero: 4,9-6%
		CEA	
ng/mL 0, 4, 10, 40 200 y 500	0,5 ng/mL Concentración de 2 DS por encima del blanco	No interfiere: Muestra lipémica: TG < 1g/dL M. Ictérica: BB < 36 mg/dL M. Hemolizada: Hb < 1g/dL	Reproducibilidad 4-7% Repetibilidad 4-6%
		AFP	
ng/mL 0, 15, 50, 100 200 y 350	0,4 ng/mL Concentración de 2 DS por encima del blanco	No interfiere: Muestra lipémica: TG <1.126 g/dL M. Ictérica: BB < 50 mg/dL M. Hemolizada: Hb < 0,8 g/dL Prot. Tot. 5,4-16 g/dL Colesterol:> 235 mg/dL	Reproducibilidad 6,4-6,7% Repetibilidad 4,2-3,6%
		Ferritina	
ng/mL 0, 10, 50, 250 500 y 1.000	< 1ng/mL Concentración de 2 DS por encima del blanco	No interfiere: Muestra lipémica: TG > 0,75 g/dL M. Ictérica: BB > 17 mg/dL M. Hemolizada: Hb > 17 mg/dL Colesterol:> 235 mg/dL	Reproducibilidad 3,3-6,2% Repetibilidad 1,8-4,9%
		β-HCG total	
mUI/mL 0, 10, 75, 250 500 y 1.000	2 mUI/mL Concentración de 2 DS por encima del blanco	No interfiere: Muestra lipémica: TG < 1 g/dL M. Ictérica: BB < 50 mg/dL M. Hemolizada: Hb < 0,75 g/dL	Reproducibilidad 3,39-5,6,2% Repetibilidad 2,2-4%

Unidad didáctica 16

CONTROL DE CALIDAD EN EL LABORATORIO DE ANÁLISIS CLÍNICOS

CONTENIDOS

1. INTRODUCCIÓN

El término "calidad" ha venido imponiéndose poco a poco en casi todos los ámbitos de nuestra vida cotidiana. En cualquier lugar de trabajo parece cundir la extrema necesidad de realizar y demostrar que la calidad es una variable controlada, pero, ***¿qué se entiende por calidad?***

En el caso de la calidad de los análisis clínicos el resultado esperado sería un ***informe en el que se indique la presencia, ausencia, concentración, actividad, etc., de los parámetros buscados que sea coincidente con la realidad.***

El verdadero control de calidad es un concepto más amplio que el estudio estadístico de los resultados (punta del iceberg del laboratorio analítico). Es responsabilidad de todos y cada uno de los participantes en el proceso analítico: muestra biológica, condiciones de extracción y procesado, estado de los reactivos, aparataje y equipamiento, destreza del técnico especialista en análisis clínicos, infraestructura del laboratorio, técnicas analíticas empleadas, elaboración de los informes, archivo y entrega de resultados, etc.

Se puede afirmar que la calidad no solamente tiene que medirse matemáticamente en los resultados obtenidos sino que:

- Debe planificarse.
- Deben controlarse todos los eslabones del proceso analítico.
- Deben establecerse un sistema eficaz para la detección de fallos humanos, técnicos y metodológicos.
- Debe haber un mecanismo ágil para establecer acciones correctoras.

En resumen, se podría decir que en el laboratorio de análisis clínicos la calidad podría establecerse a tres niveles:

1. ***La calidad del dato analítico en sí mismo***, controlada por los clásicos estudios estadísticos. Desarrollar en los técnicos analistas un espíritu crítico sobre su trabajo, un estímulo y una capacidad constante de superación al no dejar caer en la rutina y considerar cada informe como un reto analítico. Es un eslabón fundamental de una larga cadena de calidad, quizás el primer peldaño, pero nunca la escalera.

2. ***La calidad del método analítico, realizada por los investigadores o responsables de los kits*** comerciales, salvo en los LAC donde se realice también investigación de nuevos métodos.

3. ***La calidad del LAC en conjunto***, derivada del nivel de seguimiento de las normas denominadas **GLP** (Good Laboratory Practices) o **BPL** (Buenas Prácticas de Laboratorio) y de la existencia de una unidad de garantía de calidad. Se incluyen los recursos humanos y materiales, la superficie y distribución arquitectónica, las instalaciones auxiliares, etcétera.

Para decir que un proceso es de calidad, han de fijarse previamente unos **criterios** que definan las características de lo que se entiende en ese proceso por calidad (los estándares).

Al hablar de resultados analíticos se trabaja con materiales de referencia, cuyas propiedades o características de concentración y pureza son conocidas y certificadas por laboratorios homologados. Se rigen por planes de calidad establecidos y aprobados por Comisiones Estatales responsables de la garantía de calidad.

En cada laboratorio debe existir un plan de calidad que garantice la fiabilidad de los informes. Si se pone en práctica este plan integral de calidad:

- Se rentabilizan las inversiones.
- Se evita la confirmación de resultados mediante la repetición de análisis con el consiguiente gasto de recursos materiales y humanos.
- Aumenta el prestigio del laboratorio.
- Aumenta la demanda de análisis.

A veces se oye hablar de un laboratorio de análisis como un "laboratorio de referencia" desde el que se controla y garantiza la fiabilidad de resultados pero es de alguna o algunas técnicas concretas, por ejemplo, un laboratorio de referencia de análisis de aguas, o de glucosa, o de elementos traza, etc. A este laboratorio mandan muestras analizadas para comprobar que son exactas o son organizadores de controles de calidad interlaboratorio.

En los Estados Unidos, la Joint Commission es una organización que aprueba las estructuras de los hospitales y los servicios según sus estándares. En la actualidad, nuestros estándares no están tan concretamente definidos pero se considera que un laboratorio debe tener *como mínimo:*

1. El organigrama funcional.
2. Un manual de PNT (protocolos normalizados de trabajo), con todas las pruebas que se realizan en el laboratorio actualizadas, a disposición de los técnicos y otro ejemplar en el despacho del responsable del plan de calidad.
3. Un inventario de aparataje.
4. Un manual de higiene y seguridad en los laboratorios analíticos.
5. Un manual de primeros auxilios.
6. Un catálogo de reactivos y material sanitario de uso donde se indican las características, proveedores, referencias, casas comerciales, etc. Es necesario saber e interpretar los nombres de los reactivos, sus características de pureza, la peligrosidad (normas R o S), el significado de los pictogramas, las normas en caso de accidente, la organización y control de existencias, la petición con antelación a los proveedores, la compro-

bación de la caducidad, la identificación de los reactivos preparados en el laboratorio, la localización en el labotratorio, el control de los técnicos usuarios de los reactivos, etc.

7. Un manual con la puesta a punto, calibración, conservación y control del funcionamiento de los aparatos analíticos en el despacho del responsable del plan de calidad y fichas al lado de cada uno de los aparatos a disposición de los técnicos analistas.
8. Instrucciones analíticas siempre por escrito.

2. NORMATIVA DE LAS BUENAS PRÁCTICAS DE LABORATORIO (BPL)

Las normas sobre BPL no se refieren solamente a la parte científica y analítica de las prácticas sino que incluyen las exigencias generales a seguir de forma global respecto a la calidad de los ensayos. A continuación y de forma resumida, se indican algunas de las partes de las que constan las normas BPL. Las regulaciones constan de los siguientes apartados:

Principios de las BPL:

2.1. Organización y personal del laboratorio

El apartado de organización contiene las medidas necesarias para garantizar la integridad y calidad de un ensayo. Según éste, para la realización de un ensayo conforme a las BPL deben existir tres órganos independientes con responsabilidades específicas:

- Dirección del laboratorio o centro que se responsabiliza especialmente de la disponibilidad de personal y medios necesarios para que los análisis puedan llevarse a cabo y es el órgano que debe designar al director de los mismos, aprobar el programa de la Unidad de garantía de calidad (QAU) del laboratorio y controlar toda la documentación y soporte gráfico del plan.
- Dirección de los ensayos analíticos. Es el responsable de la calidad científica y analítica, sobre el que recae la responsabilidad de los cálculos estadísticos y la presentación de informes.

  En los laboratorios con menor volumen de analíticas estas direcciones pueden estar a cargo de una sola persona.
- Responsabilidad del personal técnico que lleva a cabo los ensayos siguiendo los protocolos normalizados de trabajo.

2.2. Programa de garantía de calidad

Es un requisito fundamental para el establecimiento de las normas de BPL. Su objetivo principal es el poder monitorizar y asegurar a la dirección que las instalaciones, equipamientos, personal, métodos, informes, etc., se realizan según se establece en los protocolos y procedimientos normalizados de trabajo. Una de las características deseables de este personal es que pudiera ser independiente del estudio y libre de informar al personal responsable, pero no siempre se puede dar esta circustancia.

2.3. Laboratorio

En este apartado se definen los espacios necesarios para el correcto desarrollo de los análisis. La dirección del laboratorio debe tener disponibles espacios, tanto en tamaño como en número y equipamiento, suficientes como para poder evitar la posible influencia de factores negativos en los análisis que distorsionen los resultados. Para evitar la contaminación, pérdida o mezcla involuntaria de reactivos o muestras biológicas el laboratorio debe disponer de salas para la recepción de las muestras y/o reactivos, manipulación y almacenamiento en condiciones hasta su utilización.

También es necesario contar con una sala o despacho para almacenamiento de la documentación del plan de calidad, informes analíticos, fichas de pacientes/clientes, tratamiento y eliminación de residuos sanitarios generados por el laboratorio, etc.

LABORATORIO

- Tamaño, construcción y localización.
- Separación suficiente para las diferentes actividades.
- Número suficiente de salas (apartados separados para las actividades).
- Salas de tratamiento y control de los sistemas experimentales.
- Zonas de almacenamiento de material.
- Zonas para almacén o manipulación de sustancias.
- Zonas de limpieza, desinfección y esterilización del material clínico.
- Áreas especiales para el tratamiento con microorganismos.
- Áreas administrativas.
- Zonas para aseo y limpieza del personal sanitario del laboratorio.
- Área de archivos.
- Áreas de recogida, almacenamiento y eliminación de residuos.
- Área de mantenimiento de todas las instalaciones.

2.4. Aparataje, material y reactivos

2.4.1. Aparataje

Junto a cada aparato debe existir unas hojas informativas sobre los componentes del mismo, la marca y características, la puesta a punto, calibrado, mantenimiento, posibles causas de error, teléfono de contacto del técnico, etc. Esta información se tiene también en el despacho de dirección archivada en el apartado correspondiente a aparataje.

A continuación se muestran algunos de los ejemplos que pueden elaborarse para una buena organización del laboratorio, responsabilidad que, en gran medida, recae sobre el técnico en análisis.

FICHA DE IDENTIFICACIÓN DE APARATAJE

Laboratorio: ....

Nombre del aparato:
Marca .... Modelo .... N.° ....

Fabricante .... Fecha de adquisición ....

Representante en España, dirección y ☎ ....

....

Departamento técnico.............................. Dpto. comercial ....

Nombre del técnico...

Localización en el laboratorio: Zona ....

N.° de registro en el laboratorio ....

También se elabora un ***diario de utilización y mantenimiento*** donde se registra la fecha, analítica realizada, la persona encargada, la hora de inicio y terminación del empleo del aparato y las observaciones a su funcionamiento. Con respecto al mantenimiento se prepara otra hoja donde se especifique la periodicidad y las operaciones de mantenimiento del aparato.

Toda la documentación se puede colocar en un cuaderno portafolios con las hojas plastificadas al lado de cada aparato para facilitar su manejo y evitar su deterioro.

2.4.2. Material

Debe existir al servicio del personal de dirección y del laboratorio un *inventario detallado* de las existencias tanto de material fungible como de inventariable, realizados y actualizados por separado. Puede emplearse cualquier criterio de clasificación siempre que sea conocido y aprobado por las personas que trabajan en el laboratorio.

Además del inventario es necesaria una *calibración diaria* del material que lo precise, especialmente el volumétrico. Las pipetas y micropipetas pueden calibrarse pesando agua desionizada en una balanza de precisión equivaliendo la masa y el volumen a través de la ecuación de la densidad (por ejemplo, una micropipeta de 100 μL pesará 0,1 g de agua desionizada).

También es imprescindible un *manejo responsable del material*, por ejemplo emplear el material de vidrio calibrado más apropiado en la preparación de disoluciones (matraces aforados mejor que matraces erlenmeyer o vasos de precipitado), calentar sólo el material de vidrio termorresistente (con una marca blanca, pirex), no emplear en la extracción sanguínea jeringas de tres cuerpos si se desea determinar elementos como el Cu o el Zn en plasma (produce interferencias), etc.

2.4.3. Reactivos

Para reactivos preparados en el laboratorio:

REACTIVO

Nombre ....

Composición ....

....

Riqueza y concentración..

Fecha de preparación .... Nombre del técnico ....

Fecha de caducidad ....

Condiciones de almacenamiento ....

Técnico que lo emplea ....

Para los reactivos comerciales se pueden elaborar también fichas con sus características que se colocarán en el armario junto con los frascos y se dejarán a la vista en su lugar cuando alguien los esté utilizando en su zona de trabajo.

En el despacho de dirección debe existir la relación de reactivos empleados en el laboratorio así como sus proveedores y su localización en el laboratorio. Para ordenar los reactivos en un laboratorio de análisis pueden ser muchos los criterios que se empleen pero sobre todo hay que evitar dificultades que pueden surgir como consecuencia de:

- Colocar juntas, sustancias peligrosas al contacto.
- Colocar sustancias corrosivas en zonas donde pueden caerse fácilmente.
- Colocar sustancias inflamables, cerca de potenciales focos caloríficos.
- Etcétera.

El criterio más empleado es el orden alfabético de sustancias colocando las sales por sus cationes y separando las sustancias líquidas de las sólidas, bases fuertes y ácidos fuertes, etc.

REACTIVO

Nombre ....

Composición ....
....

Riqueza y concentración ....

Condiciones de almacenamiento ....
....

Situación en el laboratorio:

Armario .... Estantería .... Reactivo n.° ....

Técnico que lo emplea ....

Zona en la que se trabaja con el reactivo ....

Cantidad mínima para avisar al proveedor .... (mL, g...)

2.5. *Sustancias a analizar y de referencia*

En el laboratorio deben estar recogidas todas las normas sobre la obtención y procesado (manipulación hasta el análisis) de los especímenes biológicos susceptibles de ser analizados en cada centro. El cumplimiento de esta normativa asegura el seguimiento del plan de calidad y garantiza, en este apartado, la fiabilidad de los resultados que se obtengan. Las sustancias más empleadas son:

2.5.1. *Soluciones patrón, estándares y/o calibradores*

Son soluciones acuosas de concentración conocida de los parámetros que se analizan en los especímenes biológicos. También se pueden presentar como disolvente una solución tampón o buffer. Se emplean para la obtención de datos de absorbancia de referencia para calcular la concentración del parámetro en la muestra problema.

Pueden venir incluidos en el kit comercial o se pueden preparar a partir de patrones disponibles en los laboratorios que tienen mayor concentración que la que se necesita para el análisis. Dependiendo del tipo de parámetros, pueden contener uno o varios.

En los autoanalizadores se emplean unas soluciones de viscosidad similar al suero o plasma que se utilizan como *soluciones calibradoras* de aparataje.

En los tres casos anteriores la concentración del parámetro (s) viene dada con un solo dato numérico, por ejemplo, solución patrón de colesterol de 200 mg/dL, solución patrón de cobre 1.000 ppm (titrisol Merck, p.a.), calibrador de glucosa de 110 mg/dL, etc.

2.5.2. *Sustancias de referencia*

Son especímenes biológicos de la misma naturaleza que las muestras problema (sangre completa, suero, orina...) con la concentración del o de los parámetros conocida y certificada. Los laboratorios que elaboran estas sustancias son aquéllos de referencia homologados, que tienen la autorización para hacerlo al cumplir una normativa de calidad que asegure que las concentraciones que indican sean las reales.

En las hojas que acompañan a las muestras de referencia se indica la forma exacta de reconstituir los viales ya que suelen venir liofilizadas para que la concentración sea la certificada. También indican la conservación y la caducidad de estas muestras de referencia.

Estas sustancias pueden adquirirse en las casas comerciales o en los laboratorios de referencia dependiendo del tipo de control de calidad que se aplique en el laboratorio (interno o externo, respectivamente) para esas muestras.

Es importante saber que una sustancia de referencia lo es, en unas condiciones determinadas, como se muestra en el ejemplo:

- Para una muestra concreta (suero, sangre completa, etc.).
- Para un parámetro concreto (selenio, colesterol, etc.).
- Para una técnica concreta (espectrofotometría de absorción atómica en cámara de grafito).
- Para un método concreto (método de las adiciones).

- Con unos reactivos concretos que se especifican.
- En las mismas condiciones analíticas que se ha analizado en el laboratorio de referencia.

En las muestras de referencia indica la concentración de los parámetros no como un dato puntual sino como un intervalo de valores resultado del análisis repetido por varios operadores y/o por varios laboratorios de referencia. Los valores de la muestra se han podido preparar de tal manera que sean valores de personas sanas (control de calidad normal) o con valores propios de personas con patologías por exceso o defecto (controles patológicos).

Con estos controles, el laboratorio puede ***validar sus resultados*** para ese parámetro y esa técnica y condiciones analíticas concretas al demostrar que, **si el análisis de la muestra control da lugar a los resultados exactos (la concentración y/o actividad que realmente indica en la hoja informativa de los controles), las concentraciones y/o actividades que informan sobre las muestras problemas, realizadas en las mismas condiciones también serán las reales.**

MUESTRAS CERTIFICADAS DE REFERENCIA (CONTROL DE CALIDAD INTERNO)

Suelen ser sueros o sangre completa de origen animal, generalmente bovino, valorados, liofilizados, estables y carentes de conservadores, en los que las concentraciones y/o actividades de sus componentes una vez reconstituidos presentan valores incluidos en los intervalos considerados como normales o fuera de lo considerado normal (sueros control patológicos). A veces pueden ser de origen humano, liofilizados de suero o sangre completa en los que se certifica la concentración de gran parte de los parámetros biológicos más frecuentes en las peticiones analíticas. Existen también muestras certificadas de parámetros menos frecuentes e incluso muestras certificadas sólo de un tipo de parámetros, por ejemplo las muestras de elementos traza, etc.

Las muestras de referencia humanas proceden de un banco de donantes de sangre. Cada unidad se analiza para detectar la presencia o ausencia Anticuerpos de HIV y/o Antígenos HBV. Se separan alícuotas y se envían a varios laboratorios homologados para ser analizados en las mismas condiciones.

Todos los parámetros que se controlan presentan importancia en estudios clínicos, toxicológicos y/o de contaminación ambiental, y son preparados por laboratorios homologados, casas comerciales y/o miembros de la Comisión de Toxicología, miembros de la División de Química Clínica de la IUPAC, etc.

La indicación de estos productos es el control tanto de la exactitud de las diferentes metodologías aplicadas en el laboratorio como de la precisión intra e interdía.

Procesado

Preparación de los viales

En la preparación de los productos en los laboratorios de referencia o las casas comerciales, los liofilizados de las muestras biológicas de sangre y/o suero control se distribuyen de forma homogénea en cada vial, de tal manera que haya la misma cantidad de materia seca. La diferencias permitidas por estas instituciones homologadas suelen proporcionar un coeficiente de variación en peso del 0,1 %.

Además, la uniformidad entre viales está asegurada al recibir todos ellos el mismo tratamiento en todas las etapas de su preparación.

Precaución en la manipulación

Durante la manipulación de las muestras certificadas, se deben adoptar las mismas medidas de seguridad que en las muestras habituales de un laboratorio clínico, es decir, se consideran potencialmente patógenas.

Reconstitución

Se retira ligeramente el tapón para que el contenido se ponga en contacto con el aire. Hay que evitar las pérdidas de materia sólida.

Después de quince minutos, se añade la cantidad de agua desionizada que se indica en la etiqueta, con una pipeta calibrada (contrastada) y se tapa de nuevo, dejándolo en reposo treinta minutos para favorecer la disolución de la materia sólida de la muestra en el agua.

Es necesario evitar el contacto prolongado de la muestra reconstituída con el tapón del frasco (especialmente en análisis determinados como por ejemplo de metales) y también la formación de espuma, por lo que se homogeneiza cuidadosamente por inversión, y el contenido se transfiere distribuyéndolo en alícuotas a tubos de ensayo desechables de poliestireno, debidamente rotulados con el lote y la fecha de reconstitución.

Es importante recordar que todo suero congelado debe descongelarse con cuidado y homogeneizarse para evitar los gradientes de concentración propios del proceso. Una vez descongelada una alícuota, no volver a recongelar.

Se mantiene refrigerado (+3-4 °C) o en congelación (–20 °C), hasta el momento de la determinación (todo depende de las características de la muestra certificada).

Estabilidad

En la forma liofilizada, es estable hasta la fecha que indica la etiqueta (suelen ser 3-4 años), si se mantiene almacenado en refrigeración (–4 °C) o congelación (–20 °C).

En la forma reconstituida, depende de la institución que lo haya preparado y los parámetros que se vayan a determinar, por ejemplo, en caso de parámetros no enzimáticos son estables 3 meses en congelación, 7 días en refrigeración y unas 8 horas a temperatura ambiente. En el caso de parámetros enzimáticos suelen ser estables unas tres semanas en congelación, 2 días en refrigeración y unas 2 horas a temperatura ambiente.

En cualquier caso, se indican las excepciones en la hoja informativa que acompaña a cada muestra certificada:

- Desechar si se detecta crecimiento bacteriano.
- La estabilidad de la CK es de 12 horas refrigerada y disminuye rápidamente a 25 °C (tp ambiente).
- La CK es termosensible.
- La fosfatasa ácida es estable 8 horas refrigerado. Acidificar a pH = 5 con tampón acetato.
- La bilirrubina es termosensible (en la oscuridad es estable como mínimo 8 horas).
- Etcétera.

Concentración del control

Valor real: Se considera como tal, el valor medio de la concentración de los parámetros obtenida por los laboratorios homologados o por la casa comercial después de realizar varias veces la determinación, aplicando la misma técnica analítica y se expresa como un intervalo de concentraciones, actividades o cualquier otra magnitud mesurable.

Ejemplo, muestra certificada identificada como Batch n.° 010017. Valores analíticos:

Laboratorio A (EAA-GF): 94,5 (92,5 – 96,5) mg/L.

Laboratorio B (EAA-GF): 97 (92 – 102) mg/L.

Laboratorio C (EAA-GF): 96 (93 – 99) mg/L.

Determinación de los parámetros analíticos

Para validar los resultados se determinan los diferentes parámetros aplicando los mismos métodos que indica la hoja informativa que son los que han aplicado las instituciones comerciales y/o de referencia.

Es conveniente expresar los resultados como intervalos de la magnitud medida y contrastarlos con los intervalos de referencia.

Control de la exactitud y la precisión

Para poder obtener datos tanto de exactitud como de precisión, es recomendable (en el primer caso) e imprescindible (en el segundo) realizar varias medidas de los parámetros.

2.6. Procedimientos o protocolos normalizados de trabajo (PNT)

Son todos aquellos procedimientos escritos que describen cómo deben reaalizarse determinados ensayos rutinarios de laboratorio o cualquier otra actividad que normalmente no se especifica de forma detallada en los protocolos comerciales.

Por ejemplo, cuando se indica *filtrar,* ¿con qué filtro?; de papel, ¿qué tipo de papel?; de pliegues, plano, ¿de qué textura?; a través de placas filtrantes, ¿de qué número? Son múltiples las especificaciones que faltan en algunos protocolos que pueden llevar a error en las analíticas. Otros procesos que, por parecer sencillos, a veces no están bien explicados son: centrifugar (r.p.m., tiempo), evaporar (temperatura, al vacío, sin vacío, con evaporador rotatorio, en vitrina de gases...), agitar (con varilla de vidrio, con agitador magnético, tiempo de agitación...), etc. También podría decirse lo mismo con los PNT del aparataje, donde hay muchos detalles que no están explicados en las instrucciones y que pueden llevar a error.

Las personas que normalmente realizan las analíticas han aprendido todos esos detalles pero es necesario recogerlos en los PNT para que estén a disposición de cualquier técnico que pueda trabajar con ellos. Habrá en el laboratorio un PNT para cada parámetro y téncica y se elaborará por el técnico que realice esa analítica que es la persona que mejor la conoce. En todos los PNT existe la página 1, que muestra:

- Nombre del PNT y código que le ha sido asignado.
- Fecha de redacción y aprobación en el laboratorio.
- Nombre y firma de la persona que lo ha elaborado.
- Nombre y firma del responsable que lo ha aprobado.
- Nombre y firma del responsable de la Unidad de garantía de calidad.
- Circulación de ejemplares por el laboratorio.
- Validación de resultados del PNT.

Se debe dejar un espacio para introducir las modificaciones que puedan surgir y/o los errores que puedan detectarse aunque haya sido aprobado, para eliminarlos. Cualquier modificación se indica por escrito y se sustituye la anterior copia del PNT por la nueva.

Los PNT son patrimonio intelectual del laboratorio por lo que debe estar expresamente prohibida su reproducción por el personal a cualquier nivel. Un ejemplo de PNT general puede ser el que se muestra a continuación:

TÉCNICA (Especificar el nombre y el código asignado)

....

Principio o fundamento de la técnica:

....

....

Muestras

- Condiciones de la obtención (del paciente y de la muestra).
- Procesado
- Cantidad mínima necesaria.
- Situaciones, criterios o condiciones en las que se rechaza la muestra.

Reactivos

• Nombre	• Preparación	• Pureza
• Conservación	• Caducidad	• Localización

PATRONES

Si viene en el kit o hay que prepararlo.
- Preparación (material y condiciones).
- Conservación.
- Identificación.
- Preparación de diluciones del patrón (si son necesarias).

Calibración
- Blanco empleado.
- Especificar si se trabaja con factor de calibración.
- Especificar si se trabaja con recta de calibración.
- Indicar el intervalo lineal.
- Indicar las absorbancias que se suelen obtener en muestras no patológicas.

Técnica operatoria
- Detallar paso a paso el procedimiento o modo operatorio
- Material
- Preparación del aparataje
- Condiciones del ensayo (longitud de onda, tipo de cubeta, blanco, lectura...)

Cálculos
- Ecuación de cálculo del parámetro buscado
- Especificar las unidades de medida
- Especificar posibles cambios de unidades dependiendo de la temperatura, etc.

Valores normales **Valores patológicos** **Valores obtenidos**

Validación de resultados: • Valores obtenidos del control de calidad, CV (%).

El objetivo principal de los PNT es:

- Reducir los riesgos de equivocación por parte de las personas que realizan las analíticas.
- Estandarizar los métodos.
- Minimizar la introducción de posibles errores.
- Asegurar el cumplimiento de las técnicas de rutina.

También pueden elaborarse PNT sobre otros aspectos relacionados con el laboratorio como son: normas de actuación en caso de accidente, medidas de higiene y seguridad, etc.

2.8. Informe de resultados

Al finalizar el análisis de las muestras hay que elaborar un informe de resultados donde se indique:

- Nombre y dirección del laboratorio.
- Persona responsable de la dirección técnica.
- Fecha de recogida de muestra y de entrega de resultados.
- Código de identificación de la muestra y el informe.
- Datos obtenidos de cada uno de los parámetros solicitados, agrupados según origen.
- Valores no patológicos de referencia.
- Indicación orientativa del dato obtenido en relación a lo normal o patológico.

2.8. Archivo

Debe existir en los laboratorios de análisis clínicos un archivo en el que se guarde toda la documentación referente a:

- Material, aparataje y reactivos.
- PNT.
- Muestras, patrones y controles.
- Analíticas de pacientes.
- Etcétera.

Para poder hacer uso de la información en cuanto sea preciso y para comprobar si se cumplen la normativa del plan de calidad establecido o planificar modificaciones a corto o largo plazo con el fin de garantizar la calidad total del laboratorio.

3. CONCEPTOS ANALÍTICOS

Para interpretar correctamente los resultados numéricos de las determinaciones bioquímicas es necesario tener conocimiento básico de algunos conceptos analíticos.

Los valores de concentración o actividad de un parámetro que se determinan en los especímenes biológicos, tienen un valor o intervalo de valores único, independientemente de la técnica, operador, aparato o incluso del laboratorio que realiza el análisis. En las determinaciones analíticas se trabaja con precaución, intentando controlar todas las variables posibles que pueden afectar al análisis con el fin de evitar errores que distorsionen los resultados.

Para realizar un estudio crítico del proceso analítico y de la validez de los resultados obtenidos se comentan de forma resumida una serie de conceptos analíticos imprescindibles:

3.1. Error

Suele equivaler a un acto que suponga un fallo o equivocación antes o durante la realización de la técnica pero es difícil de definir. Desde el punto de vista estadístico, sin embargo, existen distintos tipos de error y están definidos con ecuaciones. Este concepto de error se refiere al aplicado a la medición y es debido a variables que pueden ser controladas.

Pero, ¿cómo se sabe que un resultado es erróneo si no se conoce la concentración real del parámetro en la muestra biológica?

Al laboratorio de análisis llegan especímenes de individuos con posibles patologías por lo que el técnico analista no se extraña al obtener un valor muy alejado de lo que se considera normal, tanto por exceso como por defecto. Entonces, ¿cómo puede detectar un error?. Para ello *se emplean muestras certificadas* de las que se conoce y garantiza la concentración de determinados parámetros y se compara los resultados obtenidos con los reales. Las principales causas de error se pueden clasificar:

- Según en el momento del análisis en el que se producen.

3.1.1. Errores preanalíticos

Durante la obtención y procesado de las muestras biológicas:

- Extracción sanguínea defectuosa.
- Contaminación de la muestra de orina en la recogida.
- Equivocación en la identificación de la muestra.
- Equivocación en el envío de la muestra.
- Malas condiciones de conservación hasta el análisis (error de procesado).
- Reactivos mal preparados.
- Kit comercial estropeado por romper la cadena de frío.
- No haber aconsejado al paciente sobre pautas higiénicas, dietéticas, etc., en los días previos al análisis.

3.1.2. Errores analíticos

Durante la determinación:

a) Error aleatorio o al azar. Se deben a fallos en un momento concreto por una causa concreta y afectan a la reproductibilidad de los resultados (aumentando la variabilidad), sin afectar mucho a la media aritmética. Suelen detectarse al destacar entre los demás datos y pueden atribuirse a componentes de variación:

En un mismo ensayo (intraensayo o intramuestra), al realizar varias medidas de la misma muestra se obtiene algún resultado dispar. La causa puede ser: pipetas mal calibradas, variaciones de temperatura, variaciones de fluido eléctrico, inestabilidad del aparataje por no esperar el tiempo de preparación, etc.

En ensayos diferentes el mismo día (interensayo-intradía), por alteración de algún reactivo al tenerlo mucho tiempo fuera de la nevera, por recalibración del aparataje, por cambio del personal de laboratorio, empleo de reactivos y/o patrones incorrectos, desajuste del aparataje, aparición de sustancias interferentes, confusión en la muestra problema o control, etc.

En ensayos diferentes y días diferentes (interensayo-interdía), son errores aleatorios a largo plazo debidos, por ejemplo, a un cambio de casa comercial de los reactivos, cambio del personal del laboratorio, inestabilidad y/o deterioro de aparataje, etc.

b) Error sistemático. Es un error persistente, que se repite en el tiempo, afectando poco a la variabilidad de los resultados pero desplazando bastante la media aritmética. Un error que en principio aparece como aleatorio, puede llegar a ser sistemático si no se detecta. Las causas son similares al error aleatorio y este error puede ser constante o proporcional a la concentración del analito.

3.1.3. Errores postanalíticos

Después de realizada la determinación:

Pueden deberse a errores en el cálculo de las concentraciones y/o actividades, confusión en la expresión de resultados en el cambio de unidades, registro de los resultados en el informe de otro paciente, cambio de informe de dos pacientes, etc.

3.2. Terminología analítica

Las prestaciones de cualquier método analítico pueden describirse mediante sus *características de eficacia*. Hay dos grupos de características:

Las de *practicabilidad*, de mayor interés para la dirección y personal del laboratorio que incluyen: tipo de especimen biológico, volumen necesario de muestra, material auxiliar necesario, seguridad del método, aprendizaje necesario, dificultad de la técnica, entrenamiento necesario del personal para adquirir destreza, material adicional necesario, etc.

Las de *fiabilidad* que incluyen: intervalo analítico, imprecisión, precisión, exactitud, límite de detección, interferencias, especificidad, etc.

La Federación Internacional de Química Clínica, mediante la colaboración de expertos en nomenclatura y principios de control de calidad, ha elaborado las siguientes definiciones para estas características.

3.2.1. Técnica

Es el principio científico químico, físico, físico-químico, etc., útil para dar información sobre la presencia o ausencia, cantidad, concentración, actividad o cualquier otra magnitud de un determinado parámetro en una muestra biológica. Por ejemplo, son algunas técnicas empleadas en los análisis clínicos la espectroscopía, turbidimetría, nefelometría, cromatografía, electroforesis, polarografía, volumetría, conductimetría, etc.

3.2.2. Método

Es la adaptación de una técnica para la medida concreta de un parámetro en un especímen biológico concreto. Por ejemplo, método de Drabkin para la determinación de hemoglobina, en sangre completa, método de la GOP (Glucosa oxidasa peroxidasa) para la determinación de glucosa en suero o plasma, etc.

Las instrucciones para la realización del método se conocen con el nombre de protocolo, procedimiento analítico o modo operatorio.

3.2.3. Intervalo analítico

Es el intervalo de concentración u otra magnitud analítica mesurable en el que puede aplicarse un método sin modificación. Suelen expresarse como el valor de la media aritmética, el signo ± y la desviación permitida y/u observada. Existen varios intervalos dependiendo de la determinación que se esté realizando, por ejemplo existen intervalos de la media, intervalos de la población, etc.

3.2.4. Distribución normal o gaussiana

Cuando se realiza una determinación un número elevado de veces o sobre una misma muestra y se representa la frecuencia de los resultados obtenidos, se observa que éstos, se distribuyen siguiendo una curva en forma de campana denominada curva gaussiana o campana de Gauss. Si un técnico analista realiza 20 determinaciones de glucosa de un único especimen sérico, los resultados no serán todos iguales, pueden ser, por ejemplo, en mmol/L:

4.3	4.4	4.2	4.3
4.4	4.5	4.5	4.4
4.3	4.7	4.4	4.6
4.1	4.6	4.5	4.3
4.5	4.6	4.3	4.2

Los resultados no son iguales debido al error aleatorio de la imprecisión, inherente a todos los métodos analíticos, debido seguramente al diferente volumen tomado en la micropipeta, por añadir diferente volumen de reactivos, a pequeñas diferencias de tiempo en la incubación etc. Puede ser minimizado dependiendo del cuidado y la destreza del técnico analista. Si se representa la frecuencia en histogramas se observa la distribución gaussiana. Para definir las características de la esta distribución puede emplearse estadística paramétrica ya que el cálculo de algunos parámetros se realiza rápidamente y describen correctamente esta distribución. Los requisitos son en primer lugar la valoración de la tendencia central, realizada calculando la media aritmética:

$$\frac{\text{Suma de todos los datos}}{\text{número de datos}} = \frac{\Sigma x_i}{n} = \overline{x}$$

En la figura 13.1 se muestra la curva de Gauss.

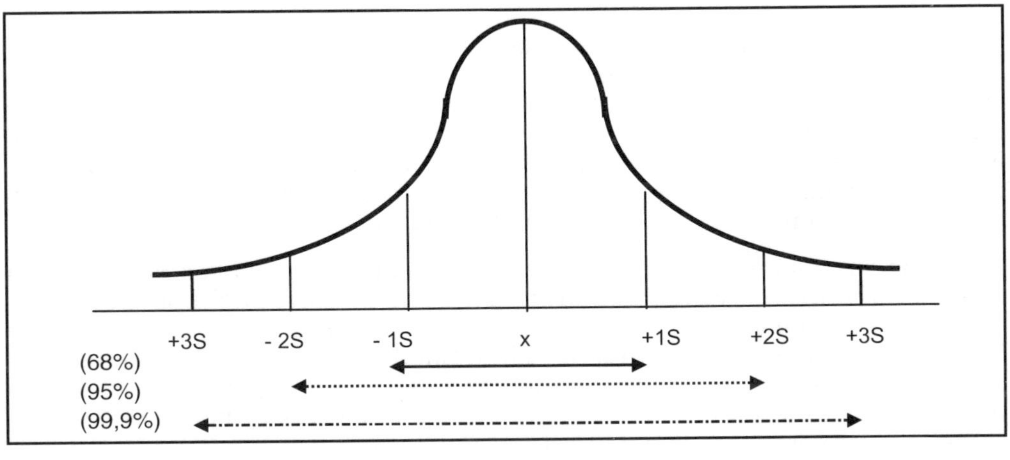

Figura 16.1.

Otra valoración de la tendencia central es la moda (el dato más frecuente) y la mediana (el dato central) que en la distribución gaussiana coinciden con la media.

En segundo lugar, se necesita una valoración de la dispersión de la distribución. La medida más sencilla es la amplitud del intervalo: la diferencia entre el intervalo mayor y el menor, pero una medida más útil es la desviación estándar (S) que puede calcularse empleando la fórmula:

$$S_{n-1} = \sqrt{\frac{\Sigma (\bar{x} - x_i)^2}{n-1}}$$

Cuando se habla de desviación estándar de un conjunto de medidas o de muestras se expresa como S_{n-1}, y al hablar de la desviación típica de toda la población se refiere como S_n, por lo que en las determinaciones analíticas generalmente se expresa como S_{n-1}.

Para los valores de glucosa sérica obtenidos, la media es 4,4 mmol/L y la S = 0,16 mmol/L. El valor de $\bar{x} \pm 1S$ incluye el 68 % de los resultados, el valor de $x \pm 2S$, incluye al 95 % y el valor de $x \pm 3S$, incluye al 99,9 de los resultados.

3.2.5. Exactitud/Inexactitud

Se define la exactitud como el grado en que la medida obtenida se aproxima al valor real. Su determinación se realiza analizando muestras certificadas que son aquéllas en las que se conoce y certifica la magnitud de los parámetros. Se hablará de la exactitud de un método para un parámetro y condiciones concretas.

Se denomina sesgo a la existencia de una inexactitud constante. La diferencia del valor obtenido y el real siempre es la misma independientemente de cual sea la muestra. La inexactitud es la diferencia numérica entre la medida observada y el valor verdadero (la concentración u otro tipo de magnitud real en la muestra). Se debe a motivos sistemáticos tales como la mala utilización de una micropipeta, el empleo de un baño termostatado con la temperatura mal regulada, una longitud de onda mal seleccionada, etc.

Puede ser constante (los resultados analíticos son inexactos en la misma cantidad a todos los valores de la magnitud) o proporcional (los resultados analíticos son inexactos en la misma cantidad relativa a diferentes valores de la magnitud). Ambos tipos de inexactitud pueden existir simultáneamente, y además, ambos tipos pueden ser positivos o negativos, como se muestra en la figura siguiente al representar el valor obtenido (eje de ordenadas) con respecto al valor verdadero (eje de abcisas).

Si se obtiene un valor exacto, la recta de identidad ha de ser única, pasando por el origen de coordenadas, con pendiente 1 y de ecuación y = x. Si los valores obtenidos son inexactos se obtienen rectas cercanas que pueden tener o no algún punto en común con la recta real. Para una mejor observación, y si no se dispone de controles de diferentes concentraciones, se realizan dos o tres diluciones del control para tener dos o tres datos de los ejes x e y.

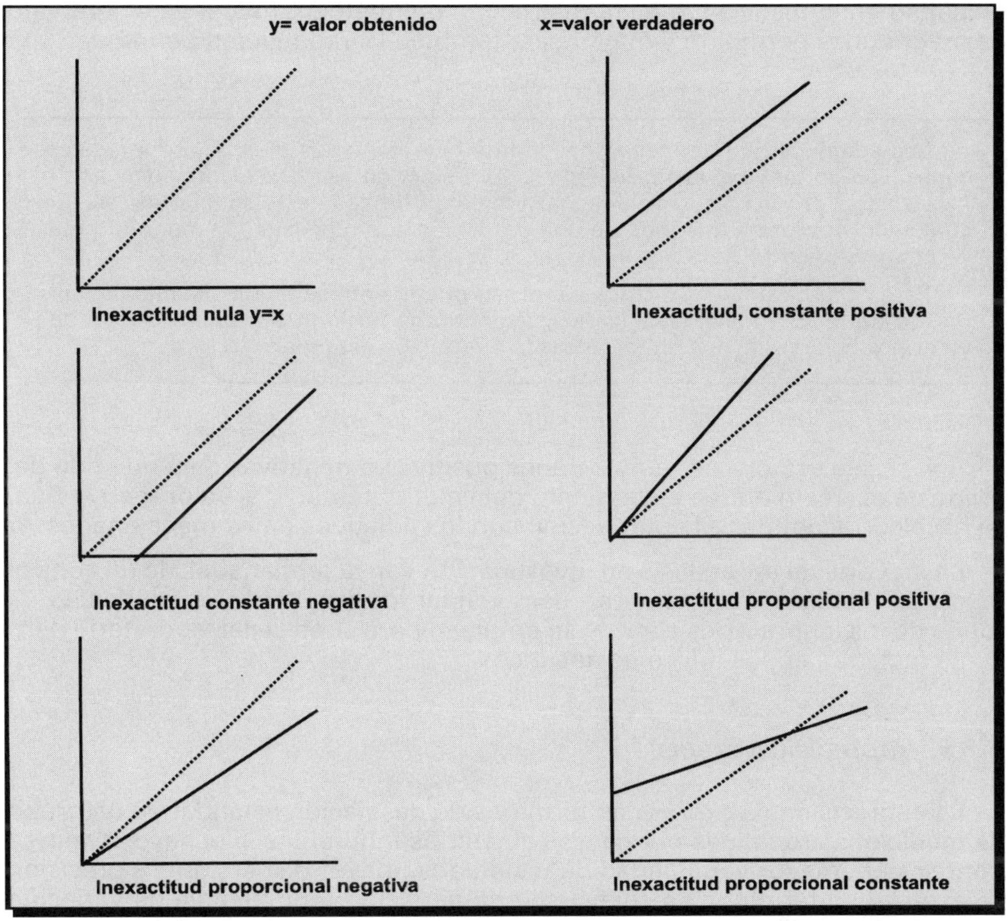

Figura 16.2.

La exactitud y la precisión son términos independientes, los resultados pueden ser precisos (poca variabilidad) y exactos (coincidentes con el valor real), precisos e inexactos, imprecisos y exactos e imprecisos e inexactos. Continuando con el ejemplo de la glucosa sérica, si la muestra es certificada e indica un valor de concentración de 4,3 ± 0,2 mmol/L, el valor obtenido sería exacto, ya que se encuentra dentro del intervalo de concentración del control de calidad interno.

Calificación de resultados

Para calificar los resultados de exactitud obtenidos en una prueba determinada, se pueden emplear diferentes criterios siempre que estén claramente definidos en los protocolos comerciales de las muestras certificadas. A mayor dificultad en la técnica y/o en la realización del método, mayor es el intervalo de magnitudes permitido y mayor será también la variabilidad permitida.

Los adjetivos que definen la calidad de los resultados pueden agruparse en cuatro categorías: *excelente-bueno-regular-malo*, en tres: *excelente-adecuado e inadecuado*, en dos: *aceptable-rechazado* o con límites de aviso, alarma, etc, de cualquier otra forma que indique una gradación con respecto a la magnitud real de la muestra certificada.

Para cada parámetro, técnica y método puede emplearse un sistema de validación de resultados y, clasificarlos, teniendo como límites a ambos lados del valor promedio una, dos o mas veces la desviación estándar.

A veces se establecen puntuaciones positivas o negativas dependiendo del grado de acercamiento o alejamiento del valor obtenido y el valor real. Al final se hace corresponder a la puntuación con los adjetivos antes mencionados.

La mayoría de los analísis en investigación van acompañados de un control de calidad interno y otro externo para validar los resultados obtenidos. En la rutina de los laboratorios clínicos se emplean para control del laboratorio pero no se registran en los informes analíticos.

3.2.6. Imprecisión/Precisión

La imprecisión se expresa en términos de desviación estándar en un grupo de mediciones repetidas por causas aleatorias inherentes al ensayo. A mayor imprecisión, mayor variabilidad de resultados, mayor dispersión. La precisión se expresa en términos de coeficiente de variación o porcentaje de variación de los resultados en un grupo de mediciones repetidas.

$$CV\ (\%) = \frac{S_{n-1}}{\bar{x}} \cdot 100$$

En el ejemplo, el valor del coeficiente de variación sería del 3,6%. Generalmente, si la técnica no presenta mucha dificultad, se considera una precisión aceptable cuanto más cercana al 0% (aceptable entre un 0 y un 10%), pero no se debe generalizar puesto que, para cada parámetro, técnica y método de determinación se indica en los protocolos la precisión que se considera aceptable (por ejemplo, en la determinación de selenio en suero, por espectrofotometría de absorción atómica en cámara de grafito y por el método de adición de patrón, técnica difícil de realizar, es aceptable una precisión o variabilidad del 15%).

Dependiendo de las determinaciones que se realicen se puede hablar de diferentes coeficientes de variación:

C.V. Instrumental o intramuestra (midiendo el parámetro en una misma alícuota de 15 a 20 veces), C.V. del método o intermuestra (midiendo de 15 a 20 alícuotas de la misma muestra biológica), C.V. interindividuo (midiendo el mismo parámetro en muestras de individuos distintos), C.V. interdía (la precisión estimada en una prueba repetida en varios días distintos).

3.2.7. Límite de detección, límite de cuantificación y sensibilidad

Las dos primeras expresiones se emplean más en investigación. Es el resultado más pequeño (con una probabilidad dada) que puede diferenciarse de un blanco. Se realiza una prueba con varios blancos (n = 20) y se aplican las siguientes fórmulas:

$$\text{L.D.} = 3\,\frac{S_{n-1}}{b} \qquad \text{L.C.} = 10\,\frac{S_{n-1}}{b}$$

Siendo: S_{n-1}: desviación estándar del blanco, b = pendiente de la recta de calibrado.

En análisis de rutina se expresa la sensibilidad del método de determinación como la mínima cantidad de parámetro que el método es capaz de detectar.

3.2.8. Interferencia

Es el efecto de un componente de la muestra o ajeno a ella, que produce una lectura errónea del resultado. Hay interferencias conocidas e indicadas en los protocolos comerciales, por ejemplo la interferencia de la hemoglobina de un suero hemolizado en la determinación de colesterol.

3.2.9. Especificidad

Es la capacidad de un método de determinar únicamente el componente que se pretende medir, o de discriminar ese componente de otros similares que pueden producir interferencias.

4. CONTROL DE CALIDAD DE RESULTADOS Y GRÁFICAS DE CONTROL DE CALIDAD

4.1. Control de calidad interno

Se dispone de ellos en los laboratorios elaborados a partir de un pool de sueros (los menos) o a partir de muestras certificadas comerciales que se adquieren de las casas comerciales para determinados parámetros, técnicas y métodos. Es imprescindible una preparación y manipulación correcta siguiendo toda la pauta de reconstitución, procesado y conservación que envían junto con la muestra certificada y liofilizada.

Se emplea para el control dentro del laboratorio y se suele pasar diariamente en las técnicas de rutina y con otra periodicidad establecida por la dirección del laboratorio dependiendo de la frecuencia de realización de las pruebas analíticas. Todo laboratorio debe tener definido un plan de control de calidad interno, que se comprueba con el fin de:

- Tomar decisiones diarias: los datos obtenidos de los diferentes controles aplicados se encuentran dentro de los intervalos de confianza y, por tanto, pueden ser entregados los resultados de las muestras problema.
- Tomar decisiones a largo plazo: los datos obtenidos informan sobre tendencias del aparataje, personal, etc., que ayudan a la dirección a modificar planes establecidos sobre equipamiento en aparataje.

4.2. Control de calidad externo

La calidad de los resultados se controla desde un laboratorio o institución diferente a los laboratorios participantes en esta actividad. Desde el centro organizador del programa externo de calidad se envía a los participantes alícuotas de una muestra preparada, certificada y con todo el protocolo necesario para realizar el análisis del parámetro, técnica, método y condiciones concretas. Una vez recopilados los resultados de todos los participantes se envía una copia conjunta para comprobar los resultados y tras la discusión, sacar las conclusiones que la calidad de los mismos requiera. Actúan como centros reguladores de los controles de calidad externos la Sociedad Española de Bioquímica Clínica y otras instituciones sanitarias oficiales, nacionales y/o internacionales.

4.3. Gráficas de control de calidad

La observación de la calidad de los resultados analíticos obtenida puede optimizarse si se representan los datos gráficamente. Hay muchos tipos de gráficas pero, se muestran las más empleadas tanto para los controles internos como externos.

4.3.1. Gráfico de Levey-Jennings

Es un gráfico bidimensional donde, en el eje de abcisas se representan, por ejemplo, los días del mes y en el eje de ordenadas se trazan líneas horizontales. La línea más gruesa, representa el valor real o exacto de la magnitud de la sustancia M, es la media indicada en el control interno comercial o la resultante de realizar varias determinaciones (entre 15 y 20) en el laboratorio y, tras comprobar que el resultado obtenido se encuentra incluido en el intervalo certificado por la casa comercial, trabajar con el obtenido en el propio LAC ($x \pm nS_{n-1}$). Las siguientes líneas horizontales paralelas hacia arriba, sentido positivo de la gráfica, representa los valores superiores a la media en 1, 2 o 3 desviaciones estándar, indicados como +1, +2 y +3 o con los valores numéricos concretos de cada caso. Hacia el sentido negativo del eje de ordenadas se representa los valores que no alcanzan al valor medio en –1, –2 o –3 desviaciones estándar o sus valores numéricos. Es muy práctico y de fácil observación.

Para cumplimentarla, se representa el valor obtenido cada día bien desde una línea base común para todo el período de tiempo controlado, o bien, desde el lugar que ocupa el dato hasta la línea que representa el valor promedio exacto ($\bar{x}$).

En el laboratorio también puede emplearse este tipo de gráficos para observar de manera conjunta una misma determinación realizada por varias personas representando en el eje de abcisas la identificación de cada una (operario de laboratorio). Y también se emplean en la representación de resultados de diferentes laboratorios participantes en un control de calidad externo. En la figura 16.3 puede observarse un ejemplo de una representación de este gráfico.

En estos gráficos también se puede presentar en el eje de ordenadas las desviaciones típicas y en el de abcisas los valores obtenidos en un período de tiempo, por ejemplo un mes, sin señalar los días concretos.

4.3.2. Gráfico de Cusum

En el eje de abcisas es similar al de Levey-Jennings, pero en el eje de ordenadas se representa la diferencia entre el resultado obtenido cada día y el valor medio del control de calidad interno de forma acumulativa (medida = m). Es un tipo de representación que permite detectar tendencias o desviaciones tanto positivas como negativas del valor medio a lo largo del período estudiado.

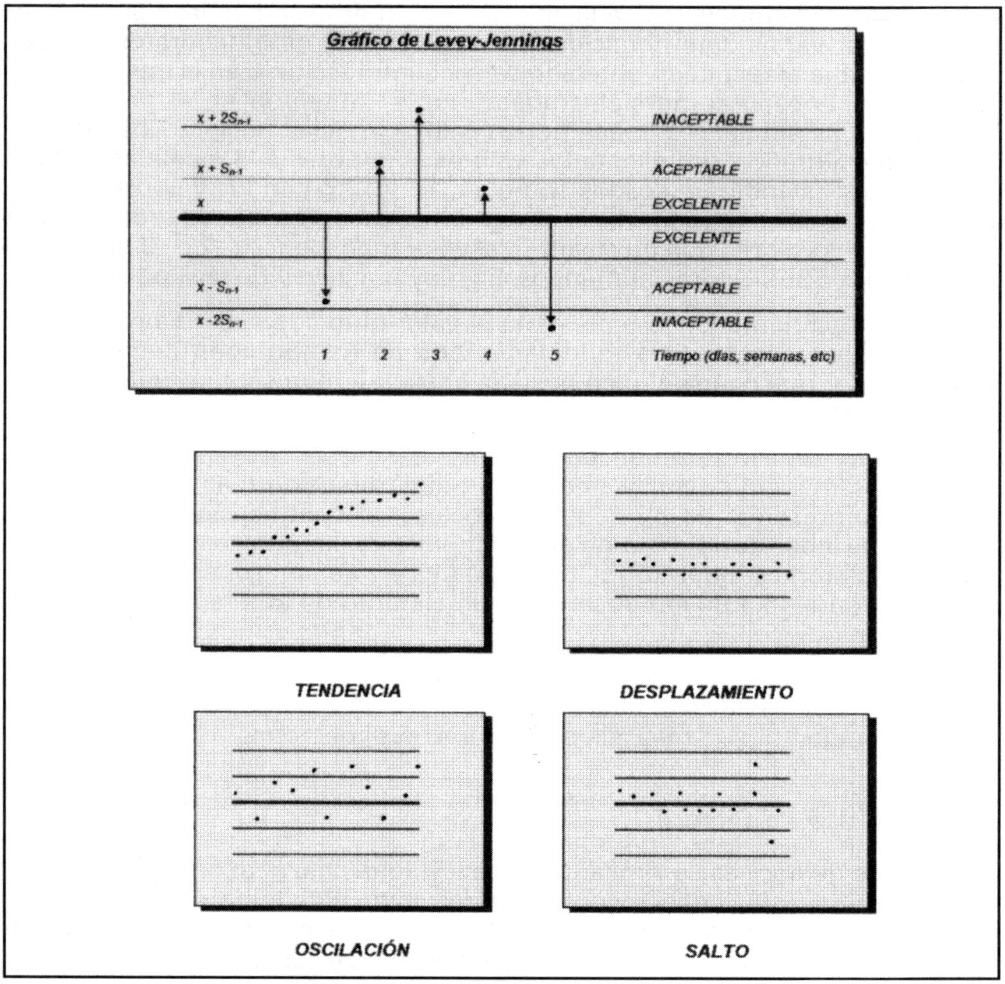
Gráfico de Levey-Jennings
x + 2Sn-1
x + Sn-1
x
x - Sn-1
x -2Sn-1
INACEPTABLE
ACEPTABLE
EXCELENTE
EXCELENTE
ACEPTABLE
INACEPTABLE
1 2 3 4 5
Tiempo (días, semanas, etc)
TENDENCIA
DESPLAZAMIENTO
OSCILACIÓN
SALTO

Figura 16.3.

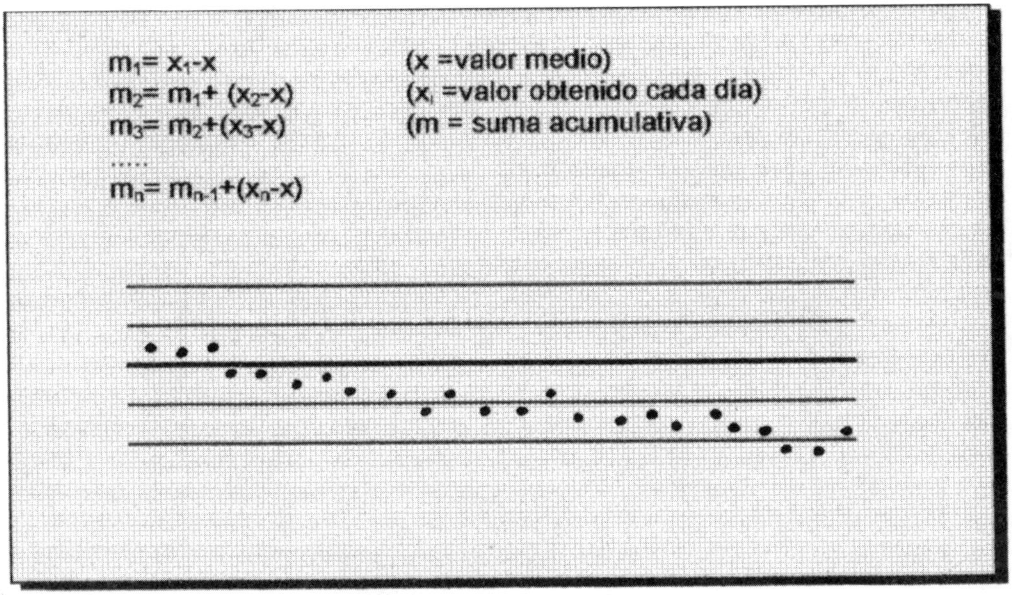

Figura 16.4. *Gráfico de Cusum.*

BIBLIOGRAFÍA

AGUILAR, J.LL., VIVES, J.LL. "Manual de técnicas de laboratorio en Hematología". Ed. Doyma/Mosby (1997).

ALCAMI et al. "Manual de Diagnóstico y Terapéutica Médica". Residentes del Hospital 1.° de Octubre. De. Abelló.

ALKEMADE, C. TH., HERMANN, R. "Fundamentals of Analytical Flame Spectroscopy". Hilger Bristol.

BALCELLS, A. "La clínica y el laboratorio". Ed. Masson (1997)

BARROW, G.M. "Estructura de las Moléculas: Introducción a la Espectroscopía Molecular". De. Reverté, S.A.

"Compendio de las enfermedades reumáticas". 2.ª ed. The Arthritis Foundation. Atlanta GA. (1983).

CHRISTIAN, G., FELDMAN, F.J. "Atomic Absorption Spectroscopy". Wiley-Interscience, NY.

DEAN, J.A. "Flame Photometry", Ed. Mc Graw-Hill

DE CASTRO DEL POZO, S. "Manual de Patología General". De. Masson, 5.ª (1996).

D'OCON, C. "Estudio de los niveles séricos de cinc y cobre en relación con otros parámetros de una población diabética". Tesis de licenciatura. (1986).

DROSTE, C.; VON PLANTA, M. MEMORIX. Constantes en medicina clínica. Ediciones Grass. Barcelona.

EKINS, R. "Measurement of free hormones in blood". *Endo. Rev.*, 11: 5-46 (1990).

EVANS, W.E. et al. "Applied Pharmacokinetics, Principles of Terapeutic Drug Monitoring", Applied Terapeutics, Inc. (1980).

FARRERAS ROZMAN. "Medicina interna". De. Mosby/Doyma

FISCHBACK, F.T. "Manual de pruebas diagnósticas". Ed. Interamericana, Mc Graw-Hill (1990).

FRASER, C.G. "Interpretation of Clinical Chemistry Laboratory Data", Ed. Mayo (1988).

FULLER, C.W. "Electrothermal Atomizer for Atomic Absorption Spectroscopy", The Chemical Society, London.

GALIANO, J. V.; RUEDA, M. E.; ESPINÓS, C. "Análisis de las materias fecales humanas (I)". *An. Clin.,* 3: 5 - 18 (1976).

GALIANO, J. V.; RUEDA, M. E.; ESPINÓS, C. "Análisis de las materias fecales humanas (II)". *An. Clin.,* 4: 9 - 19 (1976).

GARCÍA, M.J. et al. "Estimación de los valores de referencia para la evaluación del estado nutricional en selenio, cobre y cinc de la población valenciana". Tesis doctoral, Valencia (1995). Dirección: Doctoras Farré Rovira y Lagarda Blanch.

GARCÍA, M.J. et al. "Sex and seasonal influences on plasma, Cu and Zn and Whole blood SOD activity". VIII Biennial Meeting International Society for Free Radical Research, 1-5 October 1996, Barcelona, Spain

GARCÍA, M.J. "Selenium and Glutathione Peroxidase Reference Values in whole blood, and plasma of a reference population living in Valencia, Spain.". *J.Trace Elements Med. Biol.,* Vol. 10, pp 223-228 (1996)

GIMENO, S.; GALIANO, J. V. "Líquido seminal. Determinaciones fisicoquímicas y citomorfológicas habituales." *An. Clin.,* 10: 5 - 11 (1978).

GONZÁLEZ DE BUITRAGO, J. M. "Inmunología y técnicas inmunológicas". Ciencias de la Enfermeria. Ed. Alhambra.

GOODMAN y GILMAN: "Las Bases Farmacológicas de la Terapéutica", Ed. Interamericana (1990).

GRAY, C.H., HOWORTH, P.J.N. "Patología Química Clínica".

"Guía práctica de obtención de muestras para análisis clínicos". Ministerio de Sanidad y Consumo (1988).

"Guide to reliable pH, ion and conductivity measurements". Radiometer Copenhagen (1992).

GUITON, A.C. "Tratado de Fisiología Médica". Ed. Interamericana

HARRISON. "Principios de medicina interna". Ed. Interamericana - McGraw-Hill.

Hormonas tiroideas. ABBOT (1994).

ItO, M.; MIYAI, K.; DOI, K.; MITZOTA IT; AMINO, N. "Enzyme immunoassay of free thyroxin in serum". *Clin. Chem.,* 32: 532 - 535 (1986).

"Manual Merck, MSD", Edición novena, Harcourt, Brace (1994).

THE MERCK INDEX. "An Encyclopedia of Chemicals, Drugs and Biologicals". De. Rahway, NJ Merck and Co.

MEIER, P. C.; AMMANN, D.; OSSWALD, H. F.; SIMON, H. "Ión selective electrodes in clinical chemistry". *Med. Progr. Technology,* 5:1 (1977).

MESLEY, R.J. et al. "Analytical Quality Assurance". *A Review. Analyst,* vol. 6. (975-990) October (1991).

NETTER, F.H. "Riñones, uréteres y vejiga urinaria". Colección Ciba de ilustraciones médicas. De. Masson-Salvat Medicina (1993).

PESCE - KAPLAN. "Química clínica". Ed. Panamericana.

PIPPENGER, C.E. "Monitorización de fármacos". ABBOTT. Laboratories (1990)

PRIETO, S.; AMICH, S.; SALVE, M. L. "Laboratorio clínico". Ed. Interamericana. McGraw-Hill.

ROBINSON, J. W. "Principios de análisis instrumental". Ed. Acribia.

SALGADO, A., VINDRELL, M. "Manual clínico de pruebas de laboratorio". De. Mosby/Doyma libros.

SKOOG, D. A.; LEARY, J. J. "Análisis instrumental". Ed. McGraw-Hill.

TODD - SANDFORD - DAVIDSOHN. "Diagnóstico y tratamiento clínicos por el laboratorio". Ed. Salvat.

U.S. DEPARTMENT OF HEALTH AND HUMAN SERVICES. "Developing an Occupational Drug Abuse Program". National Institute of Drug Abuse, DHHS, Pubn Mo (ADM) 85-692 (1985).

U.S. DEPARTMENT OF HEALTH AND HUMAN SERVICES. "Urine Testing for Drugs of Abuse". Research Monograph 73, National Institute of Drug Abuse, DHHS, Pubn Mo (ADM) 87-1481 (1990)

WARWICK, J. CARTER. "Breviario clínico". 3.ª ed. Ed. Medicom (1997).

YEOMAN, W.B.: "Internal and external quality control with epecial reference to lead and cadmiun". In: "Analytical techniques for heavy metals in biological fluids". Occupational and Environmental Commission of European Communities-Joint Research Center. ISPRA, Italy, 22-26 Juin 1981. S. Facchetti (Editor) Elsevier Amsterdam: 273-284 (1983).

ZILVA, J. F.; PANNALL, P. B. "Bioquímica clínica en el diagnóstico y tratamiento". Ed. Salvat.

PSA, Symposium organizado por ABBOTT sobre PSA: "Detección Precoz y Control del carcinoma de Próstata", Congreso Europeo de Urología, Berlín (1994).

"Técnicas instrumentales en Farmacia y Bioquímica Clínica, métodos ópticos, radioquímicos y cromatográficos", Docifarma S.A., Ediciones Científicas.

The Conference Board Inc. "Corporate Strategies for Controlling Substance Abuse". Research Report n.° 8830, De. by Helen Axel, NY.

"Drogas de abuso", ABBOTT Científica (1996).

"Constantes en Medicina Clínica". Laboratorios Prodes, S.A.

Otras obras de los mismos autores

publicadas por PARANINFO

TÉCNICAS DE DESCONTAMINACIÓN. *García y Vicente*

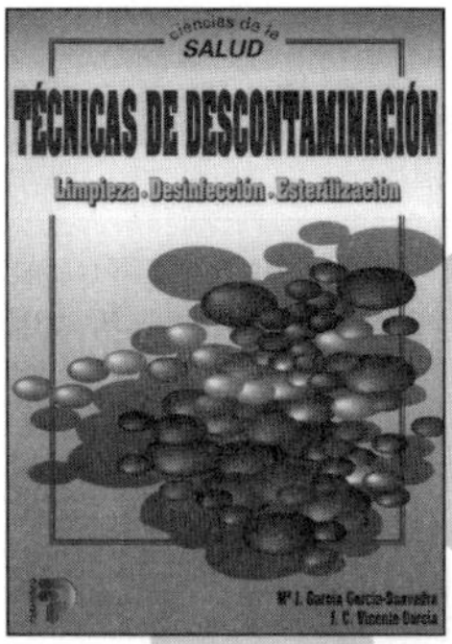

El objetivo de esta obra es proporcionar conocimientos generales y específicos a modo de guía o material auxiliar a todos quienes tienen algún tipo de relación con el contexto hospitalario, sea en el ámbito de la docencia, en las escuelas o centros universitarios, en la consulta o en la investigación. Esta obra pretende motivar y aplicar hábitos de trabajo idóneos para que el actual o futuro profesional ejerzan sus cometidos con profesionalidad y seguridad. Para ello, se establecen como objetivos:

- Formar equipos sociosanitarios dinámicos e interdisciplinares mediante actividades de motivación en el proceso de enseñanza, aprendizaje y consulta.
- Mejorar la eficiencia y la calidad de la asistencia sanitaria.
- Establecer detalladamente los fundamentos, características y técnicas de descontaminación hospitalaria (limpieza, desinfección, esterilización y control).
- Prevenir las infecciones nosocomiales.
- Procurar la recuperación del estado de bienestar de las personas enfermas y conseguir la reintegración física y psicosocial de los pacientes en el menor tiempo posible.

HIGIENE DEL MEDIO HOSPITALARIO. *García y Vicente*

Esta obra está estructurada en cuatro bloques temáticos en los que se aborda generosamente los siguientes aspectos relacionados con las infecciones nosocomiales:

- Generalidades.
- Epidemiología.
- Plan integral de acción hospitalaria.
- Relación entre el enfermo y el centro hospitalario.
- Prevención de la contaminación persona-persona.
- Prevención en la obtención, manipulación y eliminación de material biológico.

Cada bloque temático está compuesto por varias unidades de trabajo desarrolladas según un esquema común.

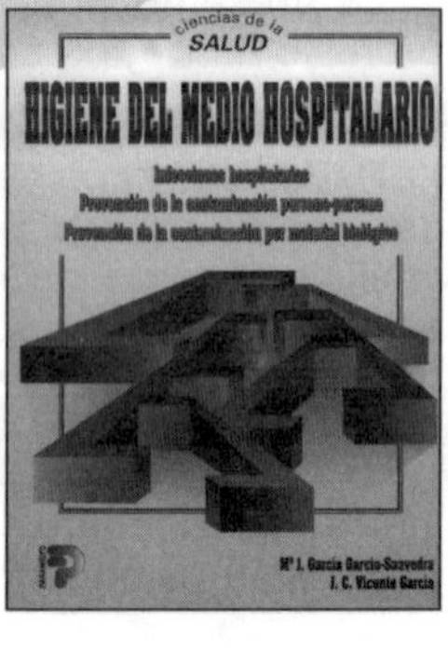

Otras obras de la Colección

CIENCIAS DE LA SALUD

Diccionario de términos médicos. Incluye glosario bilingüe de Inglés-Español.
HELICON.

Enfermería geriátrica. Cuidados de enfermería para personas ancianas.
HOGSTEL.

Hematología T.1.
GARCÍA/RUBIO

Hematología T.2.
RUBIO/GARCÍA

Higiene del medio hospitalario.
GARCÍA

Fundamentos y técnicas de análisis bioquímicos.
VICENTE y OTROS

Inmunología. Aplicaciones prácticas en hematología y microbiología.
RUBIO, GARCÍA, CARRASCO

Microbiología. T.1. Bacteriología. Características y clasificación bacteriana.
GRANADOS y VILLAVERDE

Microbiología. T.2. Bacteriología. Micología. Gral.
GRANADOS y VILLAVERDE

Promoción de la salud.
GALLAR

Técnicas básicas de enfermería.
LLORENS/JUAN

Técnicas de ayuda en odontoestomatología. Anatomía y patología de la cavidad bucal. T.1.
CASABAN ROS

Técnicas de ayuda en odontoestomatología. Higiene odontológica. T.2.
CASABAN ROS

Técnicas de descontaminación.
GARCÍA

Tecnología radiológica. T.1. Movilización y cuidados del paciente.
GARCÍA DELABAT

Tecnología radiológica. T.2. Rayos X.
GARCÍA DELABAT

Tomografía computarizada.
GONZÁLEZ RICO

SERVICIO DE INFORMACIÓN PERIÓDICA

Envíe cumplimentado por correo este cuestionario y recibirá un catálogo completo de nuestros libros:

NOMBRE: ______________________________

CALLE: ______________________________

CIUDAD: ______________________________

CÓDIGO POSTAL: ______________ PROVINCIA: ______________

TELÉFONO: ______________ FAX: ______________

ÁREAS DE SU INTERÉS

Aeronáutica y Astronomía . . . . ❑

Alimentación . . . . ❑

Arquitectura, construcción, obras públicas, ingeniería . . . . ❑

Audio-Estereofonía HiFi . . . . ❑

Automovilismo-Motociclismo-Motores . . . . ❑

Ciencias de la Información . . . . ❑

Circuitos - Componentes - Semiconductores - Válvulas . . . . ❑

Colección Filología Paraninfo . . . . ❑

Colección "Lógica y teoría de la Ciencia" . . . . ❑

Dibujo . . . . ❑

Diccionarios . . . . ❑

PARANINFO

Educación ❑

Electricidad ❑

Electrónica ❑

Filología ❑

Física y Química ❑

Geología - Cristalografía - Petrología - Topografía ❑

Grafología ❑

Hostelería - Turismo y Restauración ❑

Informática ❑

Legislación, Sistema constitucional, Reglamentos y normas ❑

Matemáticas - Estadística - Problemas ❑

Medicina - Enfermería ❑

Metales - Soldadura ❑

Navegación - Técnica naval ❑

Neumática e hidráulica ❑

Obras varias ❑

Organización comercial y empresarial ❑

Pedagogía - Enseñanza - Sociología ❑

Peluquería y Esteticien ❑

Psicología ❑

Radio, transmisión, telecomunicación y radioafición ❑

Refrigeración y calefacción ❑

Seguridad y control ❑

Televisión - Vídeo ❑

Vestido y calzado ❑